# 肠道疑难病例多学科讨论
## （第四辑）

主编：梁　洁　沈　骏　田　丰
　　　曹晓沧　顾于蓓　李　玥

ZHEJIANG UNIVERSITY PRESS
浙江大学出版社
·杭州·

**图书在版编目（CIP）数据**

肠道疑难病例多学科讨论. 第四辑 / 梁洁等主编.
杭州 ： 浙江大学出版社，2024. 6. -- ISBN 978-7-308
-25082-5

Ⅰ. R574

中国国家版本馆CIP数据核字第 20242XY813 号

肠道疑难病例多学科讨论（第四辑）

主编　梁　洁　沈　骏　田　丰

　　　曹晓沧　顾于蓓　李　玥

| | |
|---|---|
| 责任编辑 | 张　鸽（zgzup@zju.edu.cn） |
| 责任校对 | 季　峥 |
| 封面设计 | 续设计-黄晓意 |
| 出版发行 | 浙江大学出版社 |
| | （杭州市天目山路148号　　邮政编码　310007） |
| | （网址：http://www.zjupress.com） |
| 排　　版 | 杭州林智广告有限公司 |
| 印　　刷 | 浙江省邮电印刷股份有限公司 |
| 开　　本 | 787mm×1092mm　1/16 |
| 印　　张 | 17.25 |
| 字　　数 | 300千 |
| 版 印 次 | 2024年6月第1版　2024年6月第1次印刷 |
| 书　　号 | ISBN 978-7-308-25082-5 |
| 定　　价 | 228.00元 |

# 《肠道疑难病例多学科讨论（第四辑）》
# 编 委 会

樊珍珍　空军军医大学西京医院

冯　琦　上海交通大学医学院附属仁济医院　放射科

高玉颖　中国医科大学附属盛京医院　影像科

耿文斌　空军军医大学西京医院

龚淞楠　上海交通大学医学院附属瑞金医院　太仓分院

顾于蓓　上海交通大学医学院附属瑞金医院　消化科

何安琪　天津医科大学总医院　普外科

何子锐　上海交通大学医学院附属瑞金医院　胃肠外科

洪理文　上海交通大学医学院附属瑞金医院　消化科

姜建巍　上海交通大学医学院附属仁济医院　检验科

蒋天宇　上海交通大学医学院附属瑞金医院　胃肠外科

蒋咏梅　上海交通大学医学院附属瑞金医院　临床营养科

金　欣　北京协和医院　消化科

李白容　中国人民解放军空军军医大学空军特色医学中心　消化内科

李海月　清华大学医学院

李　卉　中国医科大学附属盛京医院　消化内科

李佳颐　首都医科大学附属北京朝阳医院　消化内科

李世森　空军军医大学西京医院　普外科

李晓青　北京协和医院　消化科

李　玥　北京协和医院　消化科

李增山　空军军医大学西京医院　病理科

梁　晓　上海交通大学医学院附属仁济医院　消化科

林俊超　空军军医大学西京医院

刘　刚　天津医科大学总医院　普外科

刘浩颖　华中科技大学同济医学院附属同济医院　消化内科

刘　松　南京大学医学院附属鼓楼医院　影像科

刘　炜　北京协和医院　放射影像科

刘心娟　首都医科大学附属北京朝阳医院　消化内科

陆　红　上海交通大学医学院附属仁济医院　消化科

陆君涛　上海交通大学医学院附属仁济医院　消化科

马硕怡　空军军医大学西京医院

庞晓琪　天津医科大学总医院　消化科

裴艳香　首都医科大学附属北京朝阳医院　消化内科

彭春艳　南京大学医学院附属鼓楼医院　消化内科

沈　骏　上海交通大学医学院附属仁济医院　消化科

沈　锐　上海交通大学医学院附属瑞金医院　消化内镜中心

施咏梅　上海交通大学医学院附属瑞金医院　临床营养科

舒　红　中国医科大学附属盛京医院　病理科

宋文静　天津医科大学总医院　病理科

宋　岩　天津医科大学总医院　消化科

孙　琦　南京大学医学院附属鼓楼医院　病理科

谭　蓓　北京协和医院　消化科

唐　颢　北京协和医院　消化科

田博文　北京协和医院　消化科

田　丰　中国医科大学附属盛京医院　消化内科

田莲莲　空军军医大学西京医院

王　彬　天津医科大学总医院　消化科

王　芳　空军军医大学西京医院

王　君　华中科技大学同济医学院附属同济医院　消化内科

王　雷　南京大学医学院附属鼓楼医院　消化内科

王　婷　上海交通大学医学院附属瑞金医院　病理科

王新颖　南方医科大学珠江医院　消化科

王　艳　首都医科大学附属北京朝阳医院　消化内科

王　喆　天津医科大学总医院　数字减影中心

肖　芳　华中科技大学同济医学院附属同济医院　消化内科

肖卫东　陆军军医大学第二附属医院（新桥医院）普通外科

解　莹　中国医科大学附属盛京医院　消化内科

谢　颖　南京大学医学院附属鼓楼医院　消化内科

邢冠群　北京协和医院　消化科

杨　沫　天津医科大学总医院　消化科

张　宏　中国医科大学附属盛京医院　普外科

张硕文　上海交通大学医学院附属瑞金医院　消化科

张天宇　上海交通大学医学院附属瑞金医院　消化科

张晓莉　中国医科大学附属盛京医院　风湿科

张晓琦　南京大学医学院附属鼓楼医院　消化内科

张　尧　上海交通大学医学院附属瑞金医院　消化科

赵宏亮　空军军医大学西京医院　影像科

赵　新　天津医科大学总医院　影像科

赵雪松　上海交通大学医学院附属瑞金医院　放射科

赵一舟　上海交通大学医学院附属瑞金医院　消化科

赵子周　上海交通大学医学院附属仁济医院　放射科

周　禾　空军军医大学西京医院

周林妍　中国医科大学附属盛京医院　消化内科

周炜洵　北京协和医院　病理科

周　霞　空军军医大学西京医院

朱明明　上海交通大学医学院附属仁济医院　消化科

朱庆莉　北京协和医院　超声医学科

庄小端　南方医科大学珠江医院　消化科

学术秘书：

张嘉琦　空军军医大学西京医院

# 序

　　21世纪以来，我国肠道疾病的发病率和患病率呈逐年上升的态势。随着工业化、城市化进程的不断推进，我国人口结构、人们的生活方式和饮食习惯发生了很大改变，肠道疾病谱也发生了诸多改变。因此，消化系统领域的专家学者对不同类型肠道疾病的临床诊断、鉴别诊断和治疗也越来越重视。由于我国人口基数大，消化系统疾病患者数量庞大，医疗行业面临独特的挑战。一方面，专科医生对肠道疑难疾病的复杂性认识不足，难以建立整体观、全局观，仅仅给予患者专科的诊断和治疗是不够的，因此在推动早期诊断和按照循证医学原则进行治疗的临床策略中催生了多学科诊疗；另一方面，尽管新药不断研发面世，全球范围内肠道疾病的治疗策略选择也不断增多，但是肠道疾病的长期治疗也使得医疗资源消耗持续上升，而我国医疗资源有限，因此迫切需要临床医生持续优化治疗策略，特别是要考虑降低诊疗不完善和医疗资源不合理使用的风险。

　　中国医科大学附属盛京医院消化内科早在多年前就建立了完善的多学科诊疗模式。在严谨的多学科诊疗模式下，放射、病理、外科、营养等多学科专家可以在第一时间综合分析患者病情，明确诊断并确定治疗方向，从而选择合理的治疗方案，避免误诊，最终提高诊疗效率和医疗质量。这也是盛京医院消化内科的临床基础。

　　此次，由盛京医院消化内科田丰主任与国内数家知名医院的专家们共同编写的《肠道疑难病例多学科讨论（第一辑）》至《肠道疑难病例多学科讨论（第六辑）》，直面我国在疑难肠病诊疗中遇到的挑战。其共同主编均是从事肠道疾病临床和研究工作多年的一线专家，编委包括来自北京协和医院、空军军医大学附属西京医院、上海交通大学医学院附属仁济医院、上海交通大学医学院附属瑞金医院、天津医科大学总医院、中国医科大学附属盛京医院的优秀团队。这些团队均拥有各自完善的多学科诊疗模式，可以为全国同行提供参考，同时也保证了该系列图书的学术水平和质量。

　　本人有幸先睹书稿。纵观全书，其由多学科专家围绕某特定病例，按照疾病的时间线对肠道疑难病例进行了系统的多学科讨论，抽丝剥茧、条理清晰、行文流畅、文笔连贯，并结合翔实的图片资料，让人耳目一新。各团队在综合各学科意见的基础上，为患者制定了最佳的诊断和治疗方案，也为临床提供了较系统的肠道疑难疾病实战经验。从学术性、实用性和可读性来看，该系列图书有助于解决临床工作中的实际问题，是很好的临床参考书。

　　我欣然执笔作序，并深信该系列图书的问世必将受到广大医学工作者的欢迎。

中国医科大学附属盛京医院 院长

# 目 录

# Case 1

## 肠瘘伴腹膜炎病例多学科讨论

消化科病史汇报

患者，女性，37岁，因"3个月前突发腹痛，当地医院考虑肠系膜缘穿孔行小肠部分切除术后吻合口肠瘘"入院。

### 现病史

3个月前，患者在无明显诱因下突发腹痛，疼痛逐渐加重，伴恶心、呕吐、乏力、气促，遂至当地医院急诊就诊。患者诉平时除大便较为稀烂外，无特殊不适。当地医院查血常规：白细胞计数（WBC）$12.1 \times 10^9$/L，C反应蛋白（CRP）23mg/L。急诊腹部CT平扫显示：中下腹腹膜间隙模糊，伴多发淋巴结影，肝左叶囊肿可能，盆腔积液。

予以抑酸护胃、抗感染对症处理后，腹痛无好转。当地医院急诊全麻下行腹腔镜探查及手术中转开腹小肠部分切除术。探查小肠见小肠距屈氏韧带50cm处小肠系膜缘穿孔，穿孔灶直径约3cm，同位小肠系膜发黑，行小肠部分切除、小肠吻合术，吻合方式不详。手术病理示：（小肠）肠黏膜充血水肿，部分肠黏膜坏死、脱落，伴大量炎症细胞浸润。术后患者反复发热，体温最高40℃，无明显腹痛，复查腹部CT示左下腹存在积液。术后10日在CT引导下行腹腔穿刺置管引流术，引出200mL草黄色浑浊液体，考虑吻合口肠瘘，转入我院。

### 入院查体

体温39.3℃，心率98次/分钟，身高163cm，体重42kg，BMI 15.8kg/m²。患

者神清，气平，体形消瘦，腹部正中可见手术瘢痕，左下腹及右下腹各见 1 根引流管，可见少量草黄色引流液流出。腹软，无压痛，无反跳痛。肠鸣音弱，0～1 次 / 分钟，双下肢无明显水肿。

## 实验室检查

血常规：白细胞计数 $12.47×10^9/L$，嗜中性粒细胞百分比 90.3%，淋巴细胞百分比 4.4%，血红蛋白 100g/L，平均血红蛋白浓度 315g/L，血小板计数 $384×10^9/L$。

感染指标：CRP 88.84mg/L，降钙素原（PCT）1.233ng/mL。

肝肾功能：总胆红素 6.2μmol/L，直接胆红素 2.4μmol/L，丙氨酸氨基转移酶 18U/L，天门冬氨酸氨基转移酶 16U/L，碱性磷酸酶 69U/L，γ谷氨酰基转移酶 24U/L，总蛋白 50.2g/L，白蛋白 26.5g/L（↓），球蛋白 23.7g/L，前白蛋白 101.40mg/L（↓），肌酐 37.0μmol/L（↓），尿酸 54.00μmol/L（↓）。

电解质：钙 1.93mmol/L，磷 0.97mmol/L，镁 0.83mmol/L，钾 4.12mmol/L，钠 147.40mmol/L（↑），氯 108.80mmol/L。

病原学指标：CMV ＋ EBV-DNA 阴性；T-SPOT 阴性，肝炎病毒等阴性；ANA 阴性，ENA 阴性，ANCA 阴性，ds-DNA 阴性。

肿瘤指标：甲胎蛋白（AFP）1.61ng/mL，癌胚抗原（CEA）1.51ng/mL，糖类抗原 199（CA19-9）3.57U/mL，糖类抗原 125（CA125）17.20U/mL，人附睾蛋白 4 为 61.70pmol/L。

粪常规：红细胞未查见，白细胞未查见，隐血阴性，粪转铁蛋白阴性；粪钙卫蛋白 17.3μg/g；粪便细菌涂片：真菌（涂片）未找到，葡萄球菌未找到；粪培养阴性；艰难梭菌抗原阴性，艰难梭菌毒素阴性。

腹腔引流液培养：近平滑念珠菌；腹腔引流液生化：总胆红素 344.9μmol/L，淀粉酶＞ 12000U/L。

## 影像科第一次意见

患者入院后首先检查上腹及下腹CTA，提示小肠局部呈术后改变，腹腔内多发游离气体，盆腔内引流管留置中；部分小肠及结肠壁毛糙增厚伴异常强化，肠系膜内多发淋巴结；存在炎症水肿或缺血性改变；腹盆腔内散在渗出、积气积液、局部包裹性积液积气，腹膜炎表现；肝脏小囊肿；扫及两侧胸腔积液（见图1-1）。考虑患者肠管存在多节段炎性改变，倾向于克罗恩病诊断。患者在肠穿孔前即有多节段改变，结合临床表现可能较为轻微，穿孔本身导致高位瘘，目前仍有腹膜炎。

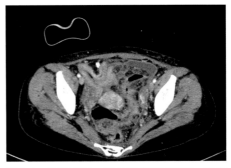

图1-1　腹部CTA：提示有多节段改变，考虑克罗恩病导致的肠穿孔术后

### 病理科第一次意见

获取手术医院病理切片，手术病理会诊意见："小肠"溃疡伴穿孔，化脓性炎，隐窝变形，见假幽门腺化生，黏膜下层水肿，见裂隙状溃疡及上皮样肉芽肿，肠壁结构未见异常，虽未见到非干酪样肉芽肿改变，但仍然考虑克罗恩病，请结合临床综合诊断。

### 多学科诊断意见

小肠克罗恩病（A2L1B3）；肠穿孔术后，吻合口瘘。

### 外科第一次意见

患者营养状况较差，高位瘘合并腹腔局部包裹性积液、积气，存在腹膜炎表现，建议先补充营养调整全身状态，观察引流量；1～2周后再次进行多学科讨论，决定是否手术干预腹腔脓肿等情况。

### 后续治疗

抗炎及一般治疗：禁食、禁水，亚胺培南及氟康唑抗感染，全肠外营养，补充白蛋白，生长抑素抑制消化液分泌，皮硝促进腹腔渗出吸收，并维持水电解质平衡等。

积液穿刺引流：行超声引导下腹腔积液穿刺引流术；超声下见左上腹胃与胰腺之间有一液性暗区，范围约为 40mm×35mm。术中超声引导下见穿刺针及引流管进入液性暗区内，抽出约 80mL 黄褐色液体，留置引流并固定。

治疗 15 天后复查腹部 CT 平扫，进一步进行多学科讨论。

**影像科第二次意见**

腹部 CT 平扫：腹部术后改变，中下腹部局段小肠稍扩张积液，术区及腹盆腔散在渗出积液（局部包裹性积液/积脓可能），腹膜、网膜囊及骶前筋膜增厚，腹腔置管中伴周围少许积气，大网膜囊及肠系膜根部数枚增大淋巴结，渗出及积气较前稍吸收；肝脏小囊肿可能；扫及两肺下叶少许渗出，双侧少许胸腔积液。

患者整体腹腔状况有好转，但是仍然需要进一步抗感染治疗。

**外科第二次意见**

暂不手术治疗，继续抗感染加肠外营养，择期开放肠内营养。

**消化科处理**

开放管饲肠内营养，滴速自 30mL/h 起，患者耐受好，逐渐增加滴速至 60mL/h，并逐渐增加肠内营养量至 1000mL/d。3 周后，继续增加肠内营养滴速至 80mL/h，总量增加至 1750mL/d，患者耐受良好。4 周后，复查上下腹增强 MRI，后再次进行多学科讨论。

**影像科第三次意见**

腹部 CT（见图 1-2）："腹部术后"改变，肝脏左叶囊肿，S6 环状强化异常信号灶，大小与前相仿，请结合临床随访；腹腔少许渗出；后腹膜、肠系膜区多发小淋巴结；盆腔内肠管结构稍紊乱，左侧附件区出血性异常信号灶。

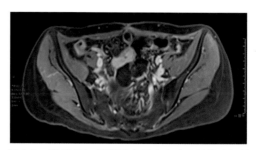

图 1-2　腹部 CT：腹部手术后炎症改变较前略好转

## 妇科意见

妇科B超：子宫后位，厚度31mm，长度41mm，宽度42mm，内膜厚度5.3mm，宫颈长26mm，子宫肌层回声欠均匀；左卵巢大小为20mm×23mm×20mm，其旁见等回声区，大小为35mm×13mm×17mm，内见血流信号；右卵巢大小为24mm×21mm×25mm，其旁见等回声区，大小为30mm×18mm×20mm，内见少量血流信号；子宫直肠窝未见明显无回声区。结论：双附件区实性结构，输卵管来源可能；盆腔积液。

该患者B超提示双侧输卵管2～3cm实性结构，增强MR示盆腔内肠管结构稍紊乱，左侧附件区出血性异常信号灶。肿瘤标志物CA125、CA724水平均正常。患者既往有克罗恩病病史，本次入院前肠穿孔，腹腔镜中转开腹修补。目前输卵管实性占位，结合病史，考虑为手术后粘连包裹形成，如需排除妇科恶性肿瘤，建议完善PET-CT检查。

## 核医学科意见

PET-CT检查提示：①小肠部分切除术后改变；腹盆腔肠系膜区见多发小结节，及肝右后叶、脾脏稍低密度结节，伴FDG代谢增高，目前不考虑恶性；腹壁正中手术切口处炎症。②肝左叶囊肿，胆结石，腹主动脉旁多发淋巴结，建议随访。③子宫腔内及双侧附件边缘区生理性FDG摄取可能，建议妇科B超随访；右侧附件区囊性灶；盆腔少量积液。④左肺上叶斑点灶，左肺下叶小钙化灶。患者整体考虑克罗恩病肠穿孔后腹腔炎症和腹膜炎部分吸收。

## 后续治疗和随访

患者克罗恩病诊断较明确，腹盆腔内多发小结节考虑腹膜炎部分吸收后改变，两侧附件实性结构暂不考虑恶性占位，为术后炎症渗出粘连包裹形成的可能性大，目前仍可见小肠节段性炎症活动。患者经肠内营养半年后，进一步评估腹腔炎症吸收明显，使用生物制剂治疗。

## 总　结

肠穿孔是指肠管壁破裂，使肠内物质进入腹腔内或其他器官中，造成腹腔内感染、腹膜炎以及其他严重并发症。在克罗恩病患者中，肠穿孔是一种严重的并发症。肠穿孔后，肠道内容物渗入腹腔，刺激腹膜导致剧烈腹痛，且肠穿孔后因腹腔内微生物滋生导致感染，患者会出现体温升高，部分患者会有脓血症表现甚至休克。本例患者内科保守治疗有效，否则应再次手术。

在腹膜炎吸收后，患者腹腔内可能会产生一些粘连或结节。这是因为腹膜炎可能导致腹膜表面产生炎症反应，进而引起腹膜粘连，使腹部不同组织之间的关系发生变化，形成不同大小、不同形状的结节或粘连组织。这些结节或粘连组织可能会影响腹腔内器官的正常功能。腹膜炎吸收后产生结节的个数、大小和位置取决于多种因素，包括腹膜炎的严重程度、治疗的效果、个体差异等，有些易与肿瘤混淆，因此需要鉴别。

## 参考文献

[1] De Simone B, Davies J, Chouillard E, et al. WSES-AAST guidelines: management of inflammatory bowel disease in the emergency setting[J]. World J Emerg Surg, 2021, 16(1): 23.

[2] Liu RQ, Guo D, Qiao SH, et al. Comparison of primary anastomosis and staged surgery in emergency treatment of complicated Crohn's disease[J]. J Dig Dis, 2020, 21(12): 724-734.

上海交通大学医学院附属仁济医院

戴张晗　沈　骏　冯　琦

赵子周　姜剑巍

# Case 2
## 儿童小肠出血病例多学科讨论

患者，男性，14 岁，学生，因"反复黑便 1 月余"于 2021 年 11 月至上海瑞金医院消化科就诊。

▶ **现病史**

患者于 2021 年 10 月在无明显诱因下出现间歇性黑便，3～4 次/天，每次量 50～200g 不等；伴有乏力和头昏。无晕厥，无呕血，无腹痛、腹胀，无恶心、呕吐，无发热，遂就诊于当地医院，血常规示血红蛋白 40g/L，粪便隐血（2＋），考虑为"消化道出血、重度贫血"，予以入院对症支持治疗。入院前胃镜检查未见异常；结肠镜检查未见明显异常；胶囊内镜检查示空肠上段见多处不规则黏膜隆起糜烂灶及浅溃疡。当地医院建议实施粪菌移植治疗。为求进一步诊治，遂转至上海瑞金医院消化科治疗。

▶ **既往史**

有贫血病史 6 年，曾服用琥珀酸亚铁治疗，好转后自行停药。

▶ **入院查体**

患者神志清，精神可。身材矮小，体形消瘦，BMI 16kg/m$^2$；贫血貌；眼睑及甲床苍白，无皮肤色素沉着；心肺查体未见异常；腹部平软，未见胃肠型及蠕动波，全腹部无压痛及反跳痛，肝脾肋下未及，Murphy's 征（墨菲征）阴性，移动性浊音阴性；双下肢无水肿。

入院后辅助检查：红细胞计数 4.28×10$^9$/L，血红蛋白 98g/L（↓）。粪便隐血（2＋）。余检查无特殊异常发现。

## 消化科初步诊断

慢性消化道出血；生长发育迟缓；空肠占位。

## 消化科进一步检查

小肠CT：十二指肠水平部-空肠中上段多发黏膜隆起，以空肠上段病变为主（见图2-1）。

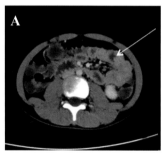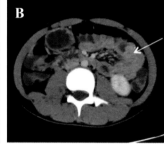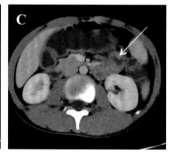

图2-1　小肠CT：十二指肠水平部－空肠中上段多发黏膜隆起（箭头所示处均为黏膜隆起性病灶）

经口小肠镜（见图2-2）检查：自十二指肠水平段起至空肠中上段跳跃性多发病灶，部分呈结节样隆起，部分呈盘状隆起，中央伴凹陷，未见明显溃疡。

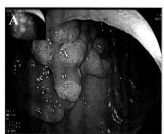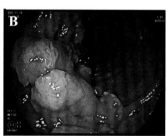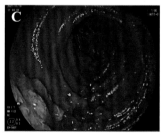

图2-2　经口小肠镜。图A：十二指肠水平段黏膜呈结节样隆起，质地脆，内镜经过时易出血；图B：空肠上段黏膜隆起灶，头端分叶；图C：空肠中段黏膜隆起凹陷性病灶，呈纵形改变，病灶跨越数个皱襞

小肠镜检查（经口）-超声内镜（见图2-3）：可见病灶起源于黏膜层，遂活检8块送检病理。

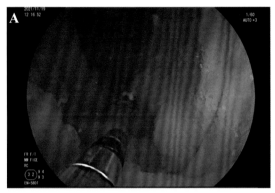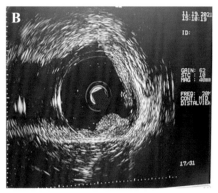

图 2-3　小肠超声内镜。图 A：空肠中段隆起凹陷处病灶实施超声探查；图 B：超声内镜下可见病灶起源于黏膜层（箭头所示），遂予以活检 8 块

## 病理科意见

空肠活检病理（见图 2-4）：空肠活检标本中可见小肠绒毛存在，绒毛下方可见胃底腺异位，考虑小肠多发胃黏膜异位。

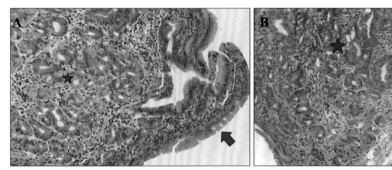

图 2-4　空肠活检病理（HE 染色，200×）。图 A：小肠绒毛存在（箭头所示）；图 B：绒毛下方可见胃底腺异位（星号所示）

## 后续治疗和随访

本例患者最终诊断为小肠多发胃黏膜异位。予以补铁、抑酸、肠内营养支持后，患者未再便血，一般情况好转后出院。2022 年 2 月 25 日，患者至门诊随访，血红蛋白 128g/L，体重增长 2kg，但粪便隐血（＋）。2022 年 8 月 8 日，至门诊随访，患者身高增高 5cm，粪便隐血阴性。

## 讨 论

异位胃黏膜（heterotopic gastric mucosa，HGM）具有胃黏膜的组织学特征，但位于胃之外，是一种比较少见的病理学表现。其可发生于从口腔到肛门直肠的整个消化道，罕见但也发生于气道、脐、膀胱、阴囊。

异位胃黏膜可分为化生性与先天性两种。化生性异位胃黏膜，又被称为后天获得性异位胃黏膜，是指由于各种炎症反应过程，如克罗恩病、溃疡性结肠炎、乳糜泻、巴雷特综合征、肠道肿瘤、放射性肠炎等，由胃上皮取代胃肠道任何部分（不包括胃）的原生黏膜。先天性异位胃黏膜推测其起源于原始肠上皮细胞，在妊娠第4周从原始胃分离时出现异常，并随着时间的推移呈现病理性增长。先天性异位胃黏膜可表现为斑片状黏膜改变，如食管入口病变、梅克尔憩室、十二指肠结节性肿物，但很少位于空肠。

发生部位不同，异位胃黏膜的临床表现也有所不同，其大多与消化性溃疡和梗阻有关，如隐匿性或大量消化道出血、慢性贫血、穿孔、间歇性肠套叠。小肠异位胃黏膜的临床表现为腹部反复绞痛，偶有腹部肿块及呕吐，大多与间歇性肠套叠有关，但也可没有明显的症状，偶有消化道出血或穿孔。

小肠异位胃黏膜在内镜下以孤立性隆起灶居多。相关影像学检查，如超声检查、上消化道造影和CT可显示肠套叠或腔内息肉样病变。组织病理学是异位胃黏膜诊断的金标准。在本病例中，小肠增强CT显示十二指肠水平部-空肠中上段多发黏膜隆起，黏膜呈波浪状。小肠镜检查对儿童小肠疾病的诊断和治疗具有重要意义，本例患者通过小肠镜检查取得组织病理学明确诊断。

对于异位胃黏膜主要是对症治疗。对于有症状的严重病例，建议手术切除，以缓解梗阻症状及获得组织病理学。手术处理包括切除空肠病变和吻合健康的空肠末端，良性病变患者大多预后理想。

## 参考文献

[1] Agha FP, Ghahremani GG, Tsang TK, et al. Heterotopic gastric mucosa in the duodenum: radiographic findings[J]. AJR Am J Roentgenol, 1988, 150(2): 291-294.

[2]　Galligan ML, Ulich T, Lewin KJ. Heterotopic gastric mucosa in the jejunum causing intussusception[J]. Arch Pathol Lab Med, 1983, 107(6): 335-336.

[3]　Boybeyi O, Karnak I, Gucer S, et al. Common characteristics of jejunal heterotopic gastric tissue in children: a case report with review of the literature[J]. J Pediatr Surg, 2008, 43(7): e19-e22.

[4]　Arevalo Suarez F, Barreda C, Portugal S, et al. Heterotopic gastric mucosa in duodenum: endoscopic and histological features[J]. Rev Gastroenterol Peru, 2017, 37(3): 231-234.

上海交通大学医学院附属瑞金医院
顾于蓓

# Case 3

## 肠系膜静脉硬化性肠炎病例多学科讨论

患者，女性，36岁，因"间断腹痛7个月，加重3天"入院。

▶ **现病史**

患者于7个月前（2023年3月）反复出现上腹正中及右下腹疼痛，进食后加重，急诊查腹部增强CT提示回盲部肠管-升结肠-结肠肝曲肠壁水肿增厚，乙状结肠管壁稍厚，收入我科住院。患者因无法忍受疼痛，结肠镜检查无法抵达病变严重部位，按肠梗阻对症治疗，腹痛好转后出院。出院后，患者反复出现肠梗阻症状，对症治疗后可缓解。

2023年8月，患者于我院门诊结肠镜复查提示回盲部至距肛门40cm见黏膜苍白，呈蓝紫样改变。入院前3天，患者再次出现腹痛且进行性加重，疼痛范围逐渐扩散至全腹，剑突下及右下腹疼痛明显，排便、排气停止，呕吐胃内容物，再次收入我科。

患者自病来无发热、盗汗，无咳嗽、咳痰，无周身关节痛，无口腔溃疡，近7个月体重下降约15kg。

既往史：颈部神经性皮炎病史19年，间断外用激素，间断应用龙胆泻肝丸及加味逍遥丸10余年；头部牛皮癣病史19年，未系统治疗。

▶ **入院查体**

体温36.5℃，脉搏78次/分钟，呼吸18次/分钟，血压98/62mmHg。面色晦暗，眼周色素沉着。腹软，未见胃肠型及蠕动波，剑突下及右下腹压痛，无反跳痛及肌紧张，未触及腹部包块，肠鸣音2次/分钟，未闻及高调肠鸣音。

## 实验室检查

血常规：白细胞计数 $6.6×10^9/L$，血红蛋白 116g/L，血小板计数 $208×10^9/L$。便常规：白细胞（－），红细胞（－），隐血（＋）。白蛋白 37.4g/L；CRP 71.28mg/L（0～6mg/L）；ESR 40mm/h（0～20mm/h）。T-SPOT（－）。乙肝、丙肝检测均阴性。免疫相关检查：pANCA（－），cANCA（－）；抗核抗体系列均（－）；狼疮抗凝物（－）。

## 影像学检查

2023 年 3 月，腹部CT增强（见图 3-1）：回盲部肠管 - 升结肠 - 结肠肝曲肠壁水肿增厚，周围肠系膜静脉血管多发钙化。

2023 年 8 月，结肠镜（见图 3-2）：回盲部至距肛门 40cm 见黏膜苍白，呈蓝紫样改变。

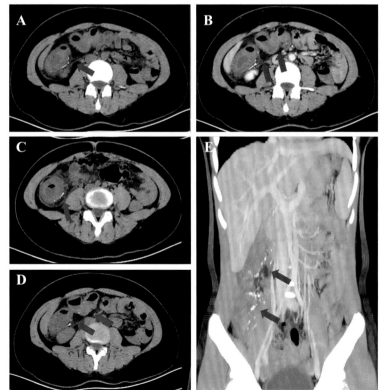

图 3-1　腹部 CT 增强（2023 年 3 月）：回盲部肠管、升结肠 - 结肠肝曲肠壁水肿增厚（图 A～图 D，红色箭头所示），周围肠系膜静脉血管多发钙化（图 E，红色箭头所示）

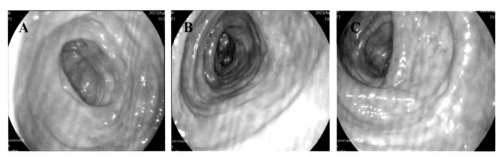

图 3-2　结肠镜（2023 年 8 月）：回盲部至距肛门 40cm 见黏膜苍白，呈蓝紫样改变

2023 年 10 月，腹部 CT 增强（见图 3-3）：回肠末段、回盲部、升结肠，横结肠肠壁水肿增厚，周围肠系膜静脉血管多发钙化。

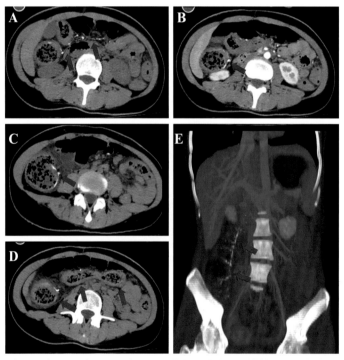

图 3-3　腹部 CT（2023 年 10 月）：回肠末段、回盲部、升结肠、横结肠肠壁水肿增厚（图 A～图 D，红色箭头所示）；肠系膜静脉血管多发钙化（图 E，红色箭头所示）

## 影像科意见

患者两次腹部 CT 均可见回盲部、升结肠、横结肠相应肠管受累，肠壁水肿增厚，肠壁黏膜强化，周围肠系膜静脉血管多发钙化，病变主要位于系膜侧。

### 普外科意见

患者反复肠梗阻发作，具有外科手术指征。但通过腹部CT及内镜无法明确区分病变肠管及正常肠管界限，故目前无法确定手术切除范围。建议完善肠系膜血管造影术进一步充分评估病变范围，以指导手术切除肠管范围。

### 消化科综合意见

患者7个月来反复肠梗阻发作。腹部CT可见回盲部、升结肠及部分横结肠受累，周围肠系膜静脉血管多发钙化。结肠镜下可见结肠多发蓝紫色黏膜，为缺血性改变。目前考虑患者肠系膜缺血，肠壁增厚，肠管僵硬，继而反复肠梗阻发作。结合患者有长期口服中药史，考虑特发性肠系膜静脉硬化性肠炎可能性大，具有外科手术指征。建议术前完善肠系膜血管造影，进一步充分评估病变范围，以指导手术切除肠管范围，待手术病理进一步明确诊断。

### 介入科意见

患者行肠系膜血管造影，经右股动脉插入导管行肠系膜上动脉造影，示右半结肠染色较淡（见图3-4A），延迟扫描右半肠系膜上静脉回流缓慢（见图3-4B）。再次将导管插入肠系膜下动脉造影，造影示左半结肠未见异常染色（见图3-4C）。结合肠系膜血管造影结果，考虑患者右半结肠肠系膜动脉系统及静脉系统均受累，左半结肠肠系膜动脉系统未见异常改变。

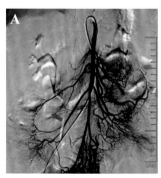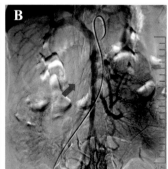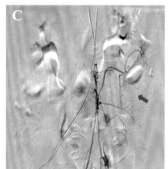

图3-4　肠系膜血管造影。图A：肠系膜上动脉造影示右半结肠染色较淡；图B：肠系膜静脉造影示右半肠系膜上静脉回流缓慢；图C：肠系膜下动脉造影正常

2023 年 11 月，患者于普外科行手术治疗。术中：右半结肠、横结肠、降结肠肠壁呈蓝黑色，肠壁僵硬，蠕动差，右半结肠扩张，乙状结肠颜色红润，肠壁弹性正常，蠕动正常。行腹腔镜下结肠次全切除术、回肠-乙状结肠吻合术。

**病理科意见**

手术标本大体：结肠黏膜呈灰黑色，无光泽，肠管壁增厚，未见明显溃疡，未见明确狭窄，黏膜尚光滑（见图 3-5）。

镜下：结肠黏膜广泛缺血，黏膜下增宽，胶原沉积；全层见大部分血管壁胶原沉积；静脉内膜增厚，透明变性，胶原沉积，管腔闭塞或狭窄；动脉内膜偏心性增厚，为增生的肌纤维母细胞并胶原沉积，管腔狭窄，动、静脉壁及其管腔内沉积物见不同程度钙化（见图 3-6）。免疫组化：Desmin（－），SMA（＋），Masson（＋），弹力纤维（＋），刚果红（－）。

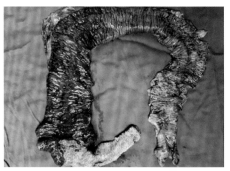

图 3-5　次全结肠切除标本：黏膜呈灰黑色，肠管壁增厚

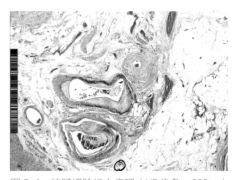

图 3-6　结肠切除标本病理（HE 染色，200×）

**最终诊断**

特发性肠系膜静脉硬化性肠炎。

**总　结**

特发性肠系膜硬化性肠炎（idiopathic mesenteric phlebosclerosis，IMP）是一

种慢性肠道缺血性疾病，于1991年由日本学者首次报道，于2003年被正式命名为"特发性肠系膜静脉硬化性肠炎"。此病为罕见疾病，病因尚不明确。据报道，服用中药可能是潜在的病因，特别是服用含栀子成分的中药。本例患者长期口服的龙胆泻肝丸及加味逍遥丸均含有栀子成分，与文献报道一致。

IMP的影像学改变主要为肠系膜静脉钙化，结肠壁增厚，结肠周围脂肪聚集，右半结肠受累更常见。本例患者通过腹部CT可见肠系膜血管周围多发钙化灶，右半结肠及横结肠多发肠壁增厚，肠系膜血管造影可见肠系膜上动脉血流减少，相应的肠系膜静脉回流减少。因此，患者右半结肠供血的肠系膜动脉及静脉系统均有受累，继而引起肠道慢性缺血性改变，相关表现与文献报道一致。

IMP的内镜下改变主要为病变部位肠道呈蓝紫色改变，可能为长期静脉瘀血所致，病变部位与正常肠管界限较为清晰，也可见溃疡形成。本例患者内镜下回盲部至距肛门40cm呈蓝紫样改变，与手术标本结肠黏膜灰黑改变、病变范围一致。

IMP的病理：在显微镜下，结肠黏膜显示纤维化、透明质变性和广泛增厚；最典型的病变是血管纤维化和钙化，尤其是静脉；结肠各层的动脉也受到影响，但损伤程度明显较轻且较少。

IMP的治疗方案：多数患者及时停用可疑中药，内科对症治疗后病情可改善；对于病情较重或反复发作的患者，可考虑外科手术治疗。本病预后较好，据报道，保守治疗，58.4%的患者可治愈；41.6%的患者会出现严重症状并需要手术治疗。本例患者肠梗阻反复发作，生活质量差，营养状态差，最终进行外科手术治疗切除病变肠管，手术病理可见结肠黏膜广泛缺血。

本例患者为年轻女性，既往无心脑血管疾病、糖尿病等慢性基础疾病史，肠梗阻反复发作，病变以右半结肠受累为主，不同于缺血性结肠炎常见的受累部位——左半结肠。CT可见多发肠系膜血管钙化，内镜下呈蓝紫色改变，有长期应用中药史，因此需注意IMP的可能，又因内科治疗效果欠佳，最终选择外科手术治疗，且依据手术病理明确诊断。

## 参考文献

[1] Hiramatsu K, Sakata H, Horita Y, et al. Mesenteric phlebosclerosis associated with long term oral intake of geniposide,an ingredient of herbal medicine[J]. Aliment Pharmacol Ther, 2012, 36(6): 575-586.

[2] Iwashita A, Yao T, Schlemper RJ, et al. Mesenteric phlebosclerosis: a new disease entity causing ischemic colitis[J]. Dis Colon Rectum, 2003, 46(2): 209-220.

[3] Wen Y, Chen YW, Meng AH, et al. Idiopathic mesenteric phlebosclerosis associated with long-term oral intake of geniposide[J]. World J Gastroenterol, 2021, 27(22): 3097-3108.

[4] Ding J, Zhang W, Wang L, et al. Idiopathic mesenteric phlebosclerosis: clinical and CT imaging characteristics[J]. Quant Imaging Med Surg, 2021, 11(2): 763-771.

[5] Xu J, Jin M, Jiang Z, et al. Clinicopathological features of phlebosclerotic colitis[J]. Pathol Res Pract, 2020, 216(11): 153193.

[6] Wang J, Shao J, Lu H, et al. Idiopathic mesenteric phlebosclerosis: one case report and systematic literature review of 240 cases[J]. Am J Transl Res, 2021, 13(11): 13156-13166.

中国医科大学附属盛京医院

解 莹 李 卉 田 丰

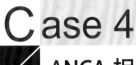

# Case 4

## ANCA 相关性血管炎——局灶性肉芽肿性血管炎病例多学科讨论

患者，男性，73 岁，因"吞咽困难加重"于 2017 年 8 月入院。

▶ **现病史**

患者于 2013 年开始在无明显诱因下反复出现口腔溃疡，并于 2016 年 6 月因无明显诱因下出现吞咽困难（仅可进少量流质饮食）来我院就诊。实验室检查示 ESR 41mm/h，CRP 8.44mg/dL，IgG 1750mg/dL，抗核抗体阳性 1∶100，其余自身抗体均为阴性。外院喉部 CT 检查示食管形态欠规则，管径较细。外院胃镜检查未能成功进镜。我院诊断除外食管感染、食管肿瘤、食管结核及克罗恩病的食管受累，且尚不满足白塞病的诊断，但考虑病变以非感染性黏膜损伤为主，予以沙利度胺 50mg/d 治疗。出院后，患者依从性欠佳，不规律服用药物；2 个月后，吞咽困难进一步加重。2017 年 8 月，患者因吞咽困难再次加重，伴复发性口腔溃疡，入院。

▶ **既往史**

否认高血压、糖尿病等慢性病史，否认肝炎、结核病史，否认家族遗传史。

▶ **体格检查**

可见多处口腔溃疡伴白斑，无皮疹、结节红斑、光过敏、关节肿痛、雷诺现象、生殖器溃疡等。心肺腹查体未见明显异常。

可见 IgG 和 MPO-ANCA（＋），抗 ds-DNA 抗体（＋），ANA S 1∶80（＋）。

## 追溯既往其他检查

2016 年 6 月，胃镜检查提示：距门齿 18cm 和 26cm 处有直径为 1cm 的窦道，在黏膜下相连，内窥镜可以进入其中，窦道内可见胃内容物，窦道壁组织脆弱，有充血和水肿（见图 4-1）。

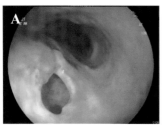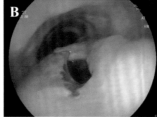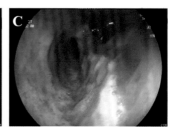

图 4-1　胃镜检查（2016 年 6 月）。图 A 和图 B：治疗前胃镜检查示距门齿 18cm 处；图 C：距门齿 26cm 处，存在直径为 1cm 的窦道，窦道周围组织脆弱，有充血和水肿

2017 年 8 月，经鼻胃镜（见图 4-2）检查见会厌部黏膜严重水肿，食管入口狭窄，进镜困难；行喉镜检查见会厌无红肿，双侧声带轻度充血、水肿，声带运动良好，左侧梨状窝饱满，杓区肿胀伴白色假膜。

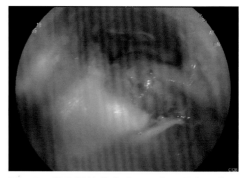

图 4-2　经鼻胃镜检查（2017 年 8 月）：会厌黏膜严重水肿，食管入口狭窄

## 病理科意见

2016 年 6 月，胃镜病理示：距门齿（16cm、28cm）被覆鳞状上皮黏膜组织，鳞状上皮糜烂，溃疡形成，局部可见坏死及大量中性粒细胞渗出，间质较多量淋巴细胞及浆细胞浸润，肉芽组织形成（见图 4-3）。

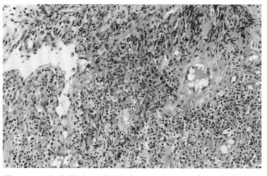

图 4-3　治疗前病理图片（2016 年 6 月）：窦道周围组织学标本显示坏死及中性粒细胞渗出，间质较多量淋巴细胞及浆细胞浸润（HE 染色，3×20 倍镜）

本病例病理为溃疡形成，局部可见坏死及大量中性粒细胞渗出，间质见较多量淋巴细胞及浆细胞浸润，肉芽组织形成。与肉芽肿性血管炎病理表现相符，支持临床所考虑的局灶性肉芽肿性血管炎的诊断。

## 放射科意见

2016 年 6 月，患者治疗前胸部增强CT示食管管壁弥漫性增厚，伴食管窦道形成，纵隔内、主动脉旁及腹腔内少量积气，考虑食管穿孔不除外（见图 4-4）；可见食管壁弥漫性增厚，管腔扩张，增强后可见明显强化，食管上段管壁明显增厚、水肿；中下段见窦道形成；纵隔内可见少量气体密度影，多发小淋巴结影，部分伴有钙化。

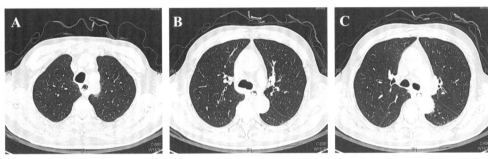

图 4-4　治疗前胸部增强 CT（2016 年 6 月）。图 A 至图 C：自上而下食管管壁弥漫性增厚，伴食管窦道形成，纵隔内、主动脉旁及腹腔内少量积气，考虑食管穿孔不除外

## 外科意见

对于该患者，考虑其食管瘘形成因素为免疫相关，免疫治疗、抗感染治疗可能为更优的治疗方案，目前暂且可以内科处理；如内科处理无效再考虑手术；手术风险较大，需要与患者充分沟通。

## 最终诊断

局灶性肉芽肿性血管炎（focal granulomatous vasculitis，FGV）；ANCA 相关性血管炎（AAV）。

## 治疗及预后

予以沙利度胺 50mg bid 口服，环磷酰胺 0.2g qod 静脉滴注，复方倍他米松 7mg 肌内注射及静脉营养支持。药物治疗约 2 周后，患者吞咽困难症状较前减轻，可进流质饮食。治疗 2 周后，经鼻胃镜检查见食管入口明显狭窄，超细胃镜可通过，距门齿 18cm 局部瘢痕形成，覆白苔，未见溃疡、糜烂及窦道（见图 4-5）。

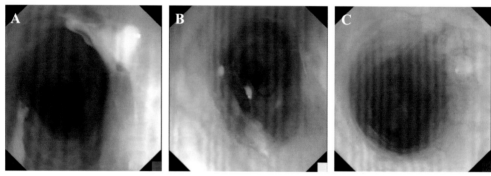

图 4-5　治疗后胃镜。图 A 至图 C：未见溃疡、糜烂及窦道

对该瘢痕进行病理检查，结果显示送检瘢痕组织均为坏死组织，未见食管黏膜组织，其中可见多核巨细胞，弹力纤维染色（未见血管），CK（散在少量残存退变的上皮细胞），CEA（－），CD68（＋）。实验室检查示 CRP 和 ESR 水平明显下降（见表 4-1）。

表 4-1　2017 年 8 月患者实验室检查结果

| 项　目 | 日　期 | | | | | |
|---|---|---|---|---|---|---|
| | 8 月 16 日 | 8 月 22 日 | 8 月 24 日 | 8 月 26 日 | 8 月 28 日 | 8 月 30 日 |
| WBC（×10$^9$/L） | 6.34 | 4.45 | 7.68 | 5.92 | 6.49 | 6.63 |
| NE（%） | 83.8 | 53.8 | 78.4 | 71.8 | 71.5 | 74.8 |
| CRP（mg/dL） | － | 1.63 | － | － | － | 0.37 |
| ESR（mm/h） | 21 | 14 | － | － | － | 8 |

## 讨　论

食管瘘在临床上比较少见。食管瘘的发生原因可以从两个方面来考虑：一种是由异物引起的，另一种是由疾病引起的。两者均可导致食管黏膜组织破坏。该患者没有明显的异物吸入史，因此可以排除第一种原因。引起食管瘘的常见疾病有肿瘤、放化疗、结核、白塞病和克罗恩病等。

在解剖学上，胸段食管被主动脉、心包、气管、支气管、肺和椎骨包围，晚期食管癌常侵犯这些部位，随着肿瘤进程的发展，可能会引起食管瘘的发生。此外，晚期食管癌及侵犯部位不宜手术的患者常需要放化疗，放化疗通过破坏食管壁可诱导食管瘘形成。5.3%～24.1%的食管癌患者在接受放化疗后会出现食管瘘。结合该患者的病史、实验室检查、内镜所见及病理结果，可排除由肿瘤及放化疗所致。

结核累及食管的情况较为少见，食管结核多由邻近器官结核的继发性传播引起。食管结核所致的食管瘘常伴有纵隔淋巴结病变，病理常可见干酪性肉芽肿。该患者病理未见干酪性肉芽肿且抗酸染色阴性，无结核病史，可排除结核原因。

在白塞病侵犯消化道的患者中，末段回肠和盲肠是胃肠道最常受累的部位，非常罕见食管受累。文献报道，在约2%～11%的白塞病患者中发现白塞病侵犯食管，多以中下段食管非特异性单发性或多发性溃疡形式出现，但也可能发生食管瘘。该患者虽有反复口腔溃疡，但不满足白塞病的诊断标准。

克罗恩病可以累及胃肠道的任何区域，然而大多数病例仅限于结肠和末段回肠。食管克罗恩病罕见，在成年克罗恩病患者中的发病率为0.3%～2%。几乎所有食管克罗恩病患者都有其他胃肠道受累节段，只有极少数文献报道的孤立性食管克罗恩病。食管克罗恩病的并发症包含食管狭窄、梗阻、瘘管形成及穿孔等。食管克罗恩病的诊断需要综合临床、内镜、放射学和组织学检查结果。该患者活检病理结果不支持克罗恩病诊断，且无食管外消化道受累，故排除克罗恩病食管受累可能。

在排除上述疾病可能后，笔者认为这是一例罕见原因的食管瘘病例。

实验室数据显示MPO-ANCA结果呈阳性，因此高度怀疑ANCA相关性血管炎（ANCA-associated vasculitis，AAV）。AAV是一种坏死性血管炎，很少或没有免疫沉积。小血管，如毛细血管、静脉、动脉和小动脉主要受影响。AAV表达可呈限制性，多数局限于上呼吸道或下呼吸道。也可见胃肠道的炎症，但罕见报道。根据以往的研究，在消化道的几个位置发现局限性AAV，包括食管、胃、小肠或大肠、腹膜、阑尾、胆囊和胰腺。食管的病变尤其罕见。在韦格纳肉芽肿和白塞病患者中，较常见合并有症状的食管病变病例。在此之前，仅见一例并发食管病变的显微镜下多血管炎（microscopic polyangiitis，MPA）报道。但上述所有病变均表现为食管溃疡，未见食管瘘的报道。本例是一例仅表现为食管窦的局部 AAV 患者。

局限性 AAV 的预后通常是良好的，也有可能自发缓解，使用皮质激素或免疫抑制药物治疗可以缓解其主要症状。对于难治性食管病变，始终需要全面检查、完整评估和分析。血管炎仍为食管病变的罕见原因。其主要依靠排除性诊断，病理学检查仍是诊断的重要手段。沙利度胺对白塞病的黏膜损伤有疗效。因此，针对这种特殊的 AAV，笔者选择沙利度胺来改善食管黏膜损伤。

## 参考文献

[1] Spiera RF, Filippa DA, Bains MS, et al. Esophageal involvement in Wegener's granulomatosis[J]. Arthritis Rheum, 1994, 37(9): 1404-1407.

[2] Matsumoto M, Nakamura T, Ohashi T, et al. Esophageal involvement in microscopic polyangiitis: a case report and review of literature[J]. Intern Med, 2007, 46(10): 663-667.

[3] Atisha-fregoso Y, Hinojosa-azaola A, Alcocer-varela J. Localized, single-organ vasculitis: clinical presentation and management[J]. Clin Rheumatol, 2013, 32(1): 1-6.

首都医科大学附属北京朝阳医院

裴艳香　王　艳　李佳颐　刘心娟

# Case 5

## 乌司奴单抗联合小分子制剂治疗重度复发难治性溃疡性结肠炎病例多学科讨论

患者，男性，58岁，主因"间断黏液脓血便13年余，加重2个月"于2022年4月15日收入院。

▶ **现病史**

患者于2008年5月在无明显诱因下出现黏液脓血便，6～7次/日，腹痛伴肛门坠胀感，里急后重明显，伴头晕、心慌、乏力等。当地医院肠镜诊断为"溃疡性结肠炎（广泛结肠 活动期）"，给予美沙拉秦缓释颗粒口服（4g/d）及调节肠道菌群等对症支持后症状缓解，此后以美沙拉秦缓释颗粒（4g/d）维持治疗，大便1次/日，成形，无脓血。2013年6月，患者再发脓血便。肠镜检查示肠道病变较前无明显变化，予以泼尼松45mg/d诱导缓解，美沙拉秦缓释颗粒（4g/d）维持治疗，病情稳定。2017年9月26日，患者脓血便再发，大便2～3次/日，泼尼松30mg/d治疗效果不佳，加量至45mg/d时症状稍缓解，仍有黏液脓血便。

2017年10月31日，结肠镜示（见图5-1）：回肠末段黏膜柔软光滑；横结肠血管纹理稍紊乱、轻度充血，未见明显糜烂；距肛门50～30cm降结肠及乙状结肠，可见广泛黏膜出血、水肿，多发糜烂、溃疡，脓性分泌物附着肠壁、质脆，易出血，血管纹理模糊紊乱，皱襞变浅，取材质软；距肛门30cm以下乙状结肠及直肠血管纹理稍紊乱，未见明显充血、水肿、糜烂，结肠袋结构存在。内镜诊断：溃疡性结肠炎（复发型 降结肠、乙状结肠 中度活动期）。病理检查提示：（降结肠—乙状结肠）黏膜急性活动性炎伴糜烂，少许慢性炎。继续美沙拉秦缓释片（4g/d）、激素（45mg/d）治疗。

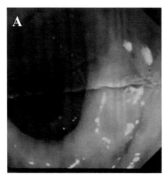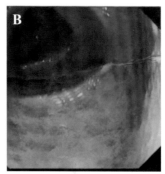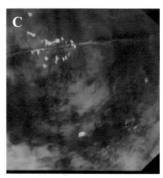

图 5-1　结肠镜（2017 年 10 月 31 日）：降结肠及乙状结肠可见广泛黏膜出血、水肿，多发糜烂、溃疡，脓性分泌物附着肠壁、质脆，易出血，血管纹理模糊紊乱，皱襞变浅。内镜诊断：溃疡性结肠炎（复发型 降结肠、乙状结肠 中度活动期）

2017 年 11 月 5 日，因出现关节疼痛将泼尼松减至 40mg/d。黏液脓血便及左下腹痛反复发生。11 月 17 日，结肠镜示：距肛门 55～30cm 部分横结肠、降结肠皱襞变浅消失，横结肠多发白色片状瘢痕，黏膜充血发红，血管纹理模糊；降结肠广泛充血水肿，多发糜烂及增生性隆起，取材质脆，碰触无明显出血，病理检查示黏膜内淋巴细胞浸润，腺体形态尚可；（降结肠）大部分黏膜结构未见异常，局灶性活动性炎伴糜烂。考虑患者病史较长且反复活动，大便情况较前加重，出现激素依赖。取得患者知情同意后，于 2017 年 11 月 23 日至 2019 年 6 月转换生物制剂英夫利昔单抗（300mg）规律治疗。治疗期间，患者病情稳定，偶有左侧腹部隐痛及下坠感，无恶心、呕吐、乏力等不适，大便未见黏液脓血。

2018 年 3 月 5 日，肠镜复查：距肛门 40～20cm 肠段黏膜欠光滑，可见散在不规则白色黏膜瘢痕改变，略充血；余所见黏膜光滑柔软，血管纹理清晰，皱襞排列整齐，肠管扩张度好，未见隆起及凹陷性病变。内镜诊断：考虑溃疡性结肠炎缓解。

2019 年 6 月 19 日，治疗后复查肠镜提示病情稳定，停用生物制剂，换用美沙拉秦缓释颗粒维持缓解。

2022 年 2 月，患者在油腻饮食后出现大便次数增多，3～4 次/日，伴鲜血及腹部绞痛，于外院查艰难梭菌阳性，肠镜检查（见图 5-2）考虑溃疡性结肠炎合并感染，外院给予抗感染、营养支持治疗后无明显改善，分别于 2022 年 3 月 23 日及 2022 年 4 月 6 日两次给予英夫利昔单抗 300mg 治疗，患者腹痛、腹泻无明显改善，伴有发热，体温波动在 37～38℃，每天大便 10 余次，为稀水样便，可见鲜血，伴有肌肉及全身多关节疼痛。2022 年 4 月 15 日，以"溃疡性结肠炎"收入我科。患者此次发病 1 个月以来，体重下降 5kg。

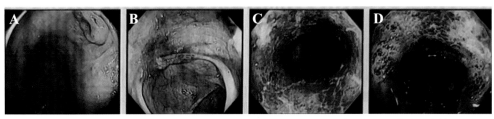

图 5-2　结肠镜（2022 年 2 月）：全结肠可见广泛黏膜出血、水肿，多发糜烂、溃疡，脓性分泌物附着肠壁、质脆，易出血。尤以乙状结肠、直肠为著，可见广泛不规则深大溃疡形成。图 A：横结肠；图 B：降结肠；图 C：乙状结肠；图 D：直肠

#### ▶ 入院查体

身高 175cm，体重 48kg，BMI 15.7kg/m²。患者生命体征平稳，食欲缺乏，贫血貌。腹软，全腹无压痛、反跳痛，未扪及包块，移动性浊音阴性。双下肢轻度水肿。

### 实验室检查

白细胞计数 $6.25×10^9$/L，血小板计数 $189×10^9$/L，血红蛋白 97g/L；尿蛋白（＋），尿酮体（2＋），隐血试验、转铁蛋白（＋）；白蛋白 27.4g/L，钾 3.18mmo/L；凝血活酶时间 42.10s，D-二聚体 2.09mg/L FEU，纤维蛋白原降解产物（血浆）8.24μg/mL，纤维蛋白原含量 4.61g/L，凝血酶原时间 13.80s；快速红细胞沉降率试验 38mm/h，hsCRP 66.500mg/L；糖链抗原 CA125 41.0U/mL；T-SPOT（－）；TORCH CMV-IgM（＋）；EBV 系列抗 EBV 衣壳抗体 IgG（＋），抗 EBV 核抗体（＋）；肠道菌群偶见 G⁺球菌，偶见 G⁻杆菌，肠道细菌总数明显减少，大便培养、艰难梭菌未见明显异常；N 端-B 型钠尿肽前体 568.20pg/mL。

### 影像学检查

全肠道 CT 示（2022 年 4 月 17 日）：结肠全程及直肠弥漫性肠壁增厚，黏膜强化，肠管周围见增多血管影；肝内多发小囊肿；胆囊壁稍增厚，胆囊炎可能（见图 5-3）。考虑重度溃疡性结肠炎。

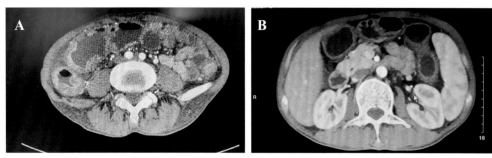

图5-3 全肠道CT（2022年4月17日）。图A：结肠全长及直肠弥漫性肠壁增厚，黏膜强化，肠管周围见增多血管影；图B：肝内多发小囊肿，胆囊壁稍增厚，胆囊炎可能

肠镜（2022年4月18日）示全结肠弥漫性炎症，以肝曲以下至乙状结肠为重，肠段黏膜粗糙，铺路石样改变，散在黏膜凹陷，血管纹理消失，皱襞变浅，肠壁僵硬，余肠段广泛黏膜充血，血管纹理模糊（见图5-4）。内镜诊断：溃疡性结肠炎（重度活动）。

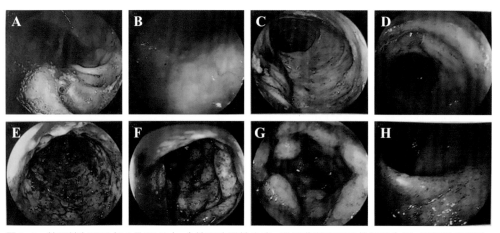

图5-4 结肠镜（2022年4月18日）：全结肠弥漫性炎症，以肝曲以下至乙状结肠为重，肠段黏膜粗糙，铺路石样改变，散在黏膜凹陷，血管纹理消失，皱襞变浅，肠壁僵硬，余肠段广泛黏膜充血，血管纹理模糊。图A：盲肠；图B：回肠末段；图C：回盲部；图D：升结肠；图E：横结肠；图F：降结肠；图H：乙状结肠；图H：直肠

## 病理科意见

该患者在我院进行过2次肠道黏膜活检。2017年10月31日病理检查提示：（降结肠—乙状结肠）黏膜急性活动性炎伴糜烂，少许慢性炎，溃疡性结肠炎证据欠充分。2017年11月17日病理镜下可见黏膜内淋巴细胞浸润，腺体形

态尚可;(降结肠)大部分黏膜结构未见异常,局灶性活动性炎伴糜烂。请结合临床综合考虑。

### 影像科意见

患者于 2022 年 4 月 16 日在我院进行过 1 次全肠道CT检查,可见结肠全程及直肠弥漫性肠壁增厚,黏膜强化,肠管周围见增多血管影;肝内多发小囊肿;胆囊壁稍增厚,胆囊炎可能。考虑重度溃疡性结肠炎。

### 最终诊断

溃疡性结肠炎(慢性复发型 全结肠 活动期 重度)。

### 后续治疗

患者入院检查CMV-IgM 阳性,结合临床表现、肠道CT、内镜,予以更昔洛韦抗病毒、美沙拉秦灌肠液、沙利度胺(50mg/d)、静脉氢化可的松 300mg(5 天后改为口服醋酸泼尼松 40mg)抗感染治疗。2022 年 4 月 26 日复查肠镜示(见图 5-5):降结肠以下可见弥漫性炎症,广泛黏膜充血、水肿,质脆,多发糜烂、溃疡,触之易出血,脓性分泌物附着肠壁,血管纹理模糊紊乱,局部皱襞变浅,假性息肉形成,表面充血,取材质软。内镜诊断:溃疡性结肠炎(慢性复发型、重度、活动期),较前无明显改善。查英夫利昔单抗血药浓度 < 0.4μg/mL,抗英夫利昔单抗抗体血清浓度 402ng/mL。考虑继发失应答,联合免疫抑制剂沙利度胺效果差。与患者沟通后更换生物制剂乌司奴单抗(390mg)治疗。同时,用激素诱导缓解,匹维溴铵改善腹痛,五味苦参减少便血。患者腹泻次数逐渐减轻(10 余次 → 5 次),但便血无明显改善。加用托法替布(10mg,2 次/日),腹泻、便血症状较前减轻。

2022 年 5 月 10 日,结肠镜检查(见图 5-6)示降结肠、乙状结肠可见深大黏膜溃疡,底覆白苔,余黏膜充血、水肿,可见糜烂、溃疡,触之易出血,血管纹理模糊紊乱,皱襞变浅,局部瘢痕形成改变。内镜诊断:溃疡性结肠炎合并病毒感染,较 2022 年 4 月 26 日明显缓解。因乙状结肠镜下可见深大黏膜溃疡,合并CMV感染,予以人静脉球蛋白 10g抗感染治疗 3 天,病情平稳。出院后，予以醋酸泼尼松片35mg/d（逐渐减量），沙利度胺50mg睡前，托法替布5mg（2次/日），更昔洛韦胶囊4片（3次/日）；乌司奴单抗8周规律治疗。

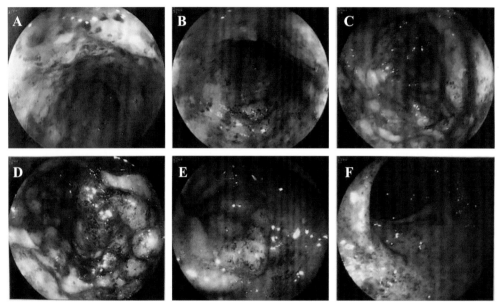

图5-5　结肠镜（2022年4月26日）：降结肠以下可见弥漫性炎症，广泛黏膜充血、水肿，质脆，多发糜烂、溃疡，触之易出血，脓性分泌物附着肠壁，血管纹理模糊紊乱，局部皱襞变浅，假性息肉形成，表面充血，取材质软。图A和图B：降结肠；图C和图D：乙状结肠；图E和图F：直肠

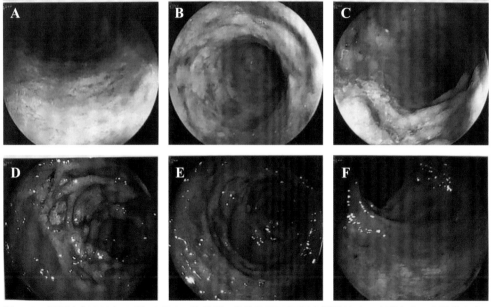

图5-6　结肠镜（2022年5月10日）：降结肠、乙状结肠可见深大黏膜溃疡，底覆白苔，余黏膜充血、水肿，可见糜烂、溃疡，触之易出血，血管纹理模糊紊乱，皱襞变浅，局部瘢痕形成改变。图A和图B：降结肠；图C：乙降交界；图D和图E：乙状结肠；图F：直肠

**后续随访**

　　患者于 2022 年 6 月 20 日再次入我科治疗，自上次出院以来，患者神志清，精神、食纳、睡眠可，大便 1～2 次/日，为黄色成形软便，偶有下腹坠胀不适，无腹痛、便血、发热等症状，近 1 个月体重略有上升，目前体重 49kg，BMI 16kg/m²，入院复查炎症指标正常，血常规提示淋巴细胞减低，凝血 D-二聚体升高，考虑与托法替布治疗有关，减至 5mg（1 次/日）。2022 年 6 月 21日，肠镜检查（见图 5-7）示：降结肠、乙状结肠、直肠黏膜白色瘢痕样改变，或假性息肉形成，直乙交界及直肠可见黏膜凹陷，覆白苔，周围黏膜充血，较2022 年 5 月 10 日明显改善。继续予以乌司奴单抗（390mg）治疗。

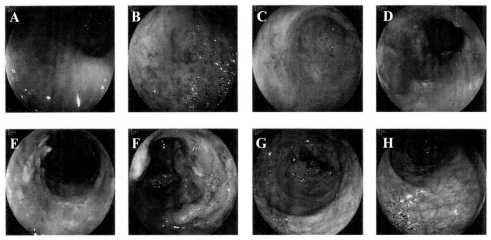

图 5-7　结肠镜（2022 年 6 月 21 日）：降结肠、乙状结肠、直肠黏膜白色瘢痕样改变，或假性息肉形成，直乙交界及直肠可见黏膜凹陷，覆白苔，周围黏膜充血，较 2022 年 5 月 10 日明显改善。图 A 至图 C：降结肠；图 D 至图 F：乙状结肠；图 G 和图 H：直肠

**总　结**

　　该患者为中年男性，主要症状表现为间断黏液脓血便，已有 13 年余。多次肠镜提示降结肠、乙状结肠广泛黏膜充血糜烂、多发溃疡，脓性分泌物附着肠壁，结合临床表现，诊断溃疡性结肠炎明确。2008 年 5 月首次发作后，予以美沙拉秦治疗，症状缓解，长期美沙拉秦维持治疗。2013 年再发脓血便，予以泼尼松诱导缓解。2017 年复发后，出现激素依赖，反复黏液脓血便且较前加重。

考虑患者病史较长且反复活动，于 2017 年 11 月转换生物制剂英夫利昔单抗规律治疗。2019 年 6 月复查肠镜提示溃疡性结肠炎缓解，停用生物制剂，口服美沙拉秦缓释颗粒维持治疗。2022 年 2 月，患者在油腻饮食后病情复发加重，于外院查粪艰难梭菌阳性，肠镜考虑溃疡性结肠炎合并感染，给予英夫利昔单抗及抗感染治疗，腹痛、腹泻症状无明显改善。完善实验室检查、英夫利昔单抗血药浓度、抗英夫利昔单抗抗体血清浓度，及肠镜、全肠道CT等检查后，发现大量抗英夫利昔单抗抗体，乙状结肠可见深大黏膜溃疡，合并CMV感染，多次结肠镜检查诊断为慢性复发型、重度活动期溃疡性结肠炎。考虑为英夫利昔单抗继发性失应答，联合免疫抑制剂沙利度胺效果差，更换新型生物制剂乌司奴单抗与小分子药物托法替布联合治疗，同时应用激素诱导缓解，沙利度胺抗炎，匹维溴铵改善腹痛，五味苦参改善便血，腹泻、便血症状较前减轻，定期复查肠镜下黏膜表现较前也有明显好转。对于长期复发难治型溃疡性结肠炎患者，当出现激素依赖时，可考虑抗TNF药物诱导缓解。然而，停药后存在复发的可能。2022 年 2 月，患者病情加重，同时合并艰难梭菌、CMV感染，是停用生物制剂、治疗药物而影响患者免疫状态，还是不恰当饮食诱发的，尚有待商榷。患者体内出现较高的抗英夫利昔单抗抗体。欧洲克罗恩病和结肠炎组织（European Organization for Crohn's Disease and Colitis，ECCO）指南以及多项研究表明，对于抗TNF药物治疗失败的患者，乌司奴单抗可能优于阿达木单抗或维得利珠单抗。托法替布（JAK抑制剂）也被证明对诱导和维持成人中重度溃疡性结肠炎的缓解有效。同时，风湿病和皮肤病学的最新数据表明，与抗TNF药物相比，托法替布和乌司奴的严重感染率较低。针对炎症不同步骤的联合药物在理论上具有产生协同效应的潜力，有可能降低治疗失败的风险或增强炎症性肠病肠外表现（EIM）的覆盖率。在这里，我们为乌司奴单抗和非生物治疗托法替布（小分子JAK抑制剂）联合应用于难治性炎症性肠病（尤其是重度活动性溃疡性结肠炎伴CMV感染）的安全性和有效性提供了真实的数据。

## 参考文献

[1] Raine T, Bonovas S, Burisch J, et al. ECCO guidelines on therapeutics in ulcerative colitis: medical treatment[J]. J Crohns Colitis, 2022, 16(1): 2-17.

[2]　Sandborn WJ, Su C, Panes J. Tofacitinib as induction and maintenance therapy for ulcerative colitis[J]. N Engl J Med, 2017, 377(5): 496-497.

[3]　Li X, Andersen KM, Chang HY, et al. Comparative risk of serious infections among real-world users of biologics for psoriasis or psoriatic arthritis[J]. Ann Rheum Dis, 2020,79(2): 285-291.

空军军医大学西京医院

周　霞　李瑞霞　赵宏亮

陈　玲　李增山　梁　洁

# Case 6

## 憩室炎病例多学科讨论

患者，男性，51 岁，因"腹痛 1 个月"于 2022 年 11 月入院。

▶ **现病史**

2022 年 10 月，患者于进食辛辣饮食并饮酒后出现全腹痛，NRS 7～8 分，无腹胀、恶心、呕吐，体位改变后腹痛无缓解，伴稀糊便 3 次，无黏液脓血，后腹痛自行减轻呈间断隐痛。外院查血常规、肝肾功能、凝血、肿瘤标志物，大致正常。腹盆增强CT（见图 6-1）示：升结肠壁不规则增厚，较厚处约 21mm，增强扫描不均匀强化，浆膜面模糊，考虑

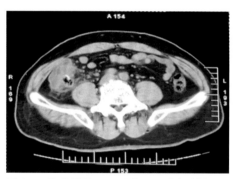

图 6-1　腹盆增强 CT：升结肠肠壁水肿增厚，肠周渗出，肠周淋巴结肿大，回盲部可见一含气腔，憩室可能

结肠癌可能；肠周及肠系膜走行区多发小淋巴结，较大者约 8mm×5mm，考虑转移可能；双侧髂血管旁及腹股沟区增大淋巴结，较大者约 12mm×10mm。2022 年 10 月行电子结肠镜检查：回盲部与升结肠衔接处见"深洞样"病变，病变内基底见溃疡改变。病理诊断：（回盲部）结肠黏膜慢性炎伴急性炎。胃镜：慢性非萎缩性胃炎。PET-CT提示：回盲部FDG高代谢灶，首先考虑炎性改变，肿瘤性病变不完全除外；回盲部周围、双侧腹股沟多发反应性增生淋巴结。病来，患者体重下降 2kg，精神、睡眠可。为进一步诊治，收入院。既往史：无殊。个人史：社交性饮酒史，3～4 次/月，每次 150～200mL 白酒或 1500～2000mL 啤酒。

▶ **入院查体**

BMI 24.93kg/m²；全身未及肿大淋巴结，双肺呼吸音清，心律齐，各瓣膜区未闻及心杂音；腹软，未扪及包块，无压痛、反跳痛、肌紧张，肝脾肋下未触及，肠鸣音 3 次/分。肛诊进指后未触及包块，退指指套无染血。

## 实验室检查

血常规、生化、凝血、尿常规未见明显异常；hsCRP 0.25mg/L，ESR 5mm/h；粪便OB（＋），无红白细胞；粪便找寄生虫、难辨梭菌毒素测定（－），血CMV-DNA、EBV-DNA均无异常；免疫球蛋白及补体正常范围；ANA 3项、ANCA均为阴性。经腹肠道超声：回肠末段肠壁略增厚，约 0.4cm。小肠CT重建：回肠末段至升结肠起始处肠壁略增厚伴强化，肠系膜未见肿大淋巴结，黏膜面、浆膜面光整（见图 6-2）。

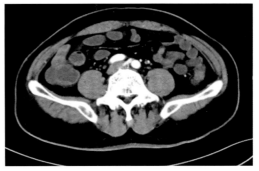

图 6-2　腹盆增强 CT（3 周后）：回肠末段至升结肠起始处肠壁略增厚，系膜上未见明显肿大淋巴结，黏膜面、浆膜面光整，无异常强化

电子结肠镜（见图 6-3）：升结肠起始部可见一憩室样结构，内堵塞一粪块，吸出粪块后可见憩室底部黏膜光滑，轻度充血，憩室边缘可见黏膜隆起、略发白，增生可能，取活检组织 2 块；余所见结肠、直肠黏膜未见异常。病理：黏

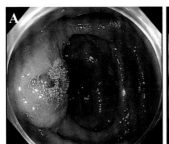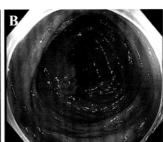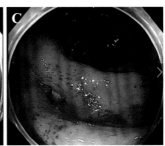

图 6-3　电子结肠镜检查。图 A：回盲瓣；图 B：升结肠；图 C：升结肠起始部近回盲瓣可见一憩室样结构，周围黏膜点状充血

膜显急性炎，伴肉芽组织形成。诊断考虑升结肠憩室，憩室炎。患者临床症状已自行好转，血清学炎症指标正常，未见肿瘤证据，予以随访观察。

## 影像科意见

该患者起病 1 周后外院 CT 检查示升结肠管壁广泛水肿、增厚，肠周渗出明显，肠管周围可见多发淋巴结肿大，回盲部可见含气腔室，内见高密度影。3 周后，我院复查小肠 CT 重建仅见回肠末段至升结肠起始处肠壁略增厚伴强化，系膜未见明显肿大淋巴结。对比病程中影像学表现，提示炎症反应较前明显改善，考虑炎症性病变可能，不支持肿瘤性病变特点，但需要与缺血性病因相鉴别。

有回顾性研究针对 50 余例憩室炎、结肠癌患者的腹部 CT 发现，结肠周围炎症浸润、受累肠段长度＞10cm 是憩室炎最显著的影像表现，结肠周围发现肿大淋巴结和管腔内肿块形成是结肠癌最显著的影像表现。本例患者起病时可见明显肠壁增厚，肠周可见部分增大淋巴结，故在 CT 上较难与结肠癌进行区分，但结合患者起病后 1 个月时的 CT 评估见肠壁水肿部分消退，肠周肿大淋巴结消失，可在一定程度上提示憩室炎可能性大。结合患者病程自限，内科保守治疗后可迅速好转，进一步完善内镜检查于升结肠起始部见憩室样结构，黏膜未见新生物，活检病理阴性，结肠癌证据不足，考虑憩室炎诊断明确。

## 总　结

该患者以腹痛起病，起病急，病程短，症状可自行好转。腹部影像学提示升结肠壁不规则增厚，肿瘤不能除外；治疗后随访，病变显著减轻；结肠镜下回盲部与升结肠衔接处见"深洞样"病变，病变内基底见溃疡改变。综合上述特征，考虑结肠憩室、憩室炎诊断明确。升结肠憩室炎在临床并不少见，需与结肠肿瘤、炎症性疾病（炎症性肠病、贝赫切特病等）、缺血性肠炎等相鉴别。影像学检查在急性憩室炎发作的情况下通常难以鉴别；对症治疗后，内镜检查对鉴别诊断特别是除外肿瘤性疾病，意义重大。

消化道憩室病指消化道壁上长出与消化道相通的圆形囊袋状的小室。与西方人群多数发生在乙状结肠不同，我国结直肠憩室病患者常见发病部位为盲肠和升结肠。憩室炎是指一个或几个相邻憩室出现炎症。结直肠癌患者和憩室炎患者均可能以腹痛为主要症状起病，但前者病程多隐匿，可伴有消化道隐性失血，而后者呈急性病程，腹痛症状更为突出，一部分患者病程自限，内科保守治疗后症状可明显好转。辅助检查方面，憩室炎急性发作期血清炎症指标可明显升高，但消化系统肿瘤标志物多为阴性。两者腹部CT均可见肠壁增厚，但若见结肠周围和肠系膜炎症明显、病变累及10cm以上的结肠段，则提示憩室炎可能性大。反之，如果病变表现为肠壁局限性增厚伴强化增高，肠系膜周围多发淋巴结肿大，且有进行性扩散趋势，则结肠癌等恶性病变的可能性大。如上所述，结肠镜检查并活检是鉴别诊断的重要依据。

综上，本病例通过展示回盲部病变的常见疾病鉴别诊断思路，体现动态随访、不同检查手段的选取在临床思维中的重要价值。

## 参考文献

[1] Chintapalli KN, Chopra S, Ghiatas AA, et al. Diverticulitis versus colon cancer: differentiation with helical CT findings[J]. Radiology, 1999, 210(2): 429-435.

[2] Strate LL, Morris AM. Epidemiology, Pathophysiology, and treatment of diverticulitis[J]. Gastroenterology, 2019, 156(5): 1282-1298.

[3] Peery AF, Keku TO, Martin CF, et al. Distribution and Characteristics of Colonic Diverticula in a United States Screening Population[J]. Clin Gastroenterol Hepatol, 2016, 14(7): 980-985.

[4] 张峻岭,滕贵根,吴涛,等.结直肠憩室病554例临床分析[J]. 中华胃肠外科杂志, 2021, 24(11): 1008-1014.

北京协和医院

田博文 刘炜 李玥

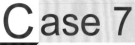

# Case 7

## EBV 相关性 T 细胞增殖性病变病例多学科讨论

患者，男性，49 岁，因"乏力腹胀 3 周，腹泻发热 5 天"于 2017 年 5 月至上海瑞金医院消化科就诊。

患者排便 10 余次/天，少量血便，伴有发热，体温波动于 38~38.5℃。既往史：乙肝后肝硬化数年。

▶ **入院查体**

患者神志清，精神可。心肺查体未见异常。腹部平软，未见胃肠型及蠕动波，全腹部无压痛及反跳痛，墨菲征阴性，移动性浊音阴性。双下肢无水肿。

**实验室检查**

血常规：白细胞计数 $7.75 \times 10^9$/L（↑），中性粒细胞百分比 74.1%（↑），血红蛋白 113g/L（↓），血小板计数 $182 \times 10^9$/L。CRP：阴性。

肝功能：前白蛋白 47U/L（↓），AKP 310U/L（↑），r-GT 143U/L（↑），白蛋白 20g/L（↓）。

凝血全套：APTT 49s（↑），TT 22.9s（↑），Fg 1.2g/L（↓），D-二聚体 1.65mg/L（↑）。

粪常规：白细胞（＋），红细胞（2＋）；LDH 329U/L（↑）。

EBV 抗体：EA IgG>150U/mL，EBVCA IgG>348U/mL，EBNA IgG>63.4U/mL；EBV-DNA：$4.6 \times 10^3$ 拷贝/mL（↑）。

### 影像学检查

　　结肠镜（见图 7-1）检查：结肠及回肠末段多发溃疡性病变，以回盲部为最重。于上述各肠段均取病理活检。病理检查：可见肠道内炎症细胞浸润，但未见确切淋巴瘤依据，EBER（＋），T 细胞淋巴瘤克隆性基因重排可疑阳性。

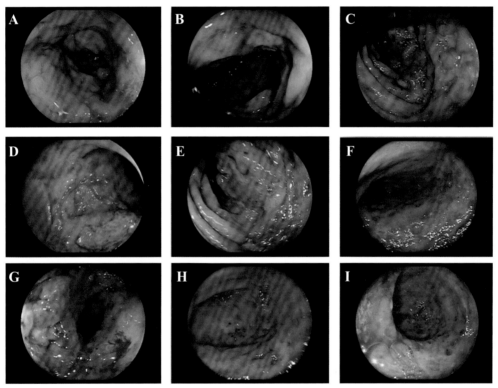

图 7-1　结肠镜检查。图 A 为回肠末段，可见黏膜水肿，浅小溃疡形成；图 B：回盲部，可见深大溃疡；图 C 和图 D：升结肠，可见深大不规则溃疡；图 E：横结肠，可见不规则溃疡；图 F：降结肠，可见多发圆形溃疡；图 G：乙状结肠，可见黏膜水肿，伴多发不规则溃疡；图 H 和图 I：直肠，可见大小不一圆形溃疡，伴糜烂

### 影像科意见

　　患者腹部增强CT（见图 7-2）提示肝硬化并发症表现，右半结肠及回盲部肠壁增厚。PET-CT：右半结肠及回盲部肠壁代谢增高，$SUV_{max}$ 为 6.1～7.2。

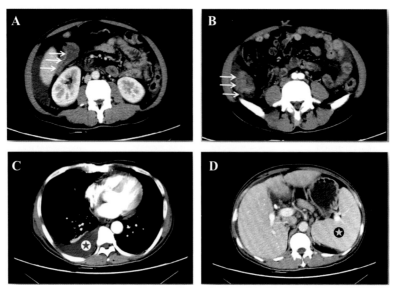

图 7-2　腹部增强 CT。图 A：右侧胸腔积液（星号所示）；图 B：肝硬化，脾大（星号所示），门静脉高压，腹腔积液；图 C 和图 D：提示右半结肠及回盲部肠壁增厚（箭头所示）

## 初步诊断与治疗

该患者为急性起病，表现为腹胀、腹泻伴发热就诊。外周血 EBV 检查提示阳性。虽有肝硬化既往史，但本次急性起病症状与之关联较小。同时在 CT、PET-CT 中可见右半结肠增厚明显、代谢增高。进一步实施肠镜检查可见全结肠溃疡形成，活检病理提示 EBER 阳性，由此可诊断为 EBV 相关肠炎，但活检病理尚未得到淋巴瘤的确切依据，故临床只能仅表示高度怀疑。

初步诊断：EBV 相关性肠炎，NK/T 细胞淋巴瘤可能。予以膦甲酸钠抗病毒；注射用甲泼尼龙琥珀酸钠、丙种球蛋白治疗。经治疗，患者自觉症状改善，腹泻较前缓解。

## 病情发展

治疗 1 个月后，患者再次突发高热、血便，予以积极内科治疗，出血症状仍无法控制，终因消化道大出血，行右半结肠切除术＋回肠末段造口术。

术后病理（见图 7-3）：回结肠多发溃疡性病变，肠壁内见较多淋巴细胞和粒细胞浸润，部分淋巴细胞形态不典型。

其免疫组化标记：CD2（＋），CD3（＋），CD8（＋），CD5（＋／－），CD30（部分＋），GranzymeB（＋），TIA-1（＋），EBER（＋），Ki67（约 60%＋），CD20（－），CD79a（－），CD4（－），CD7（－），CD56（－），CD138（－），ALK-1（－），K（－），λ（－），血管 CD34（＋）；上皮细胞：AE1/AE3（＋）。

基因重排：B 淋巴瘤克隆性基因重排（－），T 淋巴瘤克隆性基因重排（－）。

肠旁淋巴结窦内组织细胞"嗜血现象"明显。

结合上述表现，病理诊断为 EBV 相关性 T 细胞增殖性病变（Ⅰ～Ⅱ级）。

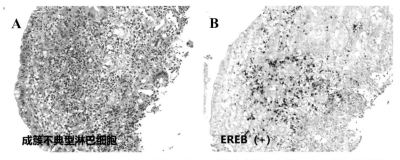

图 7-3　结肠病理（HE 染色，100×）。图 A：肠壁内见较多淋巴细胞和中性粒细胞浸润，部分淋巴细胞形态不典型；图 B：EREB（＋）

## 最终诊断

EBV 相关性 T 细胞增殖性病变（Ⅰ～Ⅱ级）；继发噬血细胞综合征。

## 不良预后

术后患者持续高热不退，外科切口不愈合，电解质紊乱、凝血功能障碍，极度消耗。

2017 年 7 月，患者再次出现大量便血，死亡（推测小肠内仍有病灶）。

## 讨 论

原发于消化道的 NK/T 细胞淋巴增殖性疾病（intestinal NK/T cell lymphoproliferative disorders），往往与 EBV 持续感染有关。其全消化道均可受累，但以回肠、结肠表现最多见，孤立性小肠病变极为少见，于所见报道中内镜表现均为不规则溃疡、肠道糜烂。由于内镜和病理结果相近，该病较难与溃痪性结肠炎、克罗恩病、肠结核等相鉴别，大多数病例经历误诊阶段。

EBV 相关性 NK/T 细胞淋巴增殖性疾病于 2008 年首次由第 4 届 WHO 纳入淋巴和造血组织肿瘤分类，2017 年修订诊断分类。该病主要因 EBV 感染在淋巴组织中导致 T 和 NK 细胞广泛增殖，最终造成 EBV＋T/NK-LPD。最常见的临床表现有发热、淋巴结肿大、肝脾大。系统性 EBV 相关性 NK/T 细胞淋巴增殖性疾病最易受累的部位有肝脏、脾脏、心脏。肠道并非常见受累的部位，检索以肠道受累为主要表现的病例不超过 50 例。

PIEBV＋NK/T-LPD 定义为原发于消化道的 EBV 相关性 NK/T 细胞淋巴增殖性疾病，肠道病损表现为溃疡、炎症等。本病的诊断较为困难，平均经历 3.58 次内镜检查方能得到阳性病理诊断，大约 1/3 的患者经手术诊断。患者的生存期短，诊断窗口短。本例患者有肝硬化病史，故可能存在免疫力低下状态，临床表现为发热、腹泻、血便、肝脾增大，外周血 EBV（＋），肠镜提示回结肠多发不规则溃疡，故高度怀疑 EBV＋LPD，经手术证实。但该病预后较差，虽经积极治疗，但依然生存期较短。在既往的研究中可见，传统治疗对该病的疗效均较为有限，而移植可能成为患者长期生存的治疗策略之一。

## 参考文献

[1] Du H, Chen H, Ma P, et al. EBV-positive lymphoproliferative disease: a case report[J]. Int J Clin Exp Pathol, 2018, 11(2): 922-928.

[2] Wang Z, Zhang W, Luo C, et al. Primary intestinal Epstein-Barr virus-associated natural killer/T-cell lymphoproliferative disorder: a disease mimicking inflammatory bowel disease[J]. J Crohns Colitis, 2018, 12(8): 896-904.

[3] Hue SS, Oon ML, Wang S, et al. Epstein-Barr virus-associated T- and NK-cell lymphoproliferative diseases: an update and diagnostic approach[J]. Pathology, 2020, 52(1): 111-127.

[4] 张燕林, 谢建兰, 郑媛媛, 等. EBV 阳性 T/NK 细胞淋巴组织增殖性疾病 156 例临床病理学特征[J]. 中华病理学杂志, 2018, 47(6): 407-411.

上海交通大学医学院附属瑞金医院

顾于蓓

陆军军医大学第二附属医院（新桥医院）

肖卫东

# Case 8
## 腹痛、便血、广泛血栓病例多学科讨论

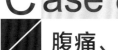

患者，男性，52 岁，因"左下腹痛 8 天，黑便 5 天，右侧肢体活动不灵 1 天"于 2023 年 4 月入院治疗。

▶ **现病史**

患者于 8 天前在无明显诱因下突发左下腹绞痛，疼痛剧烈，伴大汗，排黄色稀便，2～3 次/日，无便血，便后腹痛无缓解。5 天前，患者排黑便，量少，6～10 次/日，腹痛较前缓解。1 天前，患者晨起突发右侧肢体活动不灵，伴右侧肢体无力，无口歪眼斜，无言语不清，无尿便失禁。于当地医院行头 CT 及血生化检查，诊断"脑梗死、血小板降低"，转入盛京医院急诊科，为进一步治疗收入病房。

▶ **入院查体**

患者体温 36.5℃，脉搏 55 次/分钟，呼吸 16 次/分钟，血压 115/55mmHg。神志清，睑结膜无苍白，浅表淋巴结未触及肿大，皮肤、巩膜无黄染。腹软，未触及包块，左下腹深压痛，无反跳痛及肌紧张，肠鸣音约 5 次/分钟。双下肢无水肿。右侧肢体肌力 4 级，右下肢膝以下感觉减退。

**实验室检查**

血常规：白细胞计数 $16.4 \times 10^9$/L，嗜酸性粒细胞计数 $3.8 \times 10^9$/L，嗜酸性粒细胞百分比 23%，血红蛋白 147g/L，血小板计数 $41 \times 10^9$/L，ALB 36g/L。

凝血五项：凝血酶原时间 13.2s，纤维蛋白原含量 4.94g/L，D-二聚体 10781μg/L。CRP 128.5mg/L。

OB 阳性。CEA 正常。肝炎病毒、T-SPOT 均为阴性。

## 既往检查追溯

胸部增强CT（见图8-1）：双肺散在炎症，小结节；头臂干、胸主动脉附壁血栓。腹部增强CT：乙状结肠至降结肠肠壁明显水肿、增厚，周围大量渗出；腹主动脉、双侧髂动脉附壁血栓。

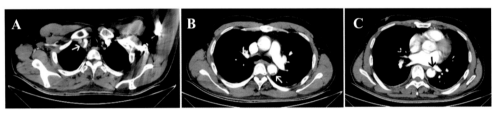

图8-1 胸部增强CT。图A：头臂干附壁血栓（箭头所示）；图B和C：胸主动脉多发附壁血栓（箭头所示）

胃镜：十二指肠球腔及球后黏膜多发糜烂、浅溃疡。

乙状结肠镜（见图8-2）：进镜至距肛门40cm，肠黏膜高度充血、水肿，广泛分布黏膜糜烂、溃疡；直肠黏膜光滑、色泽正常，血管纹理清晰。

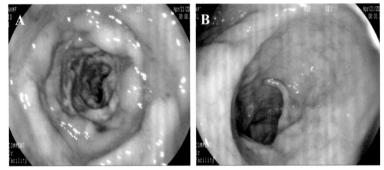

图8-2 乙状结肠镜。图A：乙状结肠黏膜高度充血、水肿，广泛分布黏膜糜烂、溃疡；图B：直肠黏膜正常

## 消化科意见

患者入院后，予以禁食、禁水、抗感染、低分子量肝素抗凝、静脉营养支持等对症治疗，患者腹痛逐渐缓解，右侧肢体活动障碍较前好转。多次复查血常规均提示嗜酸性粒细胞绝对值明显高于正常，波动于（4～8）×$10^9$/L，血小板逐渐回升，至115×$10^9$/L，D-二聚体下降至2002μg/L。患者血嗜酸性粒细胞

升高的原因不清，常见原因有过敏、寄生虫感染、皮肤病、嗜酸性粒细胞白血病、风湿免疫系统疾病等，逐一排查。入院第 4 日，患者开放饮食后腹痛较前加重，复查血常规示血小板骤降至 $45×10^9$/L，D- 二聚体升至 18784 μg/L。双下肢静脉彩超除外深静脉血栓。复查胸腹部增强CT，并完善多学科会诊。

### 影像科意见

患者入院时腹部增强CT（见图 8-3A）可见乙状结肠肠壁增厚，强化减弱，周围渗出并形成包裹，周围见游离气体影，横截面约为 7.3cm×5.5cm，肠系膜下动脉显示不清，不除外肠系膜下动脉血栓形成继发乙状结肠缺血、局部穿孔的可能。此外，乙状结肠周围粘连强化程度减低，边缘强化；乙状结肠周围包裹，内见游离气体影（见图 8-3B箭头所指）；腹主动脉附壁血栓（见图 8-3C箭头所指）；双侧髂动脉附壁血栓（见图 8-3D箭头所指）。

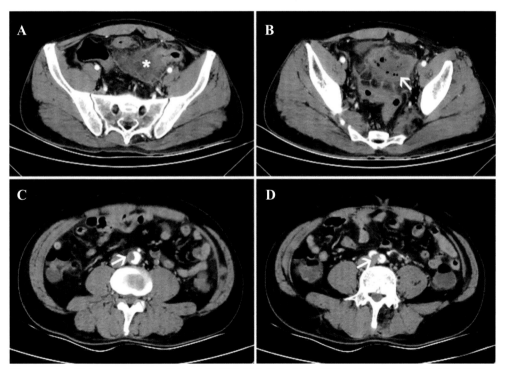

图 8-3　腹部增强 CT。图 A：乙状结肠周围粘连强化程度减低，周围仍见大量渗出，邻近腹膜增厚，局部形成包裹，横截面约为 7.3cm×5.5cm，边缘强化（星号所示）；图 B：乙状结肠周围包裹，内见游离气体影（箭头所示）；图 C：腹主动脉附壁血栓（箭头所示）；图 D：双侧髂动脉附壁血栓（箭头所示）

复查腹部增强CT可见新发门静脉、肠系膜上静脉及脾静脉广泛血栓形成，乙状结肠局部肠壁强化明显减低，肠周积液较前增多，考虑为乙状结肠局部穿孔伴周围包裹。另外，门静脉系统重建（见图8-4）可见脾被膜下缺血梗死灶。

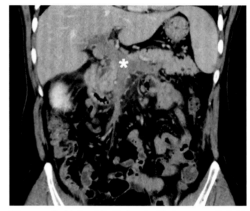

图8-4 门静脉系统重建：门静脉、肠系膜上静脉及脾静脉系统广泛血栓形成（星号所示）

## 血液科意见

本例患者外周血嗜酸性粒细胞计数明显升高，需注意嗜酸性粒细胞白血病。该疾病常累及心脏、肺和神经系统，可伴有进行性贫血和血小板减少，外周血嗜酸性粒细胞比例多在60%以上，以嗜酸性中幼粒及晚幼粒增多为主，骨髓象可见较多原粒细胞和幼稚型嗜酸性粒细胞。该患者虽外周血嗜酸性粒细胞升高，但其程度远不如嗜酸性粒细胞性白血病，且骨髓象及免疫分型未见幼稚细胞或恶性表现，故不考虑此诊断。需进一步查找其他可能引起嗜酸性粒细胞增多的原因，如风湿免疫系统疾病等。

## 风湿免疫科意见

该患者有广泛血栓形成表现，动静脉均受累，其中动脉血栓均为附壁血栓，此特点可见于系统性血管炎继发血栓。患者血嗜酸性粒细胞计数明显升高，风湿免疫系统疾病，如系统性红斑狼疮、嗜酸性肉芽肿性多血管炎等，均可伴有血嗜酸性粒细胞增多。该患者为中老年男性，急性起病，多种自身抗体检测均为阴性，故不考虑"系统性红斑狼疮"诊断。嗜酸性肉芽肿性多血管炎多伴有哮喘病史或哮喘样症状，常累及多个器官，如神经系统、鼻窦、肺等。该患者病史短，无上述器官受累表现，嗜酸性肉芽肿性血管炎诊断依据不足。综合以上分析，该患者嗜酸性粒细胞增多症诊断可成立。嗜酸性粒细胞增多症可造成组织、器官损伤，其中血管损伤可导致血栓形成或栓塞。

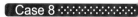

## 消化科第二次意见

该患者静脉血和骨髓嗜酸性粒细胞计数均明显升高，可诊断嗜酸性粒细胞增多症。外周血大量嗜酸性粒细胞损伤血管，造成广泛血栓形成，其中肠系膜下动脉受累后继发乙状结肠缺血、穿孔，同时血栓形成过程大量消耗血小板，造成血小板显著下降，诊断嗜酸性粒细胞增多症可以解释患者的整个临床过程。

嗜酸性粒细胞增多症对激素治疗有效，但该患者在诊断和治疗上仍存在疑点、难点。首先，尽管已排查常见的继发因素，但该患者嗜酸性粒细胞增多的原因仍不清楚。其次，患者有乙状结肠穿孔，治疗上存在矛盾，如使用激素，可能导致穿孔部位感染加重，甚至诱发全身性感染。如先手术切除肠道病变，再予以激素治疗，既可以通过手术病理进一步明确诊断，寻找嗜酸性粒细胞增多的可能原因，又可以避免激素治疗可能导致的感染加重的风险。

## 外科意见

患者急性起病，病情进展迅速，经内科保守治疗，效果不佳。腹部CT提示乙状结肠穿孔，有手术指征，且术后病理可协助确诊。但患者存在广泛动静脉血栓，尤其是新发门静脉系统大范围血栓，可能造成肠道血运障碍，有肠缺血、坏死的可能。另外，该患者血小板计数低，术中及术后均存在持续出血的风险。患者腹腔感染重，且有上述手术风险，如行手术治疗，建议先切除穿孔肠管，并行近端结肠保护性造口，待病情平稳后再评估肠管条件，择期还瘘。

患者及其家属经充分考虑，要求先手术明确诊断。患者转入外科行乙状结肠部分切除术、结肠造口术，术后转入ICU治疗。术后患者血嗜酸性细胞计数迅速下降，胃减压管和腹腔引流管间断有血性液体引出，伴血红蛋白进行性下降，经输血治疗后仍不能维持血红蛋白稳定，复查腹部增强CT并再次进行多学科会诊。

## 影像科二次意见

术后复查腹部增强CT（见图8-5）：可见右下肺动脉分支内新发小血栓，门静脉、肠系膜上静脉及脾静脉血栓范围进一步扩大，主动脉及其分支多发附壁血栓，脾缺血梗死灶范围较前增大。此外，门静脉左支血栓；脾静脉血栓；左肾筋膜前方小血肿致空肠粘连，系膜扭转；继发机械性肠梗阻，空肠大范围缺血。

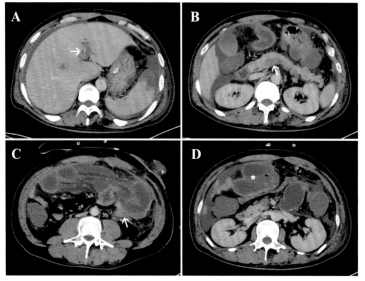

图 8-5　术后复查腹部增强 CT。图 A: 门静脉左支血栓（箭头所示）; 图 B: 脾静脉血栓（箭头所示）; 图 C: 左肾筋膜前方小血肿（箭头所示）致空肠粘连, 系膜扭转; 图 D: 继发机械性肠梗阻（星号所示）, 空肠大范围缺血

## 外科二次意见

　　外科术中探查发现该患者腹腔内有少许血性和脓性腹水，乙状结肠中段穿孔，局部包裹，肠壁僵硬。此外，距十二指肠悬韧带 20cm 处空肠，约 40cm 长肠管色暗红，肠壁水肿肥厚，符合静脉回流障碍表现，但肠壁弹性及肠管蠕动尚可（见图 8-6）。因患者术后可能需要激素和抗凝治疗，若切除这段肠管，术后吻合口极易发生吻合口瘘及出血，若保留这段肠管，术后可能有静脉回流障碍继续进展导致肠管坏死、穿孔，需再次手术，死亡率高。术中向家属交代病情，家属要求保留

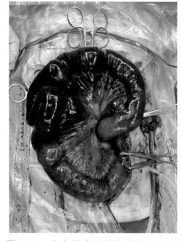

图 8-6　术中见空肠颜色暗红，肠壁水肿肥厚，符合静脉回流障碍的表现

该段小肠。术中患者腹腔持续渗血，不除外DIC的可能，术后立即转入ICU治疗。术后患者腹腔内仍有活动性出血，腹部CT提示血栓范围较前进一步增大，且合并大范围小肠缺血和机械性肠梗阻，如再次手术，风险极大，死亡率极高。

## 病理科意见

手术切除乙状结肠长度为12cm，距一侧断端约5cm处可见一穿孔，表面见脓苔（见图 8-7A），其旁肠壁外见 6cm×3cm包块，为暗红坏死样（见图 8-7B）。镜下，肠壁外包块内见大量成熟嗜酸性粒细胞，对应的肠壁呈凝固性坏死，病理诊断为嗜酸性粒细胞性脓肿（见图 8-7C）。系膜区、邻近穿孔的肠壁浆膜、肠壁部分肌层和黏膜下层均可见小血管嗜酸性粒细胞浸润，动、静脉均受累，以小静脉为著，部分小静脉坏死，符合嗜酸性粒细胞性血管炎诊断。此外，动、静脉内可见血栓、机化、再通，提示疾病为慢性过程（见图 8-7D 至 E）。两侧断端正常肠壁内嗜酸性粒细胞较少。综上所述，最终病理诊断为结肠浆膜嗜酸性粒细胞性脓肿，嗜酸性粒细胞性血管炎伴血栓形成，继发肠壁缺血、坏死、穿孔。

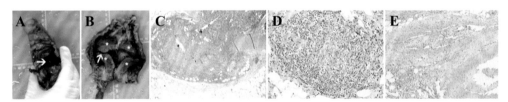

图 8-7 乙状结肠病理。图 A：乙状结肠处穿孔，表面见脓苔（箭头所示）；图 B：剖开肠管，穿孔旁肠壁外见 6cm×3cm 包块，为暗红坏死样（星号所示），乙状结肠深溃疡（箭头所示）；图 C：嗜酸性粒细胞脓肿，肠壁外包块内见大量成熟嗜酸性粒细胞，对应的肠壁呈凝固性坏死；图 D：嗜酸性粒细胞性血管炎，黏膜下层小静脉周围及管壁内大量嗜酸性粒细胞浸润，致血管闭塞；图 E：浆膜层静脉内血栓形成，伴机化、再通，血管周围、管壁、血管腔内见嗜酸性粒细胞浸润

## 最终诊断

乙状结肠嗜酸性粒细胞性脓肿；高嗜酸性粒细胞增多症；嗜酸性粒细胞性血管炎；缺血性肠病；乙状结肠穿孔；不完全性肠梗阻。

## 后续随访

患者病情危重，血栓范围较前增大，家属要求放弃治疗并出院。患者带气管插管返回家中，一般状态逐渐好转，1 周后于当地医院就诊，并再次转诊至我院。入院时，患者自主呼吸良好，予以拔除气管插管。复查结果示：血常规白细胞计数 $11.52 \times 10^9$/L，嗜酸性粒细胞计数 $0.33 \times 10^9$/L，嗜酸性粒细胞百分比 0.5%，血红蛋白 78g/L，血小板计数 $285 \times 10^9$/L；白蛋白 28.6g/L；D-二聚体 2609μg/L；CRP 65.6mg/L。复查胸腹部增强CT示：头臂干和肺动脉血栓消失，主动脉及其分支多发附壁血栓较前缓解。门静脉、肠系膜上静脉及脾静脉仍见大范围血栓形成，但血管管径较前缩小。局部小肠仍有积气扩张，但空肠缺血及梗阻均较前缓解（见图 8-8）。患者进食后无腹痛、腹胀，出院前复查门静脉彩超示：门静脉主干异常回声伴周围静脉扩张，门静脉血栓形成伴海绵样变性。

随访至术后半年，患者间断有进食后腹胀症状，可自行缓解，多次复查血嗜酸性粒细胞均在正常范围内（见图 8-9），复查腹部增强CT见空肠梗阻较前缓解，门静脉、肠系膜上静脉系统血栓机化，侧支血管增生、扩张和海绵样变性较前明显（见图 8-10）。

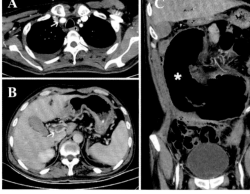

图 8-8　腹部增强 CT。图 A：头臂干附壁血栓消失（箭头所示）图 B：门静脉仍可见大范围血栓形成，管径较前减小，周围多发侧支静脉曲张（箭头所示）；图 C：空肠局部积气扩张（星号所示），机械性肠梗阻和缺血均较前缓解

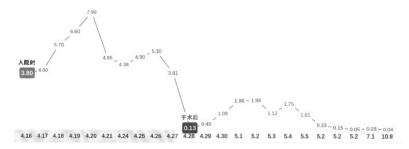

图 8-9　嗜酸性粒细胞绝对值的变化曲线

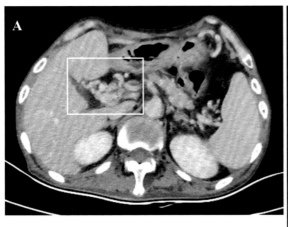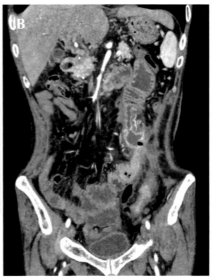

图 8-10　术后半年腹部增强 CT。图 A：门静脉、肠系膜上静脉系统血栓机化，侧支血管增生扩张加重，海绵样变性加重；图 B：左肾筋膜前方空肠粘连、系膜扭转较前减轻，空肠粘连水肿范围大致同前，近端扩张减轻

## 总　结

　　根据《嗜酸性粒细胞增多症诊断与治疗中国专家共识》（2017 年版），嗜酸性粒细胞增多分为嗜酸性粒细胞增多症和高嗜酸性粒细胞增多症。前者指外周血嗜酸性粒细胞绝对计数 $>0.5×10^9/L$；后者指外周血 2 次检查（间隔时间 $>1$ 个月）嗜酸性粒细胞绝对计数 $>1.5×10^9/L$ 和（或）骨髓有核细胞计数嗜酸性粒细胞比例 $≥20\%$ 和（或）病理证实组织嗜酸性粒细胞广泛浸润和（或）发现嗜酸性粒细胞颗粒蛋白显著沉积（在有或没有较明显的组织嗜酸性粒细胞浸润的情况下）。高嗜酸性粒细胞增多症分为遗传性、继发性、原发性和意义未定的四大类。其中，继发性嗜酸性粒细胞增多症的常见原因有过敏性疾病、皮肤病、药物、感染性疾病、胃肠道疾病、脉管炎、风湿病、呼吸道疾病以及肿瘤等。文献报道，约 25% 的高嗜酸性粒细胞增多症患者伴有血栓栓塞，可能与高嗜酸性粒细胞引起的血液高凝状态以及对全身动静脉血管内膜损伤有关。此外，嗜酸性粒细胞还可释放多种毒性物质，如神经毒素、碱性蛋白、血小板活化因子等，导致血栓形成。

　　本例患者已除外常见的引起嗜酸性粒细胞增多的原因，最终手术病理证实为乙状结肠嗜酸性粒细胞性脓肿（eosinophilic abscess，EA）。嗜酸性粒细胞性脓肿是一种罕见的局灶性病变，可继发于寄生虫感染、过敏性疾病、肿瘤或嗜酸性粒细胞增多症等，常累及肝脏、消化道、呼吸道等，易被误诊为原发性或转移性肿瘤。病理是嗜酸性粒细胞性脓肿诊断的金标准，镜下可见病灶中心局灶性凝固性坏死，伴有大量嗜酸性粒细胞浸润，与本例患者的病理改变一致。

另外，该患者病理检查发现小血管的嗜酸性粒细胞浸润，符合嗜酸性粒细胞性血管炎（eosinophilic vasculitis，EoV）的病理诊断。嗜酸性粒细胞性血管炎是高嗜酸性粒细胞增多症血管受累的一种特殊表现，可累及各级血管，主要是小血管。其病理表现为坏死性血管炎，血管壁以嗜酸性粒细胞浸润为主。据文献报道，约12%的高嗜酸性粒细胞增多症可伴有嗜酸性粒细胞性血管炎。嗜酸性粒细胞性血管炎常累及全身多个系统，最常见的是皮肤，其次为神经系统，也可以是肺、胃肠道、心脏等。与嗜酸性肉芽肿性多血管炎不同，嗜酸性粒细胞性血管炎无哮喘样症状，ANCA阴性，且手术病理无肉芽肿。嗜酸性粒细胞性血管炎对激素治疗敏感。据文献报道，约40%的患者经激素一线治疗后无复发，但亦有一定比例患者需要低剂量激素维持或联合免疫抑制剂治疗。Huang等报道了一例急性起病的腹痛伴肝脾广泛血栓形成的患者，结肠切除病理证实为缺血性结肠炎伴嗜酸性粒细胞性血管炎，病变累及中型血管以及手术切除的肠道边缘。然而术后第9天，患者出现腹膜炎症状，伴血嗜酸性粒细胞再次升高，需激素和免疫抑制剂长期维持缓解。与文献报道的病例不同，本例患者手术切除的肠管两侧断端均未受累，且术后未复发，因此该患者的嗜酸性粒细胞性血管炎考虑为嗜酸性粒细胞性脓肿继发的局灶性小血管炎症，而非文献报道的系统性嗜酸性粒细胞性血管炎。

本例患者术前外周血嗜酸性粒细胞计数持续升高，术后迅速下降，且多次复查均正常，故用"一元论"来解释，乙状结肠肠壁外的嗜酸性粒细胞性脓肿是本例患者嗜酸性粒细胞增多的"始作俑者"，嗜酸性粒细胞性脓肿累及肠壁和肠系膜小血管，引起血管炎和血管内血栓，导致乙状结肠局部缺血、坏死，继而引发穿孔。另外，嗜酸性粒细胞性脓肿释放大量嗜酸性粒细胞进入外周血，造成全身广泛血管损伤，继发血栓形成和栓塞，并导致多脏器缺血。而手术切除嗜酸性粒细胞性脓肿后，血嗜酸性粒细胞水平迅速下降，虽然术后病情一过性加重，但迅速好转，并呈现"自限性"的特点。随访至术后半年，患者血嗜酸性粒细胞计数未再升高。综合以上临床特点，更支持将嗜酸性粒细胞性脓肿作为病因诊断。然而，本例患者嗜酸性粒细胞性脓肿形成的原因仍不清楚，尽管病理所见小血管内血栓的机化和再通提示病变的形成可能是一个慢性过程，但反复追问病史，仍无法找到该患者嗜酸性粒细胞性脓肿发生的原因。

总之，嗜酸性粒细胞增多在临床上较为常见，可继发于多种疾病。高嗜酸性粒细胞增多症可造成广泛血管损伤、血栓形成或栓塞，导致多脏器缺血，甚至危及生命。而嗜酸性粒细胞性脓肿和嗜酸性粒细胞性血管炎是嗜酸性粒细胞组织浸润的罕见表现，临床医生应加以识别和重视。

## 参考文献

[1] 中华医学会血液病学分会白血病淋巴瘤学组.嗜酸性粒细胞增多症诊断与治疗中国专家共识（2017 年版)[J].中华血液学杂志, 2017, 38(7): 561-565.

[2] Ogbogu PU, Rosing DR, Horne MK 3rd. Cardiovascular manifestations of hypereosinophilic syndromes[J]. Immunol Allergy Clin North Am, 2007, 27: 457-475.

[3] Mukund A, Arora A, Patidar Y, et al. Eosinophilic abscesses: a new facet of hepatic visceral larva migrans[J]. Abdom Imaging, 2013, 38(4): 774-777.

[4] Lefèvre G, Leurs A, Gibier JB, et al. "Idiopathic eosinophilic vasculitis": another side of hypereosinophilic syndrome? A comprehensive analysis of 117 cases in asthma-free patients[J]. J Allergy Clin Immunol Pract, 2020, 8(4): 1329-1340.

[5] Huang SH, Wu RC, Liao CK. An uncommon form of localized colonic eosinophilic vasculitis with extensive thrombosis of the spleen and liver: a case report and literature review[J]. Int J Surg Case Rep, 2020, 75: 50-52.

中国医科大学附属盛京医院

田 丰 李 卉 张 宏 崔明明

舒 红 高玉颖 张晓莉

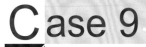

# Case 9

## 克罗恩病合并原发性免疫缺陷病例 多学科讨论

患者，男性，25岁，因"黑便5天，血便1天"于2020年12月入院。

▶ **现病史**

患者于入院前5天进食辛辣刺激食物后开始出现少量黑便，无腹痛及呕血，于门诊对症支持治疗后仍间断排少量黑便。入院前1天，患者解鲜血便2次，每次量约500mL，伴头晕、心慌，无晕厥，急诊血红蛋白46.0g/L、淋巴细胞计数$0.6\times10^9$/L，大便隐血试验阳性，给予补液升压和输血治疗后，急诊以"消化道出血"收入。

▶ **既往史**

3年前肛瘘手术史；两年前类似此次"黑便"病史，外院行急诊胃肠镜检查未见明显异常，CT示"小肠溃疡"，因无法耐受而未探查小肠。此外，无其他特殊病史。

▶ **入院查体**

脉搏104次/分钟，呼吸18次/分钟，血压96/56mmHg。急性病容，贫血貌。腹部体检肠鸣音活跃，腹软，无压痛、反跳痛，肝脾肋下未触及。其余无殊。

## 实验室检查

血常规：白细胞计数$9.51\times10^9$/L，中性粒细胞百分比90.8%，中性粒细胞计数$8.63\times10^9$/L，淋巴细胞百分比4.9%，淋巴细胞绝对值$0.47\times10^9$/L，嗜酸性粒细胞百分比 0.1%，嗜酸性粒细胞绝对值 $0.01×10^9$/L，红细胞计数 $2.28×10^{12}$/L，血红蛋白 70.0g/L，血细胞比容 20.0%，白蛋白 24.7g/L，球蛋白 11.2g/L。

炎症指标：红细胞沉降率、hsCRP 及细胞因子谱 IL-1β、IL-2R、IL-6、IL-8、IL-10、TNF-α 均正常。

抗体检查：抗中性粒细胞胞浆抗体（ANCA）和抗核抗体（ANA）等自身抗体均为阴性，抗 HIV 抗体阴性。

感染指标：T-SPOT 阴性，EBV 及 CMV 感染阴性。

## 影像学检查

2020 年 12 月 15 日，胃镜检查（见图 9-1）：①慢性糜烂性胃炎（Ⅲ级）；②胃黏膜贫血相。同日结肠镜检查（见图 9-2）：回肠末段多发糜烂灶。

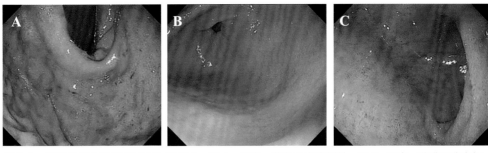

图 9-1　胃镜检查（2020 年 12 月 15 日）。图 A：胃底，散在充血糜烂灶；图 B：胃窦，黏膜呈贫血相；图 C：十二指肠球部，黏膜尚光滑

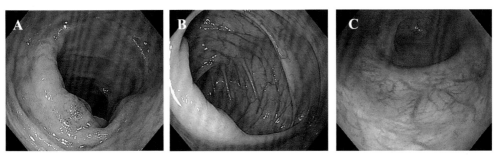

图 9-2　肠镜检查（2020 年 12 月 15 日）。图 A：回肠末段，散在充血糜烂灶；图 B：盲肠，黏膜光滑，血管网清晰；图 C：直肠，黏膜光滑，血管网清晰

2020 年 12 月 16 日，双气囊小肠镜检查（见图 9-3）：回肠远段多发纵形溃疡和不规则结节增生。

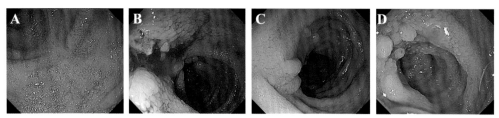

图 9-3　双气囊小肠镜检查（2020 年 12 月 16 日）。图 A：远段回肠数处纵形瘢痕样改变；图 B：可见一处纵形溃疡并新鲜血迹附着；图 C：冲洗后未见活动性出血；图 D：退镜见一纵形走向溃疡及不规则结节样增生，此处活检送病理组织学检查

## 病理科多学科意见

2020 年 12 月 15 日结肠镜多部位活检病理（见图 9-4）：回肠末段绒毛结构尚存，固有层中性粒细胞浸润，回肠末段、回盲部、升结肠、横结肠、降结肠、乙状结肠、直肠送检肠黏膜未见明显隐窝改变，未见明显肉芽肿形成，未见明显隐窝炎或隐窝脓肿。

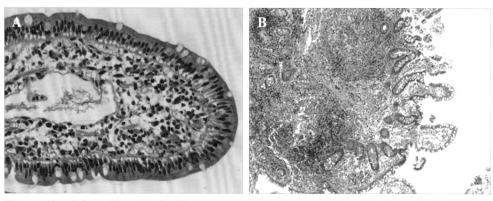

图 9-4　结肠镜病理。图 A: 回肠末段绒毛结构尚存（HE 染色，40×）；图 B: 固有层中性粒细胞浸润（HE 染色，200×）

小肠镜下肠黏膜多点活检病理（见图 9-5）：①（回肠末段）黏膜小肠绒毛结构尚存，固有层内可见中性粒细胞浸润，固有层内微小肉芽肿形成；②（回盲部）黏膜组织内可见少许中性粒细胞润；③（降结肠、直肠）黏膜固有层内可见局灶性区域淋巴组织增生；④（升结肠、横结肠、乙状结肠）黏膜未见明显

异常。

　　综合以上活检病理，送检肠黏膜组织主要存在回肠和回盲部慢性轻度活动性炎症，且固有层检出微小肉芽肿，结直肠黏膜无明显异常。结合患者临床病史其他辅助检查结果，考虑小肠慢性肠炎，疑似克罗恩病。

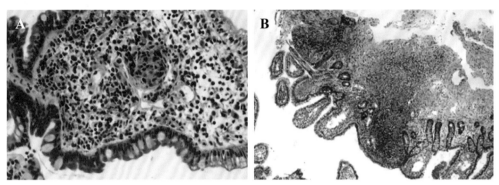

图 9-5　小肠镜病理。图 A: 回肠慢性炎症细胞浸润（HE 染色，40×）; 图 B: 固有层微小肉芽肿形成（HE 染色，200×）

### 放射科意见

　　患者消化道出血来源不明确，可疑小肠出血。若患者情况尚稳定，建议先行小肠多排CT增强扫描，尝试大致圈定出血部位，再行DSA；若患者症状较重，可直接行DSA。

　　结合患者病史和CT小肠造影检查所见（见图 9-6），回肠末段及盆腔远段回肠可见不连续多节段病变，肠壁增厚，上游肠腔扩张不明显，部分增厚，以系膜缘侧明显，局部病变节段系膜脂肪异常增多，伴肠系膜淋巴结增多、增大，主要考虑肠道炎性病变，考虑克罗恩病可能，建议结合临床及内镜综合评估。

　　患者既往有肛瘘病史和手术史，MRI成像（见图 9-7）未见明显肛瘘征象。

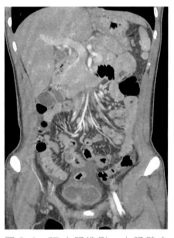

图 9-6　CT 小肠造影: 小肠壁广泛增厚伴强化，累及回盲瓣，肠系膜淋巴结增多，结肠肠壁未见增厚及明显扩张

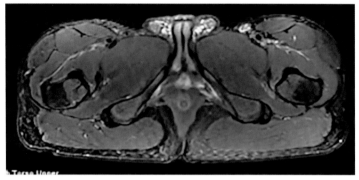

图 9-7　MRI 成像：直肠和肛管未见异常信号，DWI 未见弥散受限，双侧盆壁及腹股沟未见淋巴结肿大

## 外科意见

针对目前患者消化道出血，应完善小肠结肠多排CT、小肠镜或肠道核素显像明确出血部位。患者在血流动力学稳定、无活动性大出血临床表现的情况下，暂无急诊剖腹探查止血指征。

小肠镜结合影像、病理检查提示小肠克罗恩病，目前患者消化道无活动性出血，无明显梗阻、穿孔等外科情况，暂无手术指征。

## 风湿免疫科意见

患者无典型风湿免疫疾病症状，实验室检查各项自身抗体均为阴性，炎症指标不高，不支持风湿免疫病诊断。患者存在低丙种球蛋白血症，T、B淋巴细胞明显减少，且经输血补液等对症治疗无改善，需排除继发和原发免疫缺陷。患者现无HIV感染、使用免疫抑制药物等继发性免疫缺陷证据，需注意是否存在原发免疫缺陷病。原发免疫缺陷病多发生于儿童，与基因缺陷相关，建议请儿科免疫组会诊。

## 儿科意见

患者出现低球蛋白血症，IgG、IgM明显下降，T、B淋巴细胞明显下降，表明可能存在免疫抑制或免疫缺陷。排除HIV感染和免疫抑制药物等继发性免疫缺陷病因后，建议采用全基因组外显子（WES）测序排查其原发性免疫缺陷病（primary immunodeficiency disease，PID）可能。WES测序（见图9-8）及分析显示患者亚甲基四氢叶酸脱氢酶1（MTHFD1）基因存在杂合错义突变（*c.C569T p.A190V*）。

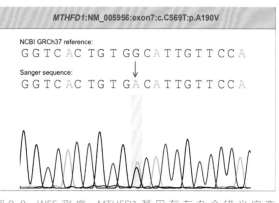

图 9-8　WES 测序：MTHFD1 基因存在杂合错义突变（*c.C569T p.A190V*）

## 消化内科小结

患者小肠镜下观察可见回肠远段溃疡新鲜血迹残留，提示此次消化道出血源于小肠溃疡。小肠镜下显示回肠远段多发纵形溃疡和不规则结节增生，内镜下活检病理于回肠末段固有层检出非干酪性微小肉芽肿；CTE 显示回肠末段及盆腔远段回肠不连续多节段病变，增厚，部分肠壁以系膜缘侧增厚明显，局部病变节段系膜脂肪异常增多，伴肠系膜淋巴结增多增大；结合其既往肛瘘病史，根据 WHO 克罗恩病诊断标准，该年轻患者克罗恩病诊断成立。

针对患者细胞免疫及体液免疫缺陷临床表型，在排查患者继发性免疫缺陷病因后，采用 WES 测序分析，检出患者 MTHFD1 基因存在杂合错义突变。国际免疫学联合会（International Union of Immunological Societies，IUIS）将该基因缺陷所致疾病分类于免疫出生错误（inborn error of immunity，IEI）-Ⅱ b，具有相关或综合征特征的联合免疫缺陷病（combined immunodeficiency disease，CID），进一步证实其单基因原发性免疫缺陷病，可能帮助解释其免疫学相关实验室检查结果的异常。

## 最终诊断

克罗恩病（A2，L1，B1，活动期中度）；消化道出血；原发性免疫缺陷病：MTHFD1 基因杂合突变。

## 治疗及预后

经输血、补液、止血及对症支持，以及沙利度胺 100mg/d 口服治疗，患者病情稳定出院。沙利度胺维持治疗 4 个月，患者肠道症状持续缓解，无黑便和便血，贫血得到改善，免疫球蛋白逐渐升至正常（IgG 7.9g/L，IgA 1.15g/L，IgM 0.59g/L），淋巴细胞计数适当恢复但仍低于正常值（淋巴细胞百分比12.4%，淋巴细胞绝对数 $0.9 \times 10^9$/L）。口服药物 2 年，患者停药后随访半年未出现胃肠道复发和感染情况。

## 总　结

越来越多的炎症性肠病患者被发现存在单基因缺陷，尤其是原发性免疫缺陷病（PID），现称免疫出生错误（inborn error of immunity，IEI），常见于早发甚至极早发的儿童患者。

本例患者即为小肠克罗恩病合并PID中的MTHFD1基因突变。MTHFD1基因编码蛋白参与叶酸代谢，其缺陷导致维生素$B_{12}$和叶酸代谢障碍，临床可表现为儿童早期重症联合免疫缺陷、巨幼细胞贫血、非典型溶血性尿毒症、自身免疫性疾病和微血管病。追问病史，患者未出现反复感染病史，其余表型（如巨幼细胞贫血、非典型溶血性尿毒症、微血管病）均未检出，但免疫球蛋白检测＋淋巴细胞亚群检测显示细胞免疫及体液免疫缺陷，提示存在CID，可能与其MTHFD1基因杂合突变、表型不完全相关；而其克罗恩病是该基因突变中自身免疫性疾病的临床表型之一，抑或是免疫出生错误背景下环境因素作用所致，尚有待商榷。

进行基因检测对该类患者的临床诊疗策略有指导意义。考虑到患者存在免疫缺陷以及MTHFD1基因编码蛋白在叶酸代谢中的关键作用，尽量避免使用可能影响该通路的药物及免疫抑制剂，如氨甲蝶呤、硫唑嘌呤、糖皮质激素等。最后，临床慎重选择了口服免疫调节剂沙利度胺 100mg/d 治疗，患者反应良好，肠道病变持续缓解，且无严重不良反应。

因此，在合并免疫缺陷的炎症性肠病患者中，应考虑PID或其他单基因疾病的可能，并行基因检测加以明确。单基因疾病的检出可为患者进一步制订个体化、精准化的临床决策。

**参考文献**

[1] Bousfiha A, Moundir A, Tangye SG, et al. The 2022 Update of IUIS Phenotypical Classification for Human Inborn Errors of Immunity[J]. J Clin Immunol, 2022, 42(7): 1508-1520.

[2] Tegtmeyer D, Seidl M, Gerner P, et al. Inflammatory bowel disease caused by primary immunodeficiencies-clinical presentations, review of literature, and proposal of a rational diagnostic algorithm[J]. Pediatr Allergy Immunol, 2017, 28(5): 412-429.

[3] Bidla G, Watkins D, Chery C, et al. Biochemical analysis of patients with mutations in MTHFD1 and a diagnosis of methylenetetrahydrofolate dehydrogenase 1 deficiency [J]. Mol Genet Metab, 2020, 130(3): 179-182.

华中科技大学同济医学院附属同济医院

刘浩颖　肖　芳

# Case 10

## 感染性结肠炎病例多学科讨论

### 消化科病史汇报

患者，女性，67 岁，因"腹泻、便血 4 天"于 2022 年 6 月 8 日收入院。

▶ 现病史

2022 年 6 月 4 日，患者在无明显诱因下出现腹泻，呈洗肉水样大便，6～7 次/天，最多时 20 小时内腹泻 12 次，伴腹痛，全身乏力，无发热、恶心、呕吐，无胸闷、心慌、呼吸困难，无尿频、尿急、尿血、尿痛等不适。急诊辅助检查：白细胞计数 10.65×$10^9$/L，中性粒细胞百分比 82.3%，中性粒细胞绝对值 8.77×$10^9$/L，红细胞计数 3.56×$10^{12}$/L，血红蛋白 117g/L；大便常规隐血试验阳性，转铁蛋白阳性，红细胞（4＋），白细胞 8～11/Hp；尿常规示尿蛋白（＋），尿红细胞（3＋）；肝功能示白蛋白 37g/L；炎症因子 IL-6 7.67pg/mL；肠道菌群总数明显减少；凝血功能 D- 二聚体 1.48mg/L。

2022 年 6 月 5 日，胸部 CT 示左肺下叶小条索灶；腹部彩超示胆囊形态饱满，回声未见明显异常，肝、胰、脾、双肾大小正常，图像未见明显异常；肛肠镜示肛裂，内痔，直肠息肉。

2022 年 6 月 7 日，结肠镜（见图 10-1）示：自升结肠起始至乙状结肠段可见弥漫黏膜糜烂和小溃疡，充血、水肿严重，取材质脆，触之易出血，血管纹理模糊；乙状结肠、直肠黏膜轻度水肿，未见糜烂和溃疡改变；直肠齿状线以上可见灰蓝色黏膜下静脉血管壁隆起。内镜诊断：溃疡性结肠炎（全结肠），需结合病理，不排除感染性或药物性；内痔。病理光镜所见：黏膜内淋巴细胞、浆细胞、嗜酸性粒细胞、中性粒细胞浸润；病理诊断：（横结肠）黏膜局灶慢性炎。

急诊科给予药物对症治疗后，患者腹泻、便血症状稍缓解，为进一步治疗来西京消化病院就诊，门诊拟"溃疡性结肠炎"收入我科。患者既往右侧乳腺良性结节术后。

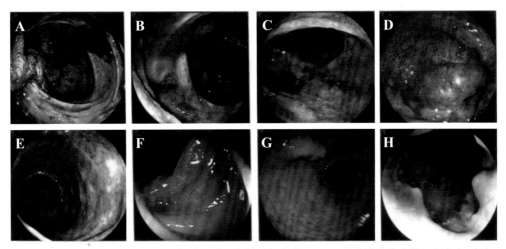

图 10-1　结肠镜（2022 年 6 月 7 日）：自升结肠起始至乙状结肠段，可见弥漫黏膜糜烂和小溃疡，充血、水肿严重，触之易出血，血管纹理模糊，乙状结肠、直肠黏膜轻度水肿，未见糜烂、溃疡改变。直肠齿状线以上可见灰蓝色黏膜下静脉血管壁隆起。图 A 至图 C：升结肠；图 D：横结肠；图 E：降结肠；图 F：乙状结肠；图 G：直肠；图 H：肛门

### ▶ 入院查体

患者神志清，精神可，大便如前述，小便正常，身高 158cm，体重 54kg，BMI 21.6kg/m²。腹平坦，未见胃肠形及蠕动波。全腹无压痛、反跳痛，无肌紧张，墨菲征阴性，全腹未扪及包块，腹部移动性浊音阴性。听诊肠鸣音正常。

### 实验室检查

血常规：白细胞计数 $4.84 \times 10^9$/L，中性粒细胞百分比 54.2%，中性粒细胞绝对值 $2.62 \times 10^9$/L，红细胞计数 $3.52 \times 10^{12}$/L，血红蛋白 115g/L。电解质：钾离子 2.99mmol/L，总钙 2.01mmol/L；单纯疱疹病毒 IgM 可疑；肠道菌群：查见少量 $G^+$ 杆菌，$G^+$ 球菌及 $G^-$ 杆菌；其余病毒系列、T-SPOT、癌胚抗原等未见异常。

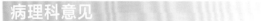

## 病理科意见

2022年6月7日，患者第一次结肠镜检查，（横结肠）活检标本病理镜下：黏膜淋巴细胞、浆细胞、嗜酸性粒细胞、中性粒细胞浸润。病理诊断：（横结肠）黏膜局灶慢性炎，不排除感染性或药物性。需结合临床病史，诊断考虑炎症性肠病、感染性或药物性的可能。

## 影像科意见

患者在我院共做过2次CT成像检查。2022年6月5日胸部CT示：左肺下叶小条索灶，余未见异常。2022年6月12日全肠道成像：腹腔内大小肠管显示尚可，未见明确狭窄及梗阻征象，未见明确占位性病变。全肠道CT扫描未见明显异常；肝脏强化结节，多系血管瘤；胆囊腔内结节，多系息肉；双肾小囊肿；腰椎侧弯。基于影像学检查结果，不符合炎症性肠病表现。

## 超声科意见

2022年6月5日，患者急诊查腹部超声：胆囊形态饱满，回声未见明显异常；肝、胰、脾、双肾大小正常，图像未见明显异常。大血管超声提示：主动脉、肠系膜上动静脉、上下肢动静脉血管二维及彩色多普勒未见明显异常。心脏超声提示：主动脉硬化；各心腔大小及大血管内径未见异常，左室舒张功能减低，收缩功能正常；彩色多普勒示：各瓣膜未见病理性反流。

## 最终诊断

感染性肠炎。

## 治疗及预后

患者入院后完善肠道艰难梭菌毒素、T-SPOT、病毒全套等检查，未见明显异常指标。结合患者结肠镜表现，起初考虑溃疡性结肠炎诊断可能性大，给予美沙拉秦缓释颗粒、益生菌以及营养对症支持治疗，患者大便次数减少至1次/

天，无脓血，无发热、腹痛等不适，间断头晕、乏力。2022 年 6 月 12 日全肠道 CTE 扫描未见明显异常；肝脏强化结节，多系血管瘤；胆囊腔内结节，多系息肉；双肾小囊肿；腰椎侧弯。电解质结果示：钾 2.99mmol/L，总钙 2.01mmol/L，给予补钾、补钙等对症治疗。2022 年 6 月 14 日，再次结肠镜检查（见图 10-2）示：回肠末段黏膜未见异常，所见黏膜光滑柔软，血管纹理清晰，皱襞排列整齐，肠段扩张度好，黏膜脆性较高，未见隆起及凹陷性病。患者入院后经过对症支持治疗，复查结肠镜均提示未见明显异常，结合既往大便培养及血常规检查，最终考虑为肠道感染所致。患者治疗后临床症状缓解出院。

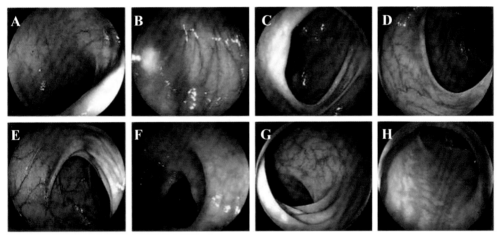

图 10-2　结肠镜（2022 年 6 月 14 日）：回肠末段黏膜未见异常，所见黏膜光滑柔软，血管纹理清晰，皱襞排列整齐，肠段扩张度好，黏膜脆性较高，未见隆起及凹陷性病。图 A: 回肠末段；图 B: 阑尾开口；图 C: 回盲部；图 D: 升结肠；图 E: 横结肠；图 F: 降结肠；图 G: 乙状结肠；图 H: 直肠

## 总　结

　　该患者为老年女性，急性病程，在无明显诱因下腹泻 4 天，洗肉水样大便，腹泻最多时 20 小时内 12 次。2022 年 6 月 7 日，急诊结肠镜提示溃疡性结肠炎（全结肠），结合病理，不排除感染性或药物性。起初考虑溃疡性结肠炎可能性大，给予美沙拉秦缓释颗粒、益生菌以及营养对症支持治疗，患者大便次数减少至 1 次/天，无脓血，无发热、腹痛等不适。全肠道成像CT扫描未见明显异常。1 周后再次结肠镜检查提示回肠末段黏膜未见异常，所见黏膜光滑柔软，血管纹理清晰，皱襞排列整齐，肠段扩张度好，黏膜脆性较高，未见隆起及凹陷性病变。结合大便培养、血常规、艰难梭菌毒素、T-SPOT、病毒全套、

全肠道成像CT、超声等检查，最终考虑为肠道感染所致，诊断为感染性肠炎。给予对症支持治疗后，患者临床症状缓解。

感染性肠炎多为急性起病，抗菌药物治疗有效，病程一般小于3周，可根据血常规、大便常规、肠镜活检免疫组化及肠黏膜病毒、细菌培养等进行诊断。感染性肠炎与早期溃疡性结肠炎由于临床表现、内镜和组织学形态相似而难以区分。溃疡性结肠炎的初始阶段通常不存在组织学特征，不伴典型的隐窝结构改变，基底浆细胞增多是其最早出现的特征性表现。感染性肠炎常导致结肠黏膜呈活动性慢性肠炎改变，尤其是以直肠、乙状结肠炎症为主的病变，与溃疡性结肠炎形态相似，需要仔细观察形态，寻找病原体的组织学证据。血性腹泻、实验室检查、对抗菌药物治疗的反应性以及内窥镜检查和活检结果是鉴别诊断两者的重要方面。此外，两者的治疗方式以及治疗周期也不同：溃疡性结肠炎属于慢性病，可能需要激素或生物制剂治疗，需要长期用药，而这会降低患者的免疫力，加重感染；而大部分感染性结肠炎患者经有效的对症治疗，短期内可以治愈。当两者鉴别困难时，我们通常按能短期治愈的疾病治疗，根据黏膜培养的药敏结果抗感染，给予输血、补蛋白、补液等营养支持，关注患者的一般状态、大便情况、肠镜复查结果等是否较前改善。如效果不佳，再按照溃疡性结肠炎治疗。当内科治疗无效时，及时与外科医师讨论是否需手术治疗。

## 参考文献

[1] 中华医学会消化病学分会炎症性肠病学组病理分组, 叶子茵, 肖书渊, 等. 中国炎症性肠病病理诊断专家指导意见[J]. 中华炎性肠病杂志, 2021, 5(1): 5-20.

[2] Lin WC, Chang CW, Chen MJ, et al. Challenges in the diagnosis of ulcerative colitis with concomitant bacterial infections and chronic infectious colitis. PLoS One, 2017, 12(12): e0189377.

[3] Campieri M, Gionchetti P. Bacteria as the cause of ulcerative colitis. Gut, 2001, 48(1): 132-135.

空军军医大学西京医院

马硕怡 李瑞霞 陈 玲

李增山 赵宏亮 梁 洁

# Case 11

## 以消化道自发穿孔为首发表现的 Ehlers-Danlos 综合征病例多学科讨论

患者，男性，28 岁，因"间断腹痛 9 年余，乙状结肠造口术后 7 年余"于 2022 年 10 月入院。

▶ **现病史**

2013 年 12 月，患者间断出现中下腹绞痛，NRS 5 分，伴腹泻，10 次/天，大便呈黄色稀糊状，带少许鲜血。外院结肠镜示：距肛门 30cm 以下乙状结肠及直肠片状充血，散在斑点样浅溃疡，触之易出血。考虑"溃疡性结肠炎"可能，予以对症治疗 2 个月后大便成形，1～2 次/天，腹痛缓解。

自 2014 年 5 月起，患者在无明显诱因下出现午后低热、盗汗、胸闷、活动后气促，无腹痛、腹泻，CT 提示右侧胸腔积液，穿刺引流出血性胸腔积液，考虑"结核性胸膜炎"，予以异烟肼、利福喷汀、乙胺丁醇、吡嗪酰胺诊断性抗结核治疗 15 个月，体温持续正常，右侧胸腔积液减少。

2015 年 12 月，患者在无诱因情况下突发下腹部刀割样剧烈疼痛，NRS 评分 9 分，疼痛迅速扩散至全腹，伴恶心、呕吐、发热（$T_{max}$ 39.5℃）。外院查腹部 CT 示：腹腔游离气体，考虑"消化道穿孔、急性弥漫性腹膜炎"。剖腹探查见乙状结肠穿孔，行乙状结肠部分切除、乙状结肠造口术。术后病理我院会诊：结肠壁黏膜下层水肿，局限性腹膜炎（浆膜炎），腹部造口周围皮肤溃烂，约 3 个月愈合且遗留瘢痕疙瘩。术后次日，患者再发午后低热，并发现左侧血性胸腔积液，胸腔积液结核分枝杆菌抗体试验阳性，考虑"结核分枝杆菌感染"，引流胸腔积液，并再次予以异烟肼、利福喷汀、乙胺丁醇、吡嗪酰胺抗结核治疗 3 个月，患者体温逐渐恢复正常，左侧胸腔积液减少。

2016 年 5 月，患者因再发下腹绞痛伴恶心、呕吐、排气排便减少，低热（T 37.5℃），考虑"不全肠梗阻"，予以胃肠减压、抗炎抑酸补液对症治疗后，腹痛缓解。为进一步诊治，第一次收入我院。

实验室检查：ESR 2mm/h，hsCRP 3.38mg/L，T-SPOT.TB 0，IgG 5.7g/L（↓）、IgM 0.35g/L（↓）、补体、ANA17 项、ANCA、炎性肠病抗体谱（－），肿瘤标记物：CEA、CA199、CA242、CA72-4、AFP、SCCAg、NSE、Cyfra211 均在正常范围。影像学检查：心脏彩超、肠系膜血管超声（－）；胃镜：胃窦幽门前区可见圆形缩窄环；结肠镜：经造瘘口进镜 20cm 后，因疼痛未再进镜，经肛门进镜 20cm 至乙状结肠盲端，退镜观察均未见异常；胸部 HRCT：双肺下叶胸膜下多发小淡片、索条伴邻近胸膜增厚并部分局限性粘连；小肠 CTE：造口近端降结肠局部黏膜面强化略明显，考虑炎性改变；乙状结肠 - 直肠多发稍高密度肠内容物；全消化道造影：未见明显异常。考虑结核及免疫病证据不充分，单纯感染难以解释消化道穿孔，停用抗结核药物治疗，未行造口还纳。出院后仍间断腹部绞痛，以左中下腹为主，NRS 4～5 分，伴腹部造口排便减少、呕吐。

2019 年 6 月，患者突发下腹剧烈绞痛，造口排便减少，伴恶心、呕吐、发热，随后经造口排出大量血水便，血红蛋白最低 59g/L。CT 示：近造口处乙状结肠旁多发絮状索条影及游离气体影，后方不规则片状影；结肠内高密度影，横结肠、升结肠多发气液平，考虑"消化道出血、肠梗阻、肠穿孔不除外"，予以禁食、禁水、补液、抗感染治疗后好转。此后，患者仍间断出现造口排便减少或停止，伴腹痛，排便后腹痛好转，严重时出现血水便，伴恶心、呕吐、腹胀。数月发作 1 次，冬季更易发作，减少进食数天后可自行缓解。

2022 年 9 月，患者于外院检查胃镜：反流性食管炎（LA-C），幽门糜烂、狭窄。病程中，患者进硬食后易出现口腔内血疱，磕碰后皮肤易出现瘀斑，乙状结肠造口周围皮肤、肠管接触后易出血。为进一步诊治，第二次收入我院。

既往史：白癜风；2009 年开始，皮肤多处瘢痕疙瘩，部分融合成片；2015 年，行激光并药物注射治疗；2007 年，外伤后左侧桡骨远端骨折；2012 年，右膝前交叉韧带断裂，右手拇指掌指关节易脱位。

个人史：早产儿（约 31 周）。否认家族成员中有类似疾病史，否认父母近亲婚育史。

#### ▶ 入院查体

患者生命体征平稳，BMI 22.6kg/m²。全身可见多发片状色素脱失。胸腹壁皮肤瘢痕疙瘩，部分融合成片。前胸部可见血管显露，双肘、双膝及胫前多处陈旧性瘀斑（见图 11-1）。掌指关节、腕关节、肘关节活动过度（见图 11-2）。双肺呼吸音清，未闻及干湿啰音。心律齐，各瓣膜区未闻及明显杂音。腹部腹带包扎，左侧造口接袋通畅，解开腹带见一长约 15cm 的陈旧纵形手术瘢痕，前腹壁见一直径约 4cm 的疝，未见胃肠型，全腹无压痛、反跳痛，未及腹部包块。

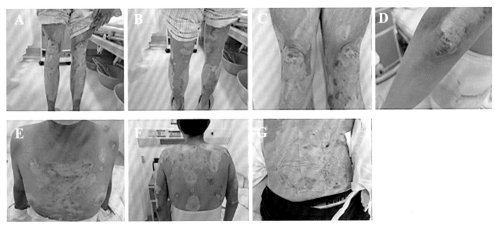

图 11-1　患者皮肤改变。图 A～图 D：上下肢皮肤多发色素脱失、瘀青、瘢痕样改变；图 E～图 F：胸背部皮肤变薄，可见皮下血管走行；图 G：腹部皮肤变薄，可见瘢痕改变

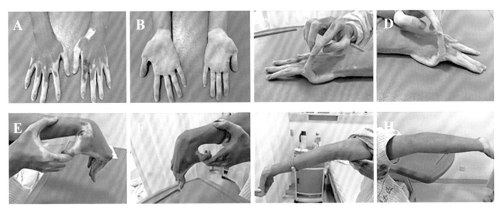

图 11-2　患者关节过度活动改变。图 A 和图 B：手指纤细，皮肤菲薄，可见色素脱失和瘀斑；图 C 和图 D：双手掌指关节过度活动；图 E 和图 F：双腕关节过度活动；图 G 和图 H：双肘关节过度活动

## 实验室检查

血、尿常规正常，便常规（－），便OB（＋）；肝肾功能：尿酸527μmol/L，余正常；凝血指标在正常范围；铁四项：SFA 4ng/mL；ESR 5mm/h。

## 影像学检查

超声心动图：LVEF 66%，心脏结构与功能未见明显异常。

胸部增强CT：双肺胸膜下索条，胸膜增厚粘连。

腹盆增强CT＋小肠重建：幽门、十二指肠球壁增厚、狭窄，部分空回肠转位，肝总动脉与肠系膜上动脉共干。

全消化道造影：胃蠕动及排空未见异常，幽门管较细。

头部MRA：未见动脉瘤。

## 诊疗经过

患者反复餐后腹胀、腹痛，CT示幽门管增厚、胃内容物潴留，外院胃镜示幽门管狭窄，考虑幽门不全梗阻，嘱患者进流质饮食、少食多餐，住院期间服用雷贝拉唑、阿嗪米特肠溶片、莫沙必利，送检基因检测进一步明确诊断。

## 骨科意见

患者有外伤后左侧桡骨远端骨折、右膝前交叉韧带断裂、右手拇指掌指关节易脱位病史，不能用常见的外伤后骨折或骨质疏松来解释。结合患者的关节表现——远端小关节活动过度，易发关节脱位、韧带断裂，需考虑埃勒斯-当洛综合征（Ehlers-Danlos syndrome，EDS）。

埃勒斯-当洛综合征多数亚型有明显的骨关节受累表现，常见关节过度活动及关节（半）脱位，其他表现包括脊柱侧（后）凸、马蹄内翻足、漏斗胸或鸡胸、骨质减少或骨质疏松、先天性髋关节脱位等。此外，埃勒斯-当洛综合征还可导致肌张力下降，肌肉松弛和肌肉功能减退。患者可能感到肌肉无力或疲劳，运动能力和日常生活受影响。鉴别诊断包括马方综合征、勒斯-迪茨综合

征（Loeys-Dietz syndrome，LDS）等。马方综合征患者会出现明显的马方体态，以及脊柱侧凸、脊柱后凸、主动脉根部和主动脉弓扩张、主动脉夹层、晶状体异位或硬膜扩张等表现。勒斯-迪茨综合征也可表现为关节活动过度，但可能会导致严重的心血管受累，例如主动脉瘤和动脉迂曲。同时，勒斯-迪茨综合征为常染色体显性遗传，可通过基因检测来明确。以上疾病心血管受累可以通过完善动脉CTA来明确。

### 呼吸科意见

患者病程中出现两次午后低热、盗汗、呼吸急促、右侧或左侧血性胸腔积液，虽然在引流胸腔积液并予以"异烟肼、利福喷汀、乙胺丁醇、吡嗪酰胺"诊断性抗结核治疗后，患者热退、胸腔积液减少。但多次影像学检查未见肺结核表现，T-SPOT阴性，炎症指标不高，反复胸腔积液检查未发现结核分枝杆菌，这些均不支持结核诊断。结合患者皮肤黏膜出血倾向、关节活动过度表现，需警惕埃勒斯-当洛综合征肺、胸膜受累可能。埃勒斯-当洛综合征常出现呼吸系统受累的亚型包括关节过度活动型（hypermobile EDS，hEDS）、经典型（classical，cEDS）或血管型（vascular，vEDS）。常见表现包括活动后气短、发音困难、哮喘、睡眠呼吸暂停、呼吸功能下降等，偶有上气道塌陷或梗阻以及膈肌破裂。血管型埃勒斯-当洛综合征患者还可以出现气胸、血胸和咯血。建议完善基因检测协助埃勒斯-当洛综合征及分型诊断。

### 皮肤科意见

该患者皮肤菲薄，多发皮肤瘢痕疙瘩，前胸部可见血管显露，双肘、双膝及胫前多处瘀斑，口腔黏膜易出血，结肠造口处肠黏膜接触易出血。首先，考虑是否存在凝血功能异常、紫癜等。其次，考虑患者为异常皮肤脆弱，如胶原纤维减少、结缔组织脆弱。患者入院后完善凝血功能检查，结果正常，考虑为皮肤组织脆性增加，符合埃勒斯-当洛综合征的特征。即表现为轻微外伤或碰伤后出现较大伤口或明显血肿，缝合伤口易反复开裂，愈合延迟，愈合后遗留较大萎缩性瘢痕及海绵样瘢痕、瘢痕疙瘩。

## 后续随访

患者外周血全外显子检查结果回报：*COL3A1* 基因 chr2:189864623 位置出现致病性杂合剪切突变 c.2283 ＋ 2T ＞ G，但其父母未检测出此突变，最终诊断为血管型埃勒斯 - 当洛综合征（散发型）。嘱患者出院后进流质饮食、少食多餐，随访无腹痛、腹胀、排气排便停止等肠梗阻表现，并叮嘱避免易造成血管损伤等的操作，避免血压大幅度波动、负重，加强宣教，定期随诊影像学。

## 总　结

该患者为早产儿，青年起病，以腹痛、腹泻为首发表现，病程中出现不明原因乙状结肠穿孔、反复不全肠梗阻；有自发出血倾向：2 次自发血性胸腔积液，1 次消化道大出血；皮肤黏膜出血瘀斑，皮肤菲薄，多片色素缺失，瘢痕疙瘩；远端小关节活动过度，多次关节脱位，韧带断裂。临床疑诊埃勒斯 - 当洛综合征。结合基因检测结果——*COL3A1* 基因 chr2:189864623 位置出现致病性杂合剪切突变 c.2283 ＋ 2T ＞ G，诊断血管型埃勒斯 - 当洛综合征（散发型）明确。

埃勒斯 - 当洛综合征包括一组异质的罕见的结缔组织遗传疾病，患病率为 1/5000。埃勒斯 - 当洛综合征患者存在一些共同特征，如皮肤过度伸展、关节过度活动、组织脆弱（伤口愈合慢、易发瘀斑、异常瘢痕）。埃勒斯 - 当洛综合征共有 13 种亚型，涉及 20 种基因，编码 Ⅰ、Ⅲ、Ⅴ 型胶原纤维，或者修饰加工胶原纤维的酶。随着二代测序技术的成熟以及检测价格的降低，基因检测被广泛用于罕见病诊断。借助基因检测可鉴别遗传基础明确的 13 个埃勒斯 - 当洛综合征亚型。详尽的病史采集和多系统深度表型评估可以提高基因检测的诊断率和准确率。

Ⅳ 型埃勒斯 - 当洛综合征，即血管型埃勒斯 - 当洛综合征，涉及编码 Ⅲ 型胶原蛋白的基因突变，诊断标准包括主要标准和次要标准。

主要标准：①有 *COL3A1* 突变的阳性家族史；②年轻时动脉破裂；③没有已知结肠病变的自发乙状结肠穿孔；④妊娠晚期子宫破裂；⑤无诱因颈动脉 - 海绵窦瘘。

次要标准：①自发性瘀斑，瘀斑常出现在脸颊、背部等不常见部位；②皮肤较薄，可能呈半透明态，皮下静脉明显可见（特别是胸部和腹部）；③特殊面容：眼球突出（大眼睛）、眶周色素沉着、脸和鼻瘦削（小下巴，脸颊凹陷，嘴唇薄）及无耳垂；④自发气胸/血气胸；⑤肢端早老症（特征为四肢远端皮下脂肪缺乏）；⑥新生儿中有 12% 存在马蹄足，3% 存在先天性髋关节脱位；⑦小关节活动过度；⑧肌腱、肌肉断裂；⑨牙龈萎缩、脆弱；⑩早发型静脉曲张；⑪颈动脉海绵窦动静脉瘘。

本例患者包含 1 项主要标准（没有已知结肠病变的自发乙状结肠穿孔）和 5 项次要标准（自发性瘀斑，皮肤较薄，自发气胸/血气胸，小关节活动过度，肌腱、肌肉断裂），可以诊断血管型埃勒斯-当洛综合征。

血管型埃勒斯-当洛综合征与经典型和关节活动过度型最显著的差异在于可能危及生命，患者出现血管或内脏自发破裂的风险较高。部分血管型埃勒斯-当洛综合征患者以消化道自发穿孔为突出表现，其中以结肠穿孔最常见（例如本例患者），其次为小肠和胃穿孔，多为急性穿孔，也有慢性穿孔的报道。这可能与胶原纤维的合成障碍有关。

对于血管型埃勒斯-当洛综合征确诊或拟诊患者，有创的内镜检查需要特别慎重，尽量避免，以防穿孔的发生。如患者已发生急性消化道穿孔，外科手术是首要的治疗方法，但外科手术存在伤口延迟愈合、围术期感染风险、内脏破裂、术后再发穿孔等风险。术前需要对患者进行全面评估，并由经验丰富的多学科团队进行手术规划和操作，对患者进行个性化评估，以最大限度减少并发症的发生。对于反复出现结肠穿孔的患者，可考虑行回肠造口＋全结肠切除术，以避免术后再发结肠穿孔。同时考虑血管型埃勒斯-当洛综合征患者体内存在慢性维生素 C 缺失，而维生素 C 缺乏会导致皮肤脆性增加和自发性出血。因此，围术期可予以静脉补充大剂量维生素 C。

多数血管型埃勒斯-当洛综合征亚型患者有明显的关节受累表现，其中关节过度活动及关节（半）脱位很常见。治疗方式包括保守治疗和手术治疗，其中保守治疗包括药物、支具和物理治疗。

气胸和血胸是血管型埃勒斯-当洛综合征患者常见的呼吸系统并发症，可按照气胸、血胸的常规治疗方法处理，包括穿刺抽吸、胸腔置管引流、药物性胸膜粘连、全胸膜覆盖技术等，具体方式需要根据严重程度及复发风险决定。

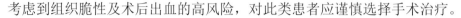

考虑到组织脆性及术后出血的高风险，对此类患者应谨慎选择手术治疗。

埃勒斯-当洛综合征需要与多种疾病鉴别诊断，对于疑诊和拟诊埃勒斯-当洛综合征的患者，可进行遗传检测及遗传咨询以明确诊断。对埃勒斯-当洛综合征患者，目前尚无完全治愈的方法，主要是基于不同亚型和临床表现进行对症支持治疗和早期干预。

## 参考文献

[1]  Malfait F, Castori M, Francomano CA, et al. The Ehlers-Danlos syndromes[J]. Nat Rev Dis Primers, 2020, 6(1): 64.

[2]  Ellinger S, Stehle P. Efficacy of vitamin supplementation in situations with wound healing disorders: results from clinical intervention studies[J]. Curr Opin Clin Nutr Metab Care, 2009, 12(6): 588-595.

[3]  Prentice DA, Pearson WA, Fogarty J. Vascular Ehlers-Danlos syndrome: treatment of a complex abdominal wound with vitamin C and mesenchymal stromal cells[J]. Adv Skin Wound Care, 2021, 34(7): 1-6.

北京协和医院

邢冠群    李晓青

# Case 12

## 直肠溃疡病例多学科讨论

患者，女性，31岁，因"间断发热10年，髋关节疼痛5年，腹泻伴肛门肿痛2个月"入院。

▶ **现病史**

2012年2月，患者在无明显诱因下出现间断性头痛、发热（体温最高40℃），伴恶心、呕吐。同年4月于当地医院就诊，自身免疫抗体nRNP/sm阳性，抗SM抗体阳性，dsDNA阳性，核小体弱阳性，核糖体P蛋白弱阳性，补体C3 0.25g/L，C4 0.02g/L。肺部CT提示左肺下叶后基底段少纤维硬结灶，两侧腋窝区多发淋巴结肿大。当时确诊为系统性红斑狼疮，予以地塞米松治疗。4月下旬，患者因发热，ESR 67mm/h，再次住院接受甲泼尼龙治疗，出院后口服激素治疗；后再次入院肾穿刺，病理切片外送南京军区福州总医院会诊。病理提示"狼疮性肾炎Ⅱ＋Ⅲ型"，予以环磷酰胺治疗3次，出院口服泼尼松4片/日（4片→3片→2片→1.5片减量，减量后ESR仍异常，调整为2.5片/日口服），每3个月监测血常规、ESR、尿液分析等。

2015年1月，患者于当地住院评估，粪隐血（2＋），ESR 82mm/h，血常规、血涂片、免疫球蛋白定量、风湿常规、尿常规、早期肾脏损伤标志物未见明显异常。肺CT提示右肺中叶内侧段及左肺下叶外侧基底段少许纤维硬结灶，两侧腋窝区多发淋巴结肿大，较前缩小。诊断为系统性红斑狼疮、狼疮性肾炎Ⅱ＋Ⅲ型、高胆固醇血症、高纤维蛋白原血症、肛窦炎、肛乳头肥大。治疗上加用羟氯喹0.2g/d，出院后予以泼尼松2.5片/日维持。

2015—2016年，患者系统性红斑狼疮病情稳定，期间出现1次进食海鲜后腹泻，伴肛周肿痛不适，外院就诊考虑"肛窦炎"，予以地塞米松＋庆大霉素灌肠治疗后好转，自诉病初有蛋白尿（2＋），24小时尿蛋白不详，肾功能一直正常。

2017年3月，患者出现腹痛伴肛周及髋关节疼痛，发热（体温最高40℃），口服羟氯喹0.2g/d，自行将泼尼松加量至30mg/d。同年4月，患者于上海某三甲医院就诊查髋关节CT：左髋关节未见异常，左侧盆壁及直肠左旁间隙软组织影增厚；下腹部MR增强：直肠中段炎性病灶，并致邻近及左侧盆腹筋膜外间隙渗出，沿梨状肌间隙累及左侧臀肌间隙，考虑克罗恩病可能；未行肠镜检查，回当地医院就诊。4月下旬，因"发热、髋关节疼痛"于当地医院住院。5月中旬，肠镜检查示：进镜回肠末段，距肛10→20cm见多处大小不一溃疡，最大约1.2cm×0.8cm，底覆白苔，相邻溃疡间黏膜正常，余所见肠黏膜无殊，诊断"炎症性肠病：溃疡性结肠炎？"；病理提示大肠黏膜急慢性炎伴糜烂，进镜10cm处见炎性肉芽组织增生、溃疡及微脓肿形成。5月，髋关节MR提示两侧髋关节未见异常，左侧骶髂关节及关节周围软组织内异常信号影，需除外感染性病变伴有脓肿形成，予加用"莫西沙星"抗感染治疗；小肠MRI提示直肠中上段壁稍厚，伴盆腔左侧、左侧盆壁、左侧骶髂关节面旁及左侧髂腰肌位置大量异常信号影，需警惕肠管炎性病变累及盆腔左侧、左侧盆壁及左侧骶髂关节位置感染。当时使用甲泼尼龙40mg/d，出院后泼尼松逐渐减量，在2018年减至2粒，硫酸羟氯喹片0.2g，2次/日，期间间断使用美沙拉秦栓剂。7月，患者于甲泼尼龙治疗8周后复查肠镜（见图12-1）：距肛10cm处见大小为0.8cm×1.2cm的溃疡，覆白苔，周边黏膜纠集，余全结肠黏膜正常。诊断：直肠溃疡性质待查。病理：溃疡边缘黏膜轻度慢性炎，伴炎性肉芽组织增生。

2018年3月，患者于当地医院复查肠镜（见图12-2）：进入回肠末段未见异常，直肠段黏膜充血水肿，并见瘢痕形成。诊断：直肠炎。病理：大肠黏膜慢性炎，局灶黏膜出血（泼尼松，3片/日，维持中）。

2019年，患者出现腹泻伴黏液便，于12月26日在上海市某医院行肠镜检查（见图12-3）：距肛门口8→18cm见黏膜散在充血糜烂，部分黏膜表面可见溃疡形成，活检弹性可，余所见结肠及直肠黏膜无殊。活检病理：（乙状结肠）黏膜非特异性炎伴活动。治疗：口服美沙拉秦1g（3次/日）后腹泻症状明显好转，维持美沙拉秦口服。

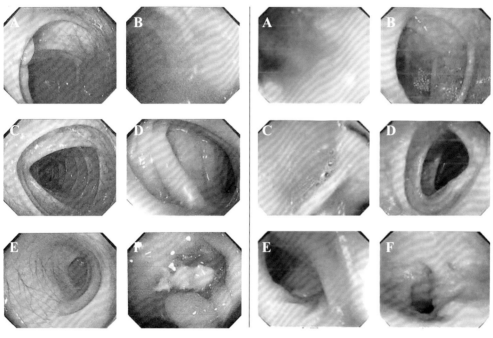

图 12-1　肠镜（2017 年 7 月）：直肠溃疡性质待查。图 A：回盲部；图 B：回肠末段；图 C：横结肠；图 D：降结肠；图 E：距肛 20cm；图 F：距肛 10cm

图 12-2　肠镜（2018 年 3 月）：直肠段黏膜充血水肿，并见瘢痕形成。图 A：回肠末段；图 B：回盲瓣；图 C：阑尾口；图 D：横结肠；图 E 和 F：直肠

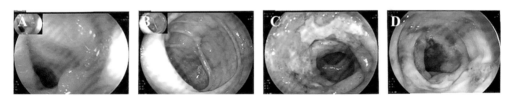

图 12-3　肠镜（2019 年 12 月 26 日）：直肠及直乙结肠交界处黏膜表面可见溃疡形成。图 A：末段回肠；图 B：回盲部；图 C 和 D：直肠溃疡和糜烂

　　2020 年 7 月 15 日，患者再次复查肠镜（见图 12-4）：顺利进镜至盲肠，退镜至距肛门 20 → 10cm 见黏膜充血，毛细血管网显露，见白色条形瘢痕改变，部分黏膜颗粒状改变，予以活检，弹性可，余所见结肠及直肠黏膜无特殊。诊断：溃疡性结肠炎（修复期改变）。病理：黏膜组织炎。病程期间，患者多次就诊于风湿科，行血常规、肌酐、抗核抗体、尿常规等检查，口服泼尼松 10～15mg/d，羟氯喹 0.4g/d 维持治疗。

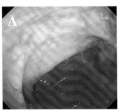
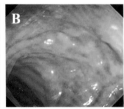
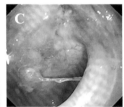
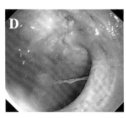

图 12-4　肠镜（2020 年 7 月 15 日）：距肛门 20 → 10cm 见黏膜充血，见白色条形瘢痕改变。图 A：回盲部；图 B：乙状结肠距肛门 20cm；图 C 和图 D：直乙结肠交界处见黏膜充血，白色瘢痕改变

2022 年 5 月，患者在无明显诱因下出现排便次数增多，4～5 次 / 日；5 月 28 日起，出现肛门肿痛感加重，伴粪液、脓样物自发流出，有间断性低热（体温 38℃），无腹痛、腹胀等不适。6 月 2 日，急诊就诊行下腹部 CT 检查，怀疑肠道穿孔（见图 12-5），予以留观，亚胺培南抗感染；风湿科门诊考虑系统性红斑狼疮、肛周脓肿诊断，建议调整泼尼松剂量及羟氯喹治疗。

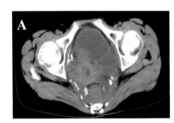
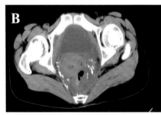
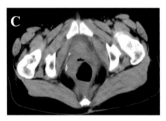

图 12-5　腹部 CT（2022 年 6 月 2 日）：直肠乙状结肠管壁增厚毛糙，直 - 乙交界处左后方可疑游离气体，周围包裹性改变及渗出，骶前、盆底软组织影增厚伴多发致密影。图 A：直乙结肠管壁增厚；图 B：直 - 乙结肠交界处左后方可疑气体；图 C：骶前、盆底软组织增厚伴多发致密影

2022 年 6 月 13 日，复查腹部 CT，与前片（6 月 2 日）相仿；6 月 15 日，在输注氨基酸注射液后，患者出现药物过敏症状，发热（体温 38℃），伴面部皮疹，加用甲泼尼龙 40mg/d 静滴，4 天后过敏症状改善，后口服激素逐渐减量；6 月 22 日出院后，口服泼尼松 30mg/d。出院回家当日，患者自觉肛门肿痛症状加重，再次出现发热（体温最高 39℃）。6 月 24 日，就诊于家附近医院，下腹部及盆腔 MR 显示骶前软组织增厚。6 月 30 日小肠 MRE：骶前筋膜、乙状结肠壁较明显增厚、强化改变，予以头孢他啶抗感染。7 月 1 日肠镜示直肠巨大凹陷病灶，直肠壁孔洞样病变，直肠狭窄待查（见图 12-6）。

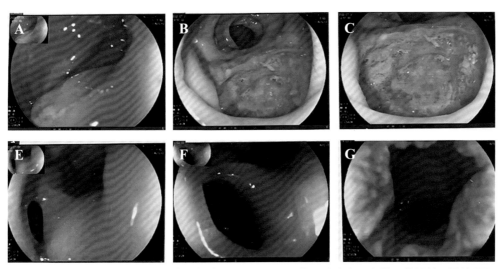

图 12-6　肠镜（2022 年 7 月 1 日）：插镜至距肛门 12cm 处肠腔狭窄，内镜不能通过，退镜距肛 6cm 见巨大溃疡，病灶累及肠腔 1/3 周，病变周缘充血水肿，距肛门约 5cm 可见一处肠壁椭圆形孔洞，直径约 0.8cm，可窥见孔洞内黄色粪便样物质。病理显示：直肠黏膜腺体修复性增生，见隐窝脓肿，间质充血、水肿，未见肉芽肿结节。图 A：距肛门 12cm 处；图 B 和图 C：巨大溃疡面；图 D 和图 E：距肛门 5cm；图 G：肛门

当地医院予以激素灌肠；出院后予以美沙拉秦 1g（3 次 / 日）、泼尼松 30～25mg/d、羟氯喹 0.2g（2 次 / 日）。7 月 15 日，患者再次因"肛周肿痛伴发热"就诊于当地医院。下腹部增强 CT 显示：直肠略增厚伴局部破溃，骶前局部感染、积粪，骶前软组织水肿伴多发血管钙化；两侧骶髂关节炎改变。当地医院予以左氧氟沙星、亚胺培南抗感染，补充白蛋白、肠外营养治疗。7 月 16 日，患者开始出现多发口腔溃疡 1 周、肛门流血 1 次。7 月 21 日，为求进一步诊治，入住我科。

### ▶ 入院查体

体温 36.2℃，心率 136 次 / 分钟，呼吸 25 次 / 分钟，血压 115/95mmHg。患者神清，气平，精神萎；全身皮肤黏膜未见出血点，浅表淋巴结未扪及肿大，口腔内可见多发类圆形溃疡灶；颈软，无抵抗；心肺听诊无异常；腹软，无压痛、反跳痛；肝脾肋下未及；双下肢无水肿；肛周压痛，无明显红肿及破溃。

## 实验室检查

血常规：白细胞计数 $10.64 \times 10^9$/L（↑），嗜中性粒细胞百分比 87.6%（↑），

血红蛋白 105g/L（↓），血小板计数 244×10⁹/L；淀粉酶 192U/L（↑）。

感染指标：CRP 40.53mg/L（↑）；ESR 75mm/h；降钙素原 0.032ng/mL。

肝肾功能：白蛋白 36.5g/L（↓），余阴性，Cr 40μmol/L。

血脂：总胆固醇 3.81mmol/L，甘油三酯 2.26mmol/L（↑），高密度脂蛋白 0.71mmol/L（↓），低密度脂蛋白 2.24mmol/L。

血糖：空腹血糖 5.27mmol/L。

电解质：钙 2.09mmol/L（↓），磷 1.10mmol/L，镁 1.28mmol/L（↑），钾 4.23mmol/L，钠 136.50mmol/L（↓），氯 98.90mmol/L（↓）。

出凝血系列：D-二聚体 0.81mg/L（↑），纤维蛋白降解物 5.80μg/mL（↑）。

尿液检查：尿蛋白质（±），尿隐血（－），尿沉渣红细胞计数 2.0/μL，尿沉渣白细胞计数 5.2/μL，尿上皮细胞计数 8.8/μL，镜检白细胞 0.9/HP，镜检红细胞 0.4/HP，尿液微量白蛋白＜11.00μg/mL。

贫血相关检查：可溶性转铁蛋白受体 29.70nmol/L（↑），铁蛋白 663.40μg/L（↑），叶酸 9.2μg/L，维生素 B₁₂ 231.0pg/mL；血清铁 3.2μmol/L（↓），不饱和铁结合力 29.60μmol/L，总铁结合力 32.80μmol/L（↓）。

甲状腺功能：游离 T₃ 3.07pmol/L（↓），余阴性。

肿瘤标志物：均阴性。

风湿免疫指标：补体 C3 1.17mg/dL，C4 0.31mg/dL；ANA核型 1 核颗粒型（↑），滴度 11∶160（↑），余阴性，dsDNA 9.55U/mL。

免疫固定电泳：阴性，未见单克隆条带；免疫球蛋白 IgG₄ 测定＋抗溶血性链球菌 "O" ＋血液免疫球蛋白组合＋转铁蛋白＋血液 κ 链：血转铁蛋白 1.31g/L（↓），余均为阴性。

病毒性指标：乙肝表面抗体 36.50mU/mL（↑），乙肝核心抗体 0.008COI（↑）、HBV DNA ＜20.00U/mL；CMV DNA 1.43×10⁵ 拷贝/mL（↑），IgG抗体＞180U/mL（↑）；抗EBV衣壳抗原 IgG 4.58S/CO（↑），抗EBV早期抗原 IgG 3.12S/CO（↑）；HCV RNA ＜15.00U/mL；梅毒确诊试验阴性；T-SPOT阴性；肺炎支原体抗体：1∶80（＋）；呼吸道 9 联阴性。

### 影像科意见

患者肠道肛门直肠处、直结肠交界处两处狭窄，考虑白塞病等风湿免疫系统疾病导致血管病变，引起溃疡可能。其余肠段未见明显异常。

2022年7月23日，肛瘘MR增强（见图12-7）：直肠肠壁增厚，局部可见破口，骶前软组织增厚，骶前多发渗出，并见积粪及气体信号影，膀胱腔内未见明显异常信号影。

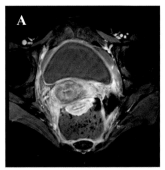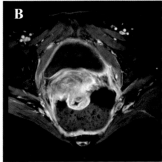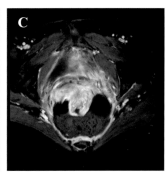

图12-7　肛瘘MR增强（2022年7月23日）：直肠肠壁增厚，局部可见破口，穿孔存在

2022年7月29日，腹部CT平扫增强（见图12-8）：盆腔内乙直肠结构紊乱，乙直肠肠壁增厚毛糙、局部破溃穿孔可能，并与周围形成包裹性含气液混杂密度影，合并感染？骶前软组织水肿，骶前、盆底软组织影增厚伴多发致密影。左侧骶髂关节炎。

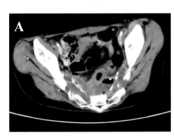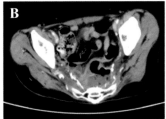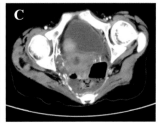

图12-8　腹部CT平扫增强（2022年7月29日）：乙直肠肠壁增厚毛糙、局部破溃穿孔可能

### 诊　断

风湿免疫疾病导致直肠溃疡伴穿孔。

## 风湿免疫科意见

系统性红斑狼疮诊断明确，但结直肠溃疡与系统性红斑狼疮活动无明确关系。结直肠溃疡考虑系统性红斑狼疮合并炎症性肠病，盆底病灶考虑溃疡小穿孔反复刺激盆底所致。治疗方面可考虑外科造瘘后加强抗感染等治疗。

## 外科意见

患者肠道两处狭窄伴直肠巨大溃疡，目前口服激素治疗中，不适合行肠切除术，需进一步行肛门指检。如为直肠破溃导致盆底增厚，可行转流手术，造瘘时行探查术，明确是否存在穿孔。

## 后续治疗

入院后禁食、补液（给予质子泵抑制剂、氯化钾、蔗糖铁）、营养支持，甲泼尼龙 25mg 静滴 9 天；2022 年 7 月 30 日起，改口服泼尼松 25mg/d；同时抗感染：吗啉硝唑 0.5g（3 次/日，8 天）＋亚胺培南 0.5g（3 次/日，12 天）＋头孢美唑 2g（2 次/日，7 天）＋替加环素 50mg（q12h，5 天）；因 CMV DNA 阳性，予以更昔洛韦 0.25mg 静滴（2 次/日，14 天）。患者直肠巨大溃疡考虑风湿疾病导致血管炎及缺血性直肠溃疡，溃疡穿孔，形成腹盆腔室积粪积脓。内科治疗已经很充分，但仍有反复发热，肛门局部症状明显，拟进一步手术治疗。

2022 年 8 月 6 日，患者接受腹腔镜下结肠造口术（乙结肠造口）＋腹腔镜下肠粘连松解术＋经直肠女性盆腔脓肿引流术。术中见：下腹部粘连；乙结肠下段可及狭窄，浆膜未见异常，经直肠可及盆腔脓腔，距肛缘 6cm，大小约为 5cm×4cm，内含大量粪汁及脓液。探查肝、小肠、余结肠等无殊。

## 总　结

系统性红斑狼疮可以缺血性直肠炎和腹腔室隔综合征为表现。系统性红斑狼疮所致直肠溃疡（黏膜缺血）的机制包括系统性红斑狼疮所致的肠系膜血管炎、抗磷脂综合征所致的肠系膜血栓形成、巨细胞病毒感染所致的血管内皮细胞肥大、使用类固醇所致的血管硬化。该类直肠溃疡的组织学典型表现为非特异性炎症，伴有纤维蛋白样坏死的血管炎通常很难通过内镜活检证实。系统性红斑狼疮引起的直肠溃疡可能对皮质类固醇药物无效，只对环磷酰胺有效。

## 参考文献

[1] Yau AH, Chu K, Yang HM, et al. Rectal ulcers induced by systemic lupus erythematosus[J]. BMJ Case Rep, 2014: bcr2014205776.

[2] Kaieda S, Kobayashi T, Moroki M, et al. Successful treatment of rectal ulcers in a patient with systemic lupus erythematosus using corticosteroids and tacrolimus[J]. Mod Rheumatol, 2014, 24(2): 357-360.

上海交通大学医学院附属仁济医院

朱明明　沈　骏　赵子周

冯　琦　姜建巍

# Case 13

## 克罗恩病合并小肠肿瘤病例多学科讨论

患者，男性，23岁，因"腹泻8个月余，发现右下腹包块2个月"来院就诊。

▶ **现病史**

2011年5月，患者出现腹泻，黄色水样便，4次/日；外院结肠镜提示回肠末段糜烂，回盲部、升结肠、横结肠点状溃疡，降结肠、乙状结肠、直肠散在糜烂，拟诊克罗恩病，给予美沙拉秦4g/d口服。2011年7月，患者开始间断发热，体温波动于37.5～38℃，应用抗菌药物治疗无效；8月开始未再发热；9月出现右下腹包块。

2012年1月，为明确诊断，患者首次来院就诊，收入病房。入院CT示回肠末段、盲肠及升结肠多处管壁增厚，未见腹腔脓肿。肠镜示距肛门50cm处结肠黏膜充血水肿，呈铺路石样改变，取病理组织标本3块，前方管腔狭窄，进镜困难，余大肠黏膜光滑，散在出血点；病理示黏膜腺体规则，间质大量慢性炎症细胞浸润，未见肉芽肿样病变。诊断克罗恩病（A2L3B2，活动期中度）。甲泼尼龙40mg/d口服，硫唑嘌呤（AZA）50mg/d口服，同时保护胃黏膜、补钙治疗。

2012年8月，患者无不适，甲泼尼龙减停，复查CT及肠镜较前明显好转，继续硫唑嘌呤（AZA）100mg/d口服。

2015年3月，患者再次出现右下腹包块，复查肠镜提示回肠末段狭窄，回盲部多发溃疡及铺路石改变，腹部增强CT提示回盲部及邻近升结肠管壁增厚、水肿改变。考虑患者一线药物治疗效果不佳，予以英夫利昔单抗（IFX）联合硫唑嘌呤诱导缓解，营养粉全肠内营养治疗 3 个月。

2016 年 12 月，患者无不适，复查肠镜：回盲部严重变形，可见多发白色瘢痕，进入回肠末段困难，近回盲部的升结肠黏膜呈铺路石样改变。治疗有效，继续英夫利昔单抗联合硫唑嘌呤治疗。2017 年 3 月，患者自行停用英夫利昔单抗，单用硫唑嘌呤治疗。

自 2018 年 12 月始，患者反复右下腹疼痛，伴黄色稀水便（5～6 次 / 日），无脓血便，无消瘦。2019 年 4 月，患者于门诊复查腹部CT示回盲部及邻近升结肠管壁增厚，水肿，周围可见少量渗出，部分淋巴结增大；肠镜示升结肠中段至回盲部管腔变形，黏膜增生不平，散在糜烂及浅溃疡。考虑患者病情复发，再次应用英夫利昔单抗联合硫唑嘌呤诱导缓解治疗。2019 年 8 月，复查肠镜及CT，病情较前好转，停用硫唑嘌呤、英夫利昔单抗维持治疗。2020 年 7 月，患者出现呕吐，并持续加重，呕吐物为绿色胆汁样物，呕吐后腹胀未见缓解。2020 年 5—7 月，患者体重下降 5kg。为进一步治疗，收治入院。

### ▶ 入院查体

全腹软，无压痛、反跳痛，右下腹可触及 4cm×6cm 包块，质韧，固定，压痛阳性。

### ▶ 实验室检查

血液检查：白细胞计数 5.8×10⁹/L，中性粒细胞计数 4.34×10⁹/L，血红蛋白 118g/L，血小板计数 34.9g/L，C 反应蛋白 31.3g/L。

便常规＋隐血：稀便，白细胞（—），红细胞（—），隐血（2＋）；便培养阴性。补体、免疫球蛋白及抗核抗体系列均正常。

## 既往检查追溯

2012 年 1 月，腹部CT（见图 13-1）示回肠末段、盲肠及升结肠多处管壁增厚，未见腹腔脓肿；肠镜（见图 13-2）示距肛门50cm处结肠黏膜充血水肿，呈铺路石样改变，取病理组织块 3 块，前方管腔狭窄，进镜困难，余大肠黏膜光滑，散在出血点；肠镜取样病理回报（见图 13-3）提示黏膜腺体规则，间质大量慢性炎症细胞浸润，未见肉芽肿样病变。

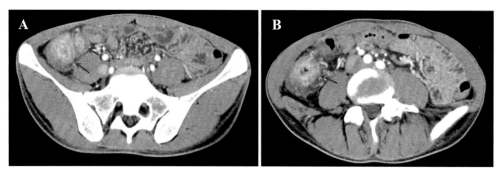

图 13-1　腹部CT（2012 年 1 月）。图 A：回肠末段及盲肠管壁增厚（箭头所指）；图 B：升结肠管壁增厚（箭头所指）

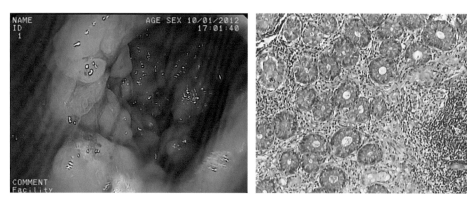

图 13-2　肠镜（2012 年 1 月）：距肛门 50cm 处管腔狭窄，呈铺路石样改变

图 13-3　肠镜肠黏膜病理：间质大量慢性炎症细胞浸润（HE 染色，200×）

　　2012 年 8 月，腹部CT（见图 13-4A 和 B）提示患者肠壁增厚较前明显好转，水肿减轻；肠镜（见图 13-4C 和 D）提示回盲部变形，有白色瘢痕，见数枚息肉，腺管开口Ⅱ型。

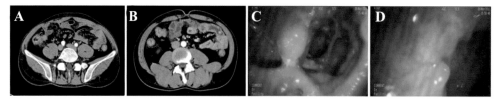

图 13-4　影像学检查（2012 年 8 月）。图 A 和 B：腹部 CT 提示肠壁增厚（箭头所指），水肿减轻；图 C 和 D：肠镜提示回盲部变形，见数枚息肉，腺管开口Ⅱ型

　　2015 年 3 月，患者再次出现右下腹包块，腹部增强CT（见图 13-5A）提示回盲部及邻近升结肠管壁增厚、水肿改变。肠镜（见图 13-5B）提示回肠末段狭

窄，回盲部多发溃疡及铺路石改变。

2016 年 12 月，肠镜（见图13-6）：回盲部严重变形，可见多发白色瘢痕，进入回肠末段困难，近回盲部的升结肠黏膜呈铺路石样改变。

2019 年 4 月，腹部CT（见图13-7A 和 B）：回盲部及邻近升结肠管壁增厚、水肿，周围可见少量渗出，部分淋巴结增大；肠镜（见图13-7C）：升结肠中段至回盲部管腔变形，黏膜增生不平，散在糜烂及浅溃疡。

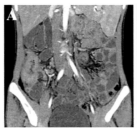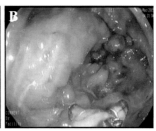

图 13-5　影像学检查（2015 年 3 月）。图 A：腹部增强 CT 提示回盲部及邻近升结肠管壁增厚、水肿（箭头所指）；图 B：肠镜提示回肠末段狭窄，回盲部多发溃疡及铺路石改变

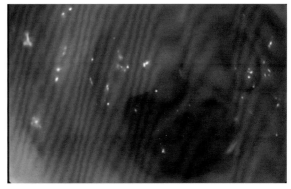

图 13-6　肠镜（2016 年 12 月）：回盲部变形

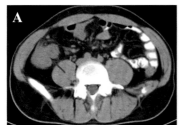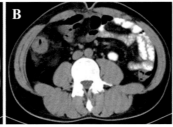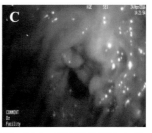

图 13-7　影像学检查（2019 年 4 月）。图 A 和 B：腹部 CT 提示肠壁增厚；图 C：肠镜提示管腔变形，散在糜烂及溃疡

2019 年 8 月，患者病情平稳，腹部CT（见图13-8A 和 B）示较前好转，回盲部管壁增厚水肿减轻；升结肠管壁增厚明显减轻，周围渗出较前减少。肠镜（见图13-8C 和 D）示：升结肠中段至回盲部管腔变形，黏膜呈息肉样增生隆起；回肠末段黏膜充血，散在点状糜烂。

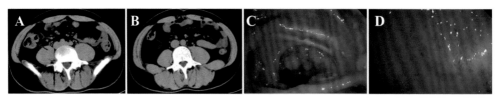

图 13-8　影像学检查（2019 年 8 月）。图 A 和 B：腹部 CT 提示肠壁增厚明显减轻；图 C 和 D：肠镜提示升结肠中段至回盲部管腔变形，黏膜呈息肉样增生隆起；回肠末段黏膜充血，散在点状糜烂

## 入院辅助检查

2020 年 7 月，患者行系列影像学复查。

腹部 CT（见图 13-9A）：脐下偏右侧空肠壁局限增厚，厚度 15mm，范围 25mm，多发肿大淋巴结。

消化道造影（见图 13-9B）：上段空肠明显积液扩张，黏膜略增粗，碘剂行至右下腹空肠受阻，管腔偏心性狭窄，见不规则充盈缺损样影，逆蠕动频繁，间断复查至 2.5 小时后，该处仍明显梗阻，见少量碘剂进入远端空肠。

腹部超声：右下腹小肠管壁局限性增厚，管壁较厚处约 1.29cm，管壁层次显示模糊，累及长度范围约 3.8cm，宽约 3.3cm，CDFI 可检出少许血流信号（见图 13-9C）；病变处管腔明显狭窄，近端肠管扩张，宽约 4.9cm，远端肠管未见明显异常（见图 13-9D）。

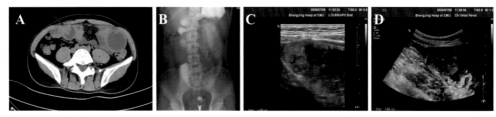

图 13-9　影像学检查（2020 年 7 月）。图 A：腹部 CT 提示脐下偏右侧空肠壁局限增厚；图 B：消化道造影上段空肠明显积液扩张，黏膜略增粗，碘剂行至右下腹空肠受阻，管腔明显偏心性狭窄，见不规则形充盈缺损样影，逆蠕动频繁；图 C：腹部超声提示右下腹小肠管壁局限性增厚，CDFI 可检出少许血流信号；图 D：腹部超声提示病变处管腔明显狭窄，近端肠管扩张，远端肠管未见明显异常

## 放射科意见

腹部 CT 阅片见梗阻部位在空肠，考虑空肠周围束带引起的闭襻性肠梗阻

可能性大，可见空肠壁水肿，但未见肠坏死改变。需要完善腹部增强CT检查除外空肠恶性病变，但患者有造影剂过敏史，行增强CT过敏风险大。从影像学角度看，内科保守治疗无法解决肠梗阻，有手术治疗指征。

### 结直肠外科意见

患者现肠梗阻诊断明确，有手术指征；但梗阻原因不明，向患者家属交代，若术中见纤维狭窄肠管或占位性病变，需要手术切除。

### 消化科意见

患者既往克罗恩病诊断明确，新发腹痛腹胀，呕吐物混合胆汁，结合腹部CT、超声及消化道造影检查，考虑为空肠梗阻所致。目前梗阻原因不明，考虑如下原因：①束带导致机械性肠梗阻；②克罗恩病导致的纤维性狭窄；③小肠占位性病变。建议外科探查，若术中证实由束带引起的肠梗阻，则单纯行松解术即可；若存在空肠纤维狭窄或占位性病变，则需切除病变肠管。

### 病理科会诊意见

术中探查：距十二指肠悬韧带70cm小肠有一缩窄型肿物，右半结肠表面、乙状结肠表面见多发种植转移结节，术中病理为恶性，切除病灶小肠约20cm及邻近大网膜。

手术标本大体病理：大网膜切面黄白，部分粉白质脆（见图13-10A）；小肠肠管（见图13-10B）17cm、直径3～5cm，见直径约4.5cm的一菜花样肿物，灰白质脆，浸润全层。镜下病理（见图13-10C和D）见小肠癌细胞腺样筛网状排列，部分见黏液湖，浸润生长。免疫组化（见图13-10E至G）：S-100见神经侵犯；CD34、D2-40未见明显脉管瘤栓。病理诊断：小肠腺癌，部分为黏液腺癌，浸润至浆膜脂肪层，大网膜转移癌，肠系膜淋巴结未见转移（0/12），MLH1（＋），PMS（＋），MSH2（＋），MSH6（＋）。提示：该例未检测到错配修复蛋白表达缺失，建议进一步行RAS、BRAF基因检测。

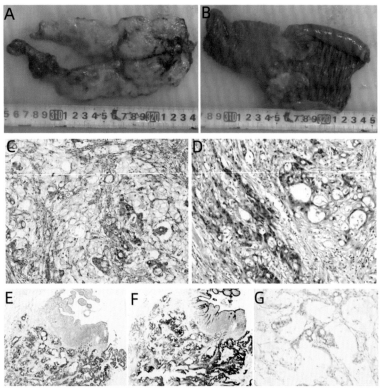

图 13-10　手术标本病理。图 A：手术切除的大网膜；图 B：手术切除的小肠肠管，菜花样肿物（直径约 4.5cm）；图 C（HE 染色，100×）＋图 D（HE 染色，200×）：小肠癌细胞腺样筛网状排列，部分见黏液湖，浸润生长；免疫组化：图 E（40×）CK7（＋），图 F（40×）CD20（＋），图 G（400×）SATB2（弱＋）

## 最终诊断

克罗恩病；空肠腺癌伴大网膜转移。

## 后续随访

该患者口服沙利度胺 50mg/d 控制克罗恩病。术后应用伊立替康＋替吉奥化疗 9 次。停药半年后复查，腹腔淋巴结增大，启用奥沙利铂＋卡培他滨＋贝伐珠单抗方案化疗 6 次。

2022 年 5 月，患者因鲜血便再次入院。复查肠镜：回肠末段新发溃疡，回盲部至升结肠多发糜烂及增生不平（见图 13-11A），符合克罗恩病改变；直肠距肛门 5 → 10cm 多发糜烂，黏膜水肿严重（见图 13-11B）。病理提示直肠黏膜内腺癌（见图 13-12A 和 B）。免疫组化（见图 13-12C 至 F）：CK20（＋）；CDX-2（＋）；villin（＋）；SATB2（少许弱＋）；CK7（＋）。

患者既往无直肠克罗恩病病灶，结合病理免疫组化改变，倾向直肠癌为小肠癌转移来源。治疗方案：建议用乌司奴单抗控制克罗恩病病情，患者拒绝。继续沙利度胺治疗。启用奥沙利铂＋卡培他滨方案化疗 5 次。

2023 年 1 月，规律化疗期间，患者再次便血入院。腹部 CT（见图 13-13A 和 B）：直肠上段至乙状结肠壁较前增厚，升结肠、回盲部、回肠末段、盲肠及阑尾壁多发不规则增厚，周围渗出及小淋巴结。结肠镜（见图 13-13C 和 D）：回肠末段 2cm 处见一溃疡，大小约为 0.6cm×0.4cm。直肠距肛门 5 → 10cm 黏膜隆起，表面糜烂。病理：（回肠）黏膜内腺癌。病理（见图 13-13E 和 F）提示：（直肠）高级别上皮内瘤变，不除外恶变。

治疗方案：继续化疗，沙利度胺口服。

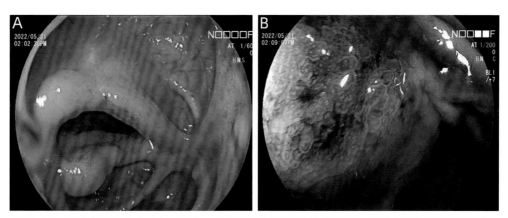

图 13-11　肠镜（2022 年 5 月）。图 A：回盲部及升结肠近回盲部变形，黏膜水肿糜烂及增生不平；图 B：直肠距肛门 5 → 10cm 黏膜水肿严重，表面糜烂

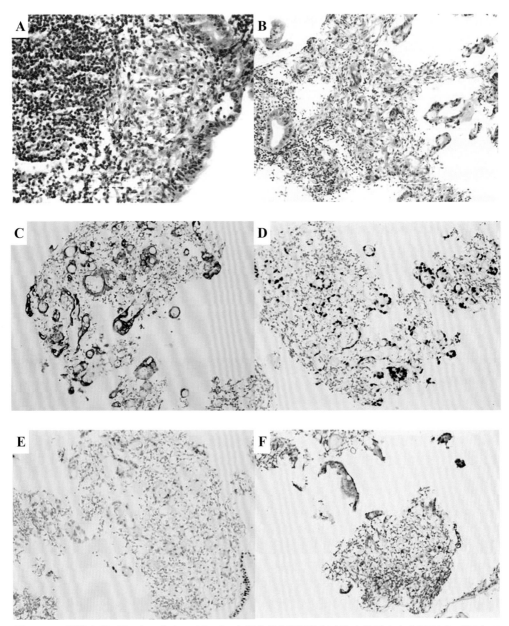

图 13-12　黏膜病理。图 A（HE 染色，400×）：（回盲部）肠黏膜炎症改变伴微小肉芽肿形成；图 B（HE 染色，400×）（直肠）黏膜内腺癌。免疫组化（均为 400×）：图 C：CK20（＋）；图 D：CDX-2（＋）；图 E：SATB2（少许弱＋）；图 F：CK7（＋）

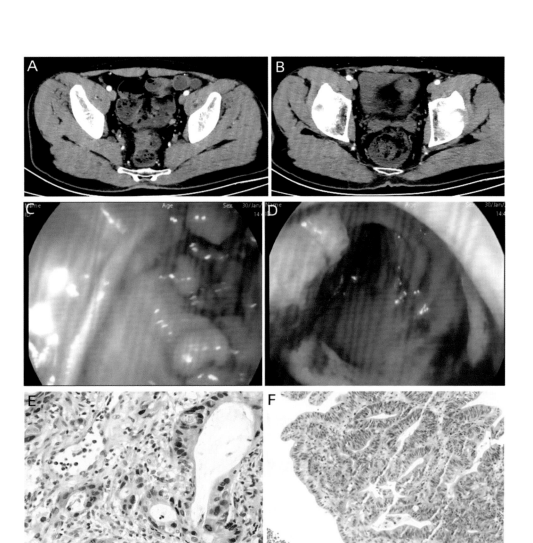

图 13-13　影像学及病理（2023 年 1 月）。图 A 和 B：腹部 CT 示乙状结肠壁较前增厚，直肠上段较前增厚；图 C：肠镜回肠末段；图 D：肠镜直肠距肛门 5→10cm；图 E：组织病理（HE 染色，400×），（回肠）黏膜内腺癌；图 F：组织病理（HE 染色，200×），（直肠）高级别上皮内瘤变

## 讨　论

　　患者基础疾病为克罗恩病，应用英夫利昔单抗联合硫唑嘌呤治疗后，病情得以控制。2020 年 7 月，患者出现小肠梗阻，手术病理确诊空肠腺癌伴大网膜转移，术后规律化疗，沙利度胺口服控制克罗恩病，但患者小肠癌及克罗恩病均进展。2022 年 5 月，患者出现鲜血便，肠镜检查提示直肠多发糜烂，病理疑诊直肠癌，空肠转移可能性大，再次化疗；回肠末段新发溃疡，病理提示炎症，

建议用乌司奴单抗治疗，但患者拒绝，继续应用沙利度胺控制病情。2023 年 1 月，患者回肠末段溃疡癌变，考虑为克罗恩病控制不佳继发癌变。

克罗恩病患者，尤其是小肠受累患者，罹患小肠癌的风险增加，以小肠腺癌最为常见。该患者虽有克罗恩病病史，但未累及空肠和直肠，在克罗恩病控制较好的情况下新发空肠癌，考虑空肠癌为原发肿瘤。该患者连续应用硫唑嘌呤 7.5 年余，累计应用英夫利昔单抗 3.5 年，TNF-α 拮抗剂和硫嘌呤类药物联合治疗增加淋巴瘤的发病风险，但尚无证据证明其可以增加实体肿瘤的发病风险。一项 Meta 分析显示，克罗恩病与小肠癌风险增加近 10 倍相关。在亚组分析中，克罗恩病诊断年龄 ≥ 60 岁的患者发生小肠癌的风险似乎比诊断年龄 < 40 岁的患者更高。

2020 年 7 月，该患者诊断空肠黏液腺癌，右半结肠及乙状结肠表面多处种植转移结节。2022 年 5 月，患者的直肠腺癌，经免疫组化证实为小肠癌来源，非结肠癌来源；有回肠末段溃疡，但尚未癌变。2023 年 1 月，回肠末段腺癌考虑为回肠末段溃疡进展所致。因此，该患者的空肠癌与直肠癌来源一致，而回肠末段癌与克罗恩病控制不佳有关，与空肠癌无关。

## 参考文献

[1] Li H, Shu H, Zhang H, et al. Idiopathic myointimal hyperplasia of the mesenteric veins: a case report and scoping review of previously reported cases from clinical features to treatment[J]. Front Med (Lausanne), 2022, 9: 855335.

[2] Gordon H, Biancone L, Fiorino G, et al. ECCO Guidelines on inflammatory bowel disease and malignancies. J Crohns Colitis, 2023, 17(6): 827-854.

[3] Zhao R, Wan Q, Wu Y, et al. Crohn's disease instead of UC might increase the risk of small bowel cancer[J]. Gut, 2021, 70: 809-810.

中国医科大学附属盛京医院

周林妍 解莹 田丰

# Case 14

## 单基因炎症性肠病（A20 蛋白单倍剂量不足综合征）病例多学科讨论

患者，女性，29 岁，因"间断腹痛、腹泻 12 年"于 2018 年 12 月入院。

▶ **现病史**

患者从 2006 年开始出现复发性口腔溃疡、腹痛和腹泻。2010 年 8 月，因腹痛、腹泻就诊，查结核菌素 PPD 试验（2 ＋），结肠镜检查显示升结肠巨大溃疡伴肠腔狭窄，病理活检显示肠黏膜呈慢性炎症改变，考虑"肠结核"，予以四联抗结核药物口服治疗（异烟肼 0.3g qd，利福平 0.45g qd，乙胺丁醇 0.75g qd，吡嗪酰胺 0.5g tid）。

2011 年 3 月，患者上述症状未改善，且进展为升结肠巨大溃疡、肠梗阻和狭窄，活检显示肠黏膜呈慢性炎症改变，伴小片肉芽组织形成及大量炎症细胞浸润。由于药物治疗无法改善，患者于 2011 年 5 月行"腹腔镜右半结肠切除术"以解除梗阻，术后病理提示"肠道透壁炎症，肠系膜淋巴结反应性增生"。术后患者腹痛、腹胀缓解，未再诊治。

2018 年 12 月，患者上述症状再次出现，表现为间断脐周-右下腹腹痛，排稀水样便-糊状便，伴有复发性口腔溃疡，再次就诊。

▶ **既往史及家族史**

患者既往存在反复发作的口腔溃疡。患者父亲年轻时患有复发性口腔溃疡，患者弟弟从 4 岁起开始出现反复发热、口腔溃疡和皮肤结节性红斑样病变，仅采用漱口水等局部治疗，未使用免疫调节剂治疗。

## 实验室检查

血常规、血生化、凝血功能、尿便常规均正常，粪隐血（－），T-SPOT 和 PPD（－）。粪艰难梭菌毒素（＋），粪便培养、CMV、EBV 检测（－）。炎症指标升高（红细胞沉降率 25mm/h，hsCRP19.6mg/L），血清 IgG 升高（25.8g/L），IgM 正常范围，IgA 明显下降（IgA ＜ 0.07g/L），补体 C3、C4 正常。风湿免疫指标：抗核抗体 ANA 1：100，抗 α 胞衬蛋白抗体 IgG 可疑（＋）、IgA（－），可提取的核抗原 ENA、抗中性粒细胞胞浆抗体 ANCA、抗肾小球基底膜抗体 GBM、抗 $\beta_2$ 糖蛋白 1 抗体（IgG、IgA、IgM）、Coombs 实验、狼疮抗凝物（LA）均正常。

## 既往检查追溯

2010 年 8 月，结肠镜检查（见图 14-1）显示升结肠巨大溃疡伴肠腔狭窄。病理活检显示肠黏膜呈慢性炎症改变，考虑"肠结核"。

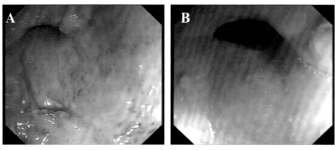

图 14-1　结肠镜检查（2010 年 8 月）：升结肠巨大溃疡伴狭窄。图 A：升结肠远端巨大凹陷性溃疡，局部黏膜呈堤状隆起，伴肉芽肿样改变，表面有白色分泌物附着，质脆，触之易出血。图 B：升结肠前扩张欠佳，呈明显狭窄

2011 年 3 月，结肠镜检查：患者症状未改善，且进展至升结肠巨大溃疡，肠梗阻和狭窄，活检显示肠黏膜呈慢性炎症改变，伴小片肉芽组织形成及多量炎症细胞浸润。

2018 年 12 月，胃镜提示慢性浅表性胃炎，结肠镜检查（见图 14-2）提示吻合口溃疡，并管腔狭窄。

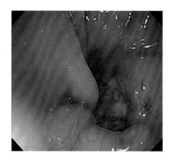

图 14-2　结肠镜（2018 年 12 月）：术后吻合口附近可见溃疡灶，伴管腔狭窄

为解除梗阻症状，明确结肠溃疡病因，该患者于 2010 年在腹痛反复发作后选择手术治疗，遂行腹腔镜右半结肠切除术。术中探查发现：横结肠溃疡并狭窄，升结肠近回盲部处大小约为 5cm×6cm 的肿块，似已侵犯全层，结肠系膜似可探及肿大淋巴结。术中诊断：升结肠肿块并狭窄。术后病理：肠壁慢性非特异性炎症，黏膜面溃疡形成伴大量炎性肉芽组织及纤维结缔组织增生。术后诊断：结肠梗阻，结肠狭窄伴炎症改变。术后腹痛、腹胀完全缓解。

2011 年，手术切除标本病理检查显示肠壁呈慢性非特异性炎症改变，肠道透壁炎症，炎症细胞浸润数量增加，隐窝消失，纤维组织增生，黏膜面溃疡形成，伴大量炎性肉芽组织及纤维结缔组织增生，未见结核性病变及其他明显异常。送检肠管两端切缘镜下未见异常，肠系膜淋巴结 10 枚，镜下呈反应性增生改变（见图 14-3）。

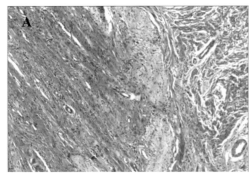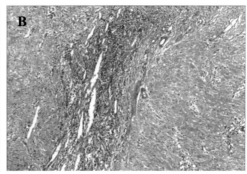

图 14-3　结肠手术切除标本病理（2011 年）示肠壁呈慢性非特异性炎症改变，肠道透壁炎症，炎症细胞浸润数量增加，隐窝消失，纤维组织增生，黏膜面溃疡形成，伴大量炎性肉芽组织及纤维结缔组织增生。图 A 和图 B 均为 HE 染色，400×

2018 年，IBD 会诊复片提示：升结肠黏膜固有层慢性炎症细胞增多，呈透壁性炎，炎症分布无特异性，黏膜下层及浆膜下层伴纤维组织增生，未见肉芽肿形成及异型增生。提示肠道溃疡为炎症性病变，但不符合典型克罗恩病病理表现，不符合典型血管炎表现。

2018 年，患者吻合口溃疡复发，结肠镜活检肠黏膜组织呈慢性炎症（活动期）改变伴局灶溃疡形成（见图 14-4）。

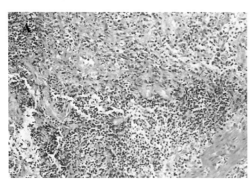
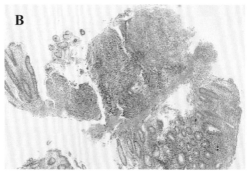

图 14-4　结肠镜活检肠黏膜病理（2018 年）：肠壁呈慢性非特异性炎症改变，黏膜面溃疡形成，伴大量炎性肉芽组织及纤维结缔组织增生，未见结核性病变及其他明显异常。图 A：HE 染色，400×；图 B：HE 染色，40×

## 放射科意见

　　2018 年，患者 CT 肠道造影（见图 14-5）：右半结肠术后改变，吻合口区，结肠肝曲及横结肠近端管壁明显增厚、强化，管腔变窄，狭窄病灶为一长度约 6cm 的长段狭窄，未见狭窄前扩张。考虑为炎性病变，肠系膜淋巴结增多。

　　磁共振血管成像（见图 14-6）：右侧胫后动脉远端及右侧足底动脉纤细；左侧胫后动脉未见显示；左侧足底动脉可见多发狭窄；右侧尺动脉、桡动脉中段局部纤细或狭窄。考虑多发动脉炎性狭窄。

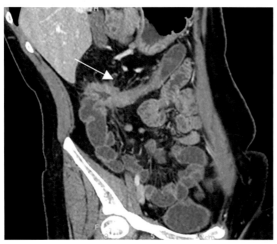
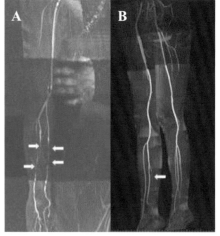

图 14-5　CT 肠道造影（2018 年）：右半结肠术后吻合口区、结肠肝曲、横结肠近端管壁明显增厚、强化，管腔变窄

图 14-6　磁共振血管成像（2018 年）：四肢血管多发动脉炎性狭窄。图 A：右侧尺动脉、桡动脉终端局部纤细或狭窄；图 B：右侧胫后动脉远端及右侧足底动脉纤细，左侧足底静脉可见多处狭窄

综上，考虑血管炎相关肠道病变，肠白塞病不除外，但长段狭窄在肠白塞病不典型。

## 风湿免疫科意见

患者曾因结核菌素试验 PPD（＋）行抗结核治疗，治疗后转阴（T-SPOT 阴性、PPD 阴性），但患者肠道症状持续。进一步查血清免疫球蛋白水平，IgA 水平较低（IgA<0.07g/L），抗核抗体 1∶100；抗 α 胞衬蛋白抗体 IgG 可疑（＋），IgA（－），考虑 IgA 缺乏症（IgAD）。需进一步明确导致 IgA 缺乏的原因。

由于患者不存在免疫抑制药物的使用、感染、肿瘤等继发性原因，IgA 缺乏与血管炎和白塞病之间关系的报道较少，考虑基因缺陷所致，建议行基因测序以明确。

根据全外显子测序 WES 结果，结合患者表现、文献复习寻找致病变异，推测 *TNFAIP3* 基因杂合突变（c.305A>G，p. Asn 102 Ser）为患者的有害突变，且经过 Sanger 测序和编码蛋白检测证实该突变为患者的致病突变。通过对患者家系的一代基因测序（Sanger 测序），发现在其父亲和弟弟存在 *TNFAIP3* 基因相同位点的突变（见图 14-7）。

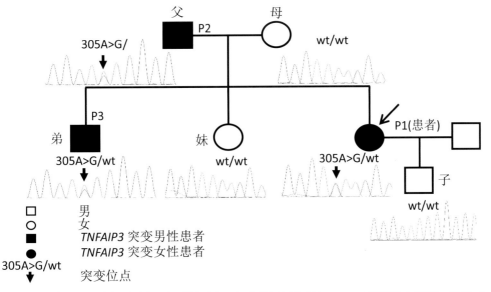

图 14-7　全外显子测序：患者（ P1 ）及其父亲（ P2 ）、弟弟（ P3 ）均存在 *TNFAIP3* 基因杂合突变（ c.305A>G, p. Asn 102 Ser ）

### 消化内科意见

该患者为女性，间断腹痛、腹泻 12 年，既往有多年口腔溃疡病史，肠镜检查提示升结肠溃疡并狭窄，手术切除病灶后提示慢性炎症，呈透壁性，无典型克罗恩病及血管炎病理特点。手术后症状缓解 8 年。症状再发时肠镜检查可见吻合口复发性溃疡。MRA 检查可见四肢血管有血管炎样改变，故结合血管炎及复发性肠道溃疡＋复发性口腔溃疡，该患者肠白塞病不能排除。

该患者实验室检查中出现选择性 IgA 缺乏的表现，即在血清 IgG 及 IgM 正常的情况下，IgA 明显降低，这种类型的免疫缺陷常与基因变异有关，结合患者青少年发病、病程长、肠道溃疡、出现肠腔狭窄、病变呈长节段等与初始诊断"肠白塞病"不相符的临床特点，在排查患者继发性免疫缺陷病因后，采用全基因组外显子测序分析，检出该患者 *TNFAIP3* 基因杂合错义突变，且家系中有该基因相同位点突变者亦存在症状较轻的复发性口腔溃疡、发热等病史，提示该患者存在 *TNFAIP3* 基因杂合变异所致 A20 蛋白单倍剂量不足综合征。

### 最终诊断

*TNFAIP3* 基因杂合变异——A20 蛋白单倍剂量不足综合征（A20 haploinsufficiency，HA20）；IgA 缺乏症（IgAD）；肠道艰难梭菌感染。

### 治疗及预后

经对症支持治疗后，予以口服糖皮质激素 1mg/（kg·d），并逐渐减停，沙利度胺（该患者最大耐受剂量）50mg/d，腹泻症状缓解。患者用药后 3 个月内随访，腹泻次数减少，腹痛症状减轻。治疗半年后，患者肠镜较前稍有改善，但仍有肠腔明显狭窄，狭窄处黏膜充血水肿，表面糜烂，未见明显溃疡。IgA 有所升高但未恢复到正常水平（IgA 0.26g/L，IgG 19.3g/L，IgM 0.73g/L）。

### 讨 论

该患者临床表现类似于肠白塞病（Behcet's disease，BD），包括肠道吻合口的复发性溃疡、复发性口腔溃疡和四肢血管炎；肠白塞病的典型肠道溃疡是位于回盲部的椭圆形溃疡，通常深而边界不连续，数量一般不超过 5 个。然而，该患者结肠溃疡不是典型的肠白塞病溃疡形态，且呈长节段病变，并出现肠道狭窄及梗阻，其肠道溃疡不典型。同时，患者在 IgG 和 IgM 正常的情况下，出现持续性 IgA<0.07g/L，符合选择性 IgA 缺乏症（selective IgA deficiency，sIgAD）的诊断。

选择性 IgA 缺乏症多为基因异常所致，可以并发炎症性肠病、白塞病等自身免疫性疾病，及复发性感染和过敏性疾病。此外，该患者家系中另外两名直系亲属也有口腔溃疡或皮肤红斑样非特异性病变。结合该患者不典型的肠道炎症性病变、家族史及 sIgAD 等可能与基因异常相关的临床特点，进行全基因外显子测序及分析。

全基因外显子测序分析显示的 *TNFAIP3* 杂合突变所导致的 A20 单倍体不足（HA20），可以表现出与许多自身免疫性疾病相似的症状，包括白塞病、类风湿关节炎和系统性红斑狼疮，也有可能影响 B 细胞向分泌 IgA 的浆细胞分化，从而影响 IgA 的产生。

本例由 *TNFAIP3* 缺陷引起的肠白塞病样表现属于单基因炎症性肠病。单基因炎症性肠病是指由单基因遗传变异引起的、临床表现为炎症性肠病（如克罗恩病、溃疡性结肠炎、IBDU）或肠白塞病表型且具有高外显率的疾病。虽然传统的肠白塞病是一种多基因疾病，但越来越多的罕见单基因疾病也有类似肠白塞病肠炎的报道。单基因炎症性肠病患者通常发病年龄小，病情严重且难治，常合并复杂的肠外表现，其诊断主要依靠分子诊断以及多学科团队合作。

目前，HA20 的治疗主要针对自身炎症进行，大多数患者对皮质类固醇治疗有应答，其他治疗包括免疫抑制剂（氨甲蝶呤、环孢菌素、沙利度胺等）、细胞因子抑制剂和单克隆抗体。部分患者对秋水仙碱反应良好。有报道称对患者采用造血干细胞移植治疗，但在 18 个月后症状复发。为此，我们对患者使用糖皮质激素和沙利度胺联合治疗，患者反应良好，症状改善。

对于发病年龄较小，有家族史，缺乏典型临床表现及内镜下肠道溃疡形态，病程严重及难治，有肠外合并症的肠白塞病样症状患者，可以考虑进行全基因组测序或全基因组外显子测序分析，寻找其可能为单基因炎症性肠病的致病基因，以明确诊断。

## 参考文献

[1] Lee HJ, Cheon JH. Optimal diagnosis and disease activity monitoring of intestinal Behcet's disease [J]. Intest Res, 2017, 15(3): 311-317.

[2] Songh K, Chang C, Gershwin ME. IgA deficiency and autoimmunity[J]. Autoimmun Rev, 2014, 13(2): 163-177.

[3] Chen Y, Ye Z, Chen L, et al. Association of clinical phenotypes in haploinsufficiency A20 (HA20) with disrupted domains of A20[J]. Front Immunol, 2020, 11: 574992.

[4] Chen Y, Huang H, He Y, et al. A20 haploinsufficiency in a chinese patient with intestinal Behcet's disease-like symptoms: a case report[J]. Front Immunol, 2020, 11: 1414.

[5] Fagarasan S, Kawamoto S, Kanagawa O, et al. Adaptive immune regulation in the gut: T cell-dependent and T cell-independent IgA synthesis[J]. Annu Rev Immunol, 2010, 28: 243-273.

[6] Kammermeier J, Lamb CA, Jones KDJ, et al. Genomic diagnosis and care co-ordination for monogenic inflammatory bowel disease in children and adults: consensus guideline on behalf of the British Society of Gastroenterology and British Society of Paediatric Gastroenterology, Hepatology and Nutrition [J]. Lancet Gastroenterol Hepatol, 2023, 8(3): 271-286.

[7] Nambu R, Warner N, Mulder DJ, et al. A systematic review of monogenic inflammatory bowel disease[J]. Clin Gastroenterol Hepatol, 2022, 20(4): e653-e663.

华中科技大学同济医学院附属同济医院

王 君 肖 芳

# Case 15

## 肠系膜炎性静脉阻塞性疾病病例多学科讨论

患者，男性，46岁，已婚，因"间断腹胀、腹泻4月余"于2022年7月4日收入西京医院消化科。

▶ **现病史**

2022年3月，患者于外院行脑膜瘤手术，术后出现腹泻，7～8次/日，黄色不成形稀便，无黏液脓血；自服"泻立停"，症状无缓解，大便次数逐渐增加至10余次/日，多为水样便，伴腹胀，发热，体温最高39℃。当地医院腹部增强CT示：直肠、乙状结肠、降结肠肠壁不均匀增厚，邻近脂肪间隙浑浊，炎症性改变，横结肠及右半结肠扩张并积气积便，提示结肠不全梗阻。肠镜示：进镜30cm，肠腔水肿明显，触之易出血，故退镜，乙状结肠可见广泛溃疡及增生性息肉，并可见假膜附着，距肛缘17cm可见凹陷，冲洗后局部似窦道，直肠黏膜光滑。当地诊断为溃疡性结肠炎，给予美沙拉秦4g/d、康复新液、灌肠等治疗后，患者腹胀逐渐减轻，大便减少至4～5次/天。出院后以美沙拉秦4g/d维持治疗，大便仍不成形，2～4次/日。

2022年4月，外院复查肠镜：进镜20cm可见肠腔狭窄，局部固定，镜身难以通过，距肛缘16cm可见局部黏膜凹陷，肛侧可见一不规则溃疡，局部黏膜增生，直肠可见散在黄绿苔附着，冲洗后可见直肠黏膜水肿明显，触之易出血。病理提示炎性坏死组织，未见上皮成分。因肠腔狭窄，镜身难以通过，遂给予灌肠造影：造影剂依次充盈直肠、乙状结肠、降结肠、横结肠、升结肠及盲肠；直肠充盈可，壁毛糙，内可见多发类圆形充盈缺损，呈鹅卵石样改变；

直乙交界处明显狭窄，最宽径约 5mm，管壁僵硬，其近端局部肠管呈囊袋状改变，未见造影剂外溢；乙状结肠及降结肠结肠袋消失，肠壁不规整，肠管变细并僵直，肠腔内可见多发充盈缺损，病变累及至结肠脾曲，结肠肝曲至升结肠肠壁光整；阑尾显影，长约 35mm，僵硬固定，内可见充盈缺损。外院诊断意见：溃疡性结肠炎；直乙交界处狭窄，恶性不除外；阑尾炎可能。继续美沙拉秦维持治疗，大便仍 4~5 次/日。

2022 年 5 月，患者在无明显诱因下出现腹部胀痛，停止排便、排气，外院考虑"肠梗阻"，给予禁食、胃肠减压、灌肠、输血等治疗后，症状好转。同年 6 月，患者再次出现肠梗阻。腹部 CT 示（见图 15-1）：直肠、乙状结肠肠壁增厚，以降结肠、乙状结肠交界为著，继发以上结肠及下腹部部分小肠肠管扩张并积液，结肠内见多个宽大气液平。肠镜（见图 15-2）进镜至距肛门 20cm 处见一环周狭窄灶，镜身勉强通过，表面黏膜糜烂及充血水肿，狭窄环后壁见肠腔扩张明显，以上大量粪便，退镜。再次禁食，予以胃肠减压、灌肠等治疗，症状好转。为进一步治疗，于 2022 年 7 月 4 日以"结肠溃疡伴狭窄"收入我科。患者既往 2 型糖尿病病史 4 年，胰岛素控制血糖尚可。

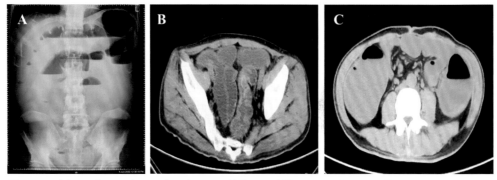

图 15-1　腹部 CT（2022 年 4 月）：直肠、乙状结肠肠壁增厚，以降结肠、乙状结肠交界为著，继发以上结肠及下腹部部分小肠肠管扩张并积液，结肠内见多个宽大气液平

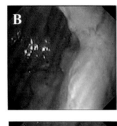 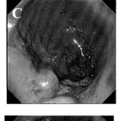 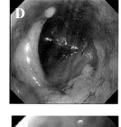 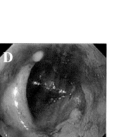

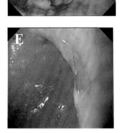 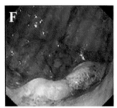 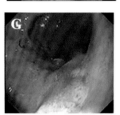 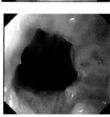

图 15-2　结肠镜（2022 年 5 月）。图 A、图 C 至图 D、图 F 至图 H：乙状结肠；图 B、图 E：直肠

▶ **入院查体**

患者生命体征平稳，发育正常，营养中等，神志清楚。全身皮肤、黏膜无黄染，未见皮疹、结节。双肺呼吸音清，未闻及明显啰音。心律齐，未闻及病理性杂音，未闻及心包摩擦音。腹平软，左下腹压痛，反跳痛阳性，无肌紧张，全腹未触及包块。腹部移动性浊音阴性，听诊肠鸣音正常。体温 36.3℃，心率 90 次/分钟，呼吸 19 次/分钟，血压 93/61mmHg，体重 55kg，BMI 19.0kg/m$^2$。

▶ **辅助检查**

血常规：白细胞计数 3.62×10$^9$/L，血红蛋白 94g/L，血小板计数 275×10$^9$/L；尿常规未见异常；大便常规：OB 阴性，转铁蛋白阳性；生化：白蛋白 28.3g/L，血糖 5.5mmol/L，肾功能、血脂、离子五项未见异常；感染指标：红细胞沉降率 64mm/h，超敏 C 反应蛋白 26.1mg/L；结核相关：T-SPOT（－）；感染相关：艰难梭菌、TORCH 核酸、EBV 系列未见明显异常；自身抗体系列：抗 ScL-70 抗体弱阳；凝血功能：D-二聚体 1.41mg/L，肿瘤标志物等未见明显异常。

2022 年 6 月 23 日，我院急诊肠道双源 CT（见图 15-3）示：①升结肠、降结肠、乙状结肠肠壁炎性增厚，以降结肠远段、乙状结肠为著，并肠腔狭窄，其近端结肠扩张积粪；②回肠肠壁节段性轻度增厚；③盆腔少量积液。

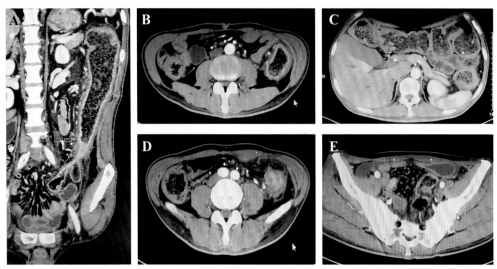

图 15-3　肠道双源 CT（2022 年 6 月 23 日）。图 A：结肠梗阻明显，狭窄肠管近端扩张显著；图 B 和图 C：升结肠、降结肠、乙状结肠肠壁炎性增厚，以降结肠远段、乙状结肠为著，并肠腔狭窄，其近端结肠扩张积粪；图 D：回肠肠壁节段性轻度增厚；图 E：盆腔少量积液

2022 年 7 月 7 日本院肠镜（见图 15-4）示：进镜约 25cm 可见肠腔环形狭窄，狭窄段周围黏膜充血、水肿、糜烂，更换小肠镜仍无法通过。内镜诊断：乙状结肠狭窄。病理（见图 15-5）提示：（距肛门 25cm）黏膜慢性炎急性活动伴腺体及间质增生，局部血管增生扩张，未查见明确恶性证据。

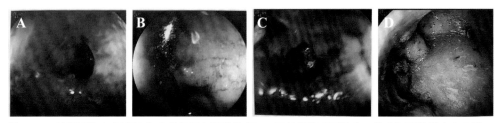

图 15-4　结肠镜检查（2022 年 7 月 7 日）进镜约 25cm 可见肠腔环形狭窄，狭窄周围黏膜充血水肿、糜烂，更换小肠镜仍无法通过。图 A 和图 B：降结肠；图 C：乙状结肠；图 D：直肠

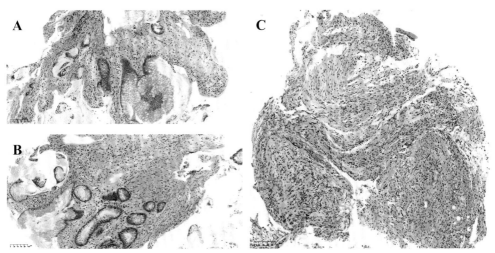

图 15-5 病理检查（2022 年 7 月 7 日）。图 A 和图 B：腺体及间质增生，局部血管增生扩张；图 C：黏膜慢性炎急性活动，未查见明确恶性证据（图 A～C 均为 HE 染色，20×）

## 病理科意见

患者在我院共进行 2 次肠道黏膜活检。2022 年 7 月 7 日，距肛门 25cm 肠镜活检病理示：黏膜慢性炎急性活动伴腺体及间质增生，局部血管增生扩张，未查见明确恶性证据。2022 年 8 月 4 日，患者行部分结肠切除术、降结肠造瘘术后，手术病理光镜所见：黏膜内大量中性粒细胞、淋巴细胞、浆细胞浸润，肉芽组织增生。病理诊断：（结肠）黏膜化脓性炎伴溃疡形成，局部浆细胞增生显著，免疫组化未提示明确肿瘤性证据，符合溃疡。后经临床和患者要求，病理复阅切片：形态学为慢性活动性肠炎伴广泛溃疡形成，除溃疡区域外，黏膜及黏膜下结构改变显著，但炎症反应较轻，肠系膜侧可见静脉炎和静脉壁偏心性增厚现象，增厚部分可见纤维肌性成分，上述形态学提示为肠系膜静脉炎及其所致的继发性改变。

## 影像科意见

患者在我院共进行 2 次肠道CT检查。2022 年 6 月 23 日，我院全肠道成像示：升结肠、降结肠、乙状结肠肠壁炎性增厚，以降结肠远段、乙状结肠为著，并肠腔狭窄，其近端结肠扩张积粪；回肠肠壁节段性轻度增厚；盆腔少量积液。

通过影像合成可见结肠梗阻明显，狭窄肠管近端扩张显著。2022 年 7 月 22 日肠道双源CT示：降结肠局限管壁增厚狭窄、梗阻，以上层面肠管扩张、积液、积气；盆腔少许积液。结肠梗阻诊断可明确。

## 诊　断

肠系膜炎性静脉阻塞性疾病（特发性肠系膜静脉肌内膜增生）。

## 治疗及预后

患者入院后完善血尿粪常规、肝肾功能、凝血功能、离子、血糖、血脂、术前感染四项、病毒系列等实验室检查，结合患者临床病史，最初考虑炎症性肠病可能性大，克罗恩病不除外。临床积极完善肠镜，以及病理诊断、影像学等全面检查，提示降结肠、乙状结肠狭窄，狭窄原因未明，经阅片，不能除外缺血性肠病可能。治疗上暂给予美沙拉秦 4g/d，丹参改善循环，补充白蛋白、营养支持对症治疗。2022 年 7 月 22 日，复查肠道双源CT（见图 15-6）示：降结肠局限管壁增厚狭窄、梗阻，以上层面肠管扩张、积液、积气；盆腔少许积液。考虑患者病程中多次出现肠梗阻表现，内科治疗效果欠佳，建议外科手术治疗，解除局部狭窄。2022 年 8 月 4 日，行腹腔镜探查、部分结肠切除术、降结肠造瘘术。手术切除肠管大体病理（见图 15-7）示：肠管长 12cm，直径 2～4cm，肠腔局部狭窄闭塞，切面灰

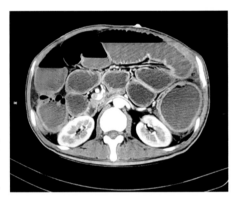

图 15-6　肠道双源 CT（2022 年 7 月 22 日）：降结肠局限管壁增厚狭窄、梗阻，以上层面肠管扩张、积液、积气；盆腔少许积液

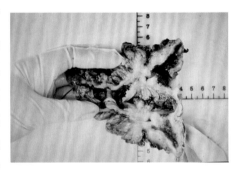

图 15-7　手术切除肠管大体病理（2022 年 8 月 4 日）：切除肠管长 12cm，直径 2～4cm，肠腔局部狭窄闭塞，切面灰白质硬，局部腔面可见坏死内容物，面积为 3cm×2.5cm

白质硬，局部腔面可见坏死内容物，面积为 3cm×2.5cm。手术样本病理光镜所见（见图 15-8）：黏膜内大量中性粒细胞、淋巴细胞、浆细胞浸润，肉芽组织增生。病理诊断：（结肠）黏膜化脓性炎伴溃疡形成，局部浆细胞增生显著，免疫组化未提示明确肿瘤性证据，符合溃疡。病理复阅切片意见：形态学为慢性活动性肠炎伴广泛溃疡形成，除溃疡区域外，黏膜及黏膜下结构改变显著，但炎症反应较轻，肠系膜侧可见静脉炎和静脉壁偏心性增厚现象，增厚部分可见纤维肌性成分。上述形态学提示为肠系膜静脉炎及其所致的继发性改变。术后给予患者预防感染、雾化、补液、营养支持治疗。患者术后恢复顺利，精神、体力、睡眠可，尿管通畅，尿量可，造瘘口排气、排便可，无明显腹胀，无呕吐、发热。

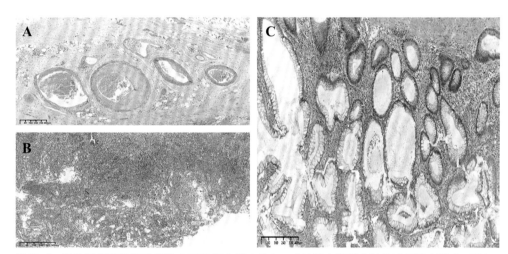

图 15-8　切除肠管组织病理光镜（2022 年 8 月 4 日）：（结肠）黏膜化脓性炎伴溃疡形成。图 A：黏膜内大量中性粒细胞、淋巴细胞、浆细胞浸润；图 B：黏膜慢性炎伴急性活动；图 C：黏膜化脓性炎伴溃疡形成，局部浆细胞增生显著（图 A～C 均为 HE 染色）

　　病理复阅切片意见：形态学为慢性活动性肠炎伴广泛溃疡形成，除溃疡区域外，黏膜及黏膜下结构改变显著，但炎症反应较轻，肠系膜侧可见静脉炎和静脉壁偏心性增厚现象，增厚部分可见纤维肌性成分。上述形态学提示为肠系膜静脉炎及其所致的继发性改变。

## 总　结

　　该患者为中年男性，既往有糖尿病病史。脑膜瘤术后发病，早期症状以腹泻为主，后期以肠梗阻为主。多次肠镜检查进镜20～30cm时镜身难以通过，乙状结肠环形狭窄伴溃疡，狭窄环后壁见肠腔扩张明显。多次腹部增强CT提示升结肠、降结肠、乙状结肠肠壁炎性增厚，以降结肠远段、乙状结肠为著，合并肠腔狭窄，继发以上结肠及下腹部部分小肠肠管扩张并积液，肠系膜动静脉无异常。灌肠造影显示直乙交界部明显狭窄，最宽径约5mm，管壁僵硬，其近端局部肠管呈囊袋状改变，乙状结肠及降结肠结肠袋消失，肠壁不规整，肠管变细并僵直。入我院经过多学科讨论后，建议外科手术解除肠道梗阻症状。术后大体样本可见肠腔局部狭窄闭塞。进一步探究患者结肠狭窄病因。炎症性肠病、肿瘤、缺血性肠道疾病（包括糖尿病血管病变、非闭塞性肠系膜缺血、缺血性肠炎）均可引起结肠狭窄。追问既往病史，患者在起病前并无腹泻、血便、腹痛、便秘病史。脑膜瘤手术后用药包括：枸橼酸舒芬太尼注射液，盐酸罗沙替丁醋酸酯（抑酸），注射用丙戊酸钠（抗癫痫），重酒石酸间羟胺注射液（升血压），重酒石酸去甲肾上腺素注射液（升血压），盐酸艾司洛尔注射液（控制心率），补充白蛋白、补钾等对症治疗。复阅病理切片，形态学提示为肠系膜静脉炎及其所致的继发性改变。

肠系膜炎性静脉阻塞性疾病（mesenteric inflammatory veno-occlusive disease，MIVOD）是肠系膜静脉及其内支流的血管炎，以淋巴细胞性或中性粒细胞性为主，病因尚不完全清楚，血管收缩剂的应用可能与其发病有一定关系。MIVOD可导致肠道缺血性损伤，进而可能引起结肠狭窄；血管病变是缺血唯一可证实的原因；临床表现以腹痛、恶心、呕吐和腹泻或血性腹泻为主，持续时间数天至数月。MIVOD的诊断只能根据切除标本的组织学检查来确认，血液检查缺乏诊断意义。其需与肠系膜上动脉（SMA）栓塞、SMA血栓形成、血管炎（白塞病、系统性红斑狼疮、克罗恩病）和肠系膜静脉血栓形成等进行鉴别。在一些MIVOD病例中，肠系膜静脉的肌层增生很明显。特发性肠系膜静脉肌内膜增生（idiopathic myointimal hyperplasia of mesenteric veins，IMHMV）表现为中-大管径肠系膜静脉和肠壁静脉管壁增厚，是一种以非炎症性、非血栓性闭塞为主要病理表现的肠道缺血性疾病。临床表现为腹痛、腹泻，便中带血，体重减轻；以直肠-乙状结肠受累最为常见；药物治疗无效，手术是目前唯一有效的治疗方法。IMHMV典型病理特征（见图15-9）：肠系膜静脉肌内膜增生，甚至静脉闭塞；毛细血管"动脉化"（黄色箭头）；内皮下纤维蛋白沉积（黑色箭头）；纤维蛋白血栓（蓝色箭头）。该患者肠道病变产生的原因有待我们进一步讨论。

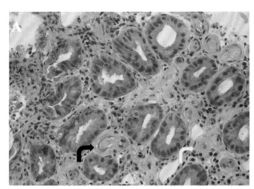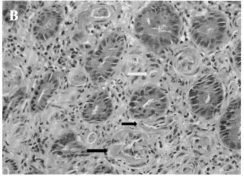

图 15-9　IMHMV 典型病理特征：肠系膜静脉肌内膜增生，甚至闭塞。图 A：内皮下纤维蛋白沉积（黑色箭头所示）；图 B：毛细血管"动脉化"（黄色箭头所示），纤维蛋白血栓（蓝色箭头所示）

## 参考文献

[1]　Flaherty MJ, Lie JT, Haggitt RC. Mesenteric inflammatory veno-occlusive disease. A seldom recognized cause of intestinal ischemia[J]. Am J Surg Pathol, 1994, 18(8): 779-784.

[2]　Hu JC, Forshaw MJ, Thebe P, et al. Mesenteric inflammatory veno-occlusive disease as a cause of acute abdomen: report of five cases[J]. Surg Today, 2005, 35(11): 961-964.

[3]　Yantiss RK, Cui I, Panarelli NC, et al. Idiopathic myointimal hyperplasia of mesenteric veins: an uncommon cause of ischemic colitis with distinct mucosal features[J]. Am J Surg Pathol, 2017, 41(12): 1657-1665.

空军军医大学西京医院

陈　迪　李瑞霞　赵宏亮　陈　玲

李增山　李世森　梁　洁

# Case 16

## 肠道血栓性微血管病病例多学科讨论

患者，男性，36岁，因"腹痛5月余，黏血便1月余"于2022年10月入院。

▶ **现病史**

2022年4月底，患者在无明显诱因下出现左下腹痛，NRS 1～2分；腹盆CT平扫无明显异常；结肠镜示距肛门约35cm以下黏膜明显充血、结节样改变，直肠黏膜光滑；病理提示（乙状结肠）间质疏松水肿。服中药2周后，腹痛减轻，但便次增多至3～4次/日。

2022年6月底，患者因白血病常规复查行PET-CT检查，结果提示降乙结肠交界区、乙状结肠、直肠壁均匀增厚，肠壁分层，条索样放射性摄取增高，$SUV_{max}$ 5.2；肠周系膜增厚，代谢增高，$SUV_{max}$ 3.8，考虑炎性。

2022年8月中旬，患者于油腻饮食后排白色黏液便，混有暗红色血丝，每日20余次，每次约5mL，逐渐变为洗肉水状，此外每日3～4次黄褐色成形软便，伴肛门坠胀感、排便费力感。查血常规、肝肾功能大致正常；D-二聚体600ng/mL，抗凝血酶Ⅲ（AT-Ⅲ）74%；CRP 47.21mg/L，ESR正常；抗核抗体（ANA）颗粒型（＋）1∶100，抗U1小核糖核蛋白抗体（抗U1-snRNP）（＋）；抗EBV早期抗原免疫球蛋白A抗体（EBEA-IgA）＞59.28AU/mL，抗EBV衣壳抗原免疫球蛋白A抗体（EBVCA-IgA）4.65AU/mL；EBV-DNA、CMV-DNA（－）；T-SPOT.TB（－）；盆腔增强CT：乙状结肠及直肠肠壁增厚；复查肠镜：较前次新见直肠黏膜弥漫肿胀呈紫红色，表面弥漫雪花状糜烂（见图16-1）；病理：（降乙状结肠、直肠）间质血管玻璃样变伴血栓形成，残存隐窝未见明显凋亡现象，特染刚果红（－）（见图16-2）。按"溃疡性结肠炎"予美沙拉秦治

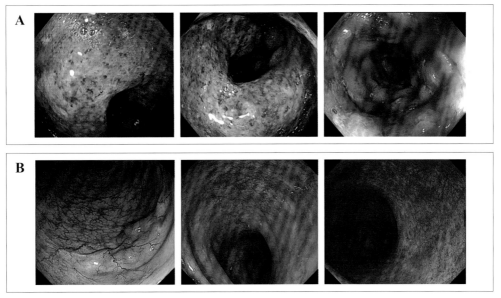

图 16-1　患者治疗前后结肠镜下表现。图 A（2022 年 8 月，治疗前）：距肛门约 35cm 以下黏膜明显充血、结节样改变，直肠黏膜弥漫肿胀呈紫红色，表面呈弥漫雪花状糜烂。图 B（2023 年 5 月，治疗后）：距肛门 25cm 乙状结肠可见异常曲张血管团，无红色征；远端乙状结肠、直肠黏膜血管纹理模糊、充血、轻度肿胀，肠腔无狭窄；余结肠黏膜无异常

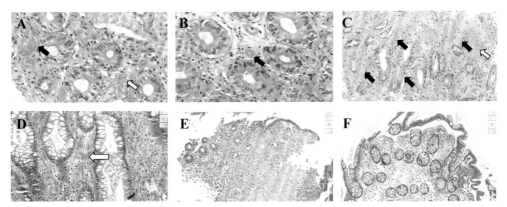

图 16-2　治疗前后肠镜活检病理结果。图 A～图 E 为 2022 年 8 ～ 10 月（治疗前）病理。图 A：微小血栓（黑箭头所示），变形红细胞及内皮细胞破坏脱离（空心箭头所示）；图 B：小血管壁玻璃样变（黑箭头所示）；图 C：小血管纤维素渗出沉积（黑箭头所示），内皮细胞损伤（空心箭头所示）；图 D：微小血栓（空心箭头所示）；图 E：隐窝破坏、固有膜玻璃样变。图 F（2023 年 5 月，治疗后）：结肠黏膜显慢性炎，未见明显活动性炎及典型缺血改变

疗，症状无好转；病理回报后考虑"缺血性肠病可能大，移植物抗宿主病不除外"，嘱禁食、禁饮，2022 年 9 月起，予以低分子量肝素钠 5000U 每日 1 次皮下注射＋前列地尔 10μg 每日 1 次静脉注射＋甲泼尼龙 40mg 每日 1 次静脉注射 3 天，并予以左氧氟沙星＋奥硝唑抗感染治疗，但患者上述症状仍无改善。此

后，患者进流质饮食为主，口服谷氨酰胺、益生菌并尝试中药治疗无效，排便费力，肛门坠胀感渐加重，肛门每日排20余次洗肉水样黏液，每5～6日排便1次。2022年9月，患者突发全腹痛，NRS 5～6分，伴恶心、肛门明显坠胀、排便费力，每10分钟左右有黏液经肛排出。腹部CT示乙状结肠及直肠肠壁增厚并其以上结肠扩张，考虑"不全肠梗阻"，予禁食、禁饮，胃肠减压，低分子量肝素钠5000U每日1次皮下注射治疗1周，左氧氟沙星抗感染；次日，患者排便后全腹痛减轻，但肛门排黏液、坠胀感、排便费力感无改善。为进一步诊治，收入我院。

病程中，患者精神、睡眠差，食欲食量下降，进流质饮食为主，有排尿末疼痛，大便情况如前所述，体重下降约12kg。

▶ **既往史**

2019年，患者因左侧丘脑梗死发现急性B淋巴细胞白血病（B-ALL），4程化疗后因急性肾损伤（AKI）行异基因造血干细胞移植（allo-HSCT），移植后因急性期口腔、皮肤移植物抗宿主病（GVHD）口服环孢菌素1年半，并口服芦可替尼至2022年5月（因肠道病变停用）；同时，移植后口服普纳替尼1年半，2022年6月末次复查提示B-ALL完全缓解（患者白血病相关治疗情况详见图16-3）。血尿酸升高4年。高血压病史3年，服用硝苯地平控制可。2019年化疗期间输注血小板数次，其中1次输注过程中出现颜面部皮疹。

▶ **入院查体**

患者生命体征平稳，BMI 20.7kg/m²，双侧颈部各可扪及1枚大小约2mm的淋巴结，活动度可，无压痛；腹平坦，未见胃肠型及蠕动波，左下腹可扪及质硬肠管，压痛及反跳痛阳性，肠鸣音活跃，约12次/分钟；肛诊：进指约6cm，所触肠壁凹凸不平，退指指套染少许浅黄色黏液。

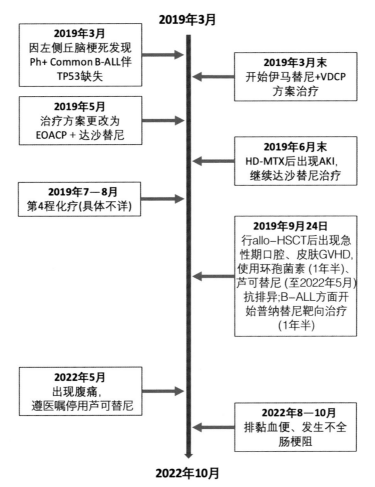

图 16-3  患者白血病诊疗经过图示。Ph + Common B-ALL：费城染色体阳性的普通型急性 B 淋巴细胞白血病；TP53：一种抑癌基因；VDCP：长春新碱＋柔红霉素＋环磷酰胺＋泼尼松；EOACP：依托泊苷＋长春新碱＋阿糖胞苷＋环磷酰胺＋泼尼松；HD-MTX：大剂量氨甲蝶呤；AKI：急性肾损伤；allo-HSCT：异基因造血干细胞移植；GVHD：移植物抗宿主病

**实验室检查**

血常规：白细胞计数 $5.92 \times 10^9$/L，淋巴细胞计数 $0.74 \times 10^9$/L，血红蛋白 133g/L，血小板计数 $218 \times 10^9$/L。

尿常规：尿蛋白（PRO）微量。

粪便常规：WBC、RBC（－），粪便隐血（＋）。

血生化：ALT 130U/L → 21U/L，AST 108U/L → 39U/L，γGT 116U/L → 63U/L，

前白蛋白（PA）164mg/L → 249mg/L，TBIL 31.9μmol/L → 6.7μmol/L，肌酐（Cr）、尿酸（UA）在正常范围内。

炎症指标：ESR 28mm/h → 14mm/h，hsCRP 35.9mg/L → 2.99mg/L。

凝血功能：纤维蛋白原（Fbg）3.91g/L → 2.41g/L，D-二聚体 1.34mg/L → 0.24mg/L FEU，PT、APTT 正常。

血液：BCR/ABL 融合基因检测（－）；血清蛋白电泳可疑 M 蛋白；血清免疫固定电泳（－）；血管性假性血友病因子抗原（vWF-Ag）245.7%；易栓 4 项、血管性血友病因子裂解酶（ADAMTS13）活性、含有 S 蛋白的补体 5b-9 复合物（sCb5-9）含量均正常；外周血涂片未见破碎红细胞；游离血红蛋白（FHb）3.8mg/dL。

免疫指标：ANA（＋）H 1∶80；抗中性粒细胞胞浆抗体（ANCA）（＋）P 1∶20；抗磷脂抗体谱（－），狼疮抗凝物（LA）1.06；类风湿因子（RF）63.7U/mL；免疫球蛋白及补体 IgG 17.42g/L，IgA 1.76g/L，IgM 0.62g/L，C3、C4 均在正常范围；白细胞介素 IL-6、IL-8、IL-10 在正常范围，抗肿瘤坏死因子 α（TNFα）13.5pg/mL。

感染指标：乙肝表面抗体（HBsAb）（＋）；EBV 衣壳蛋白 IgM 抗体（EBV-VCA-IgM）、弓形虫＋风疹病毒＋巨细胞病毒＋单纯疱疹病毒 IgM 抗体（TORCH-IgM）（－）；CMV-DNA、EBV-DNA ＜ 400 拷贝/mL；粪艰难梭菌毒素 A/B（CDAB）弱阳性；粪便细菌培养、真菌涂片、难辨梭菌培养（－）。

心脏功能：肌酸激酶同工酶（CK-MB）、肌钙蛋白 I（cTnI）、肌红蛋白（Myo）、N 末端 B 型利钠肽原（NT-proBNP）均在正常范围。

## 影像学检查

门静脉系统、肠系膜动脉彩超未见明显异常。

肠道彩超示降结肠远端、乙状结肠及直肠肠壁增厚，伴肠周小血管增多，符合缺血改变。

腹盆增强 CT ＋ CTA ＋ CTV：乙状结肠局部及直肠肠壁弥漫增厚伴黏膜面强化，病灶周围多发迂曲增粗血管影；腹腔内多发侧支循环形成（见图 16-4A）。

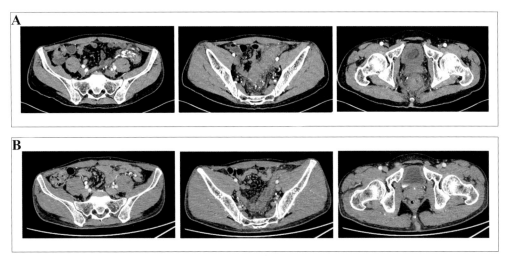

图 16-4 治疗前后腹盆增强 CT 结果。图 A：2022 年 10 月（治疗前），乙状结肠局部及直肠肠壁弥漫增厚伴黏膜面强化，病灶周围多发迂曲增粗血管影，腹腔内多发侧支循环形成；图 B：2023 年 5 月（治疗后），乙状结肠局部肠壁弥漫增厚，较前减轻，原直肠肠壁增厚此次未见，病灶周围多发迂曲增粗血管影，左下腹较前略减少，腹腔内多发侧支循环形成，较前略减少

肠镜（2022 年 10 月 19 日）：见距肛门 25cm 以远乙状结肠、直肠黏膜重度充血、肿胀，致肠腔狭窄，直乙交界可见大片状不规则溃疡，直肠以黏膜充血、肿胀为主，散在浅溃疡，肛管处可见 3～4 处溃疡改变；病理：左侧结肠慢性活动性炎，灶性固有膜玻璃样变，结合病史考虑为缺血。

## 诊　断

考虑缺血性肠病合并不完全性肠梗阻。

## 诊疗经过

予以禁食、静脉营养、低分子量肝素钠（6000U，每日 2 次）皮下注射抗凝、前列地尔扩血管，辅以美沙拉秦栓置肛、促肠道黏膜修复、调节肠道菌群等治疗，患者左下腹痛、肛门下坠感减轻，经肛门排血消失，排黏液减少。后逐步过渡至肠内营养粉剂全肠内营养，每日可排出粪渣或黄色成形便 5～6 次。粪艰难梭菌感染方面，予口服万古霉素 2 周治疗后复查粪艰难梭菌毒素 A/B 阴性。肝功能异常方面，考虑不除外与肠外营养相关，予以双环醇、天晴甘美保肝治疗，监测肝功能恢复正常。

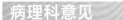

## 病理科意见

会诊外院结肠镜病理：（降乙结肠）结肠黏膜部分隐窝略扭曲，部分表面上皮坏死脱落，固有膜充血及出血，部分小血管管壁增厚，纤维素变性，走行扭曲，小血栓形成（见图16-2A、D），未见明显凋亡现象。（直肠）结肠黏膜大片坏死，固有膜玻璃样变，部分小血管玻璃样变（见图16-2B）及纤维素沉积（见图16-2C），小血栓形成，残存隐窝未见明显凋亡现象。

我院治疗前肠镜病理：（乙状结肠）结肠黏膜显慢性炎及轻度活动炎，部分隐窝扭曲，偶见隐窝破坏；（直乙结肠）结肠黏膜显慢性炎及轻度活动性炎，部分区域固有膜玻璃样变（见图16-2E），小血管扩张，未见明显小血栓；（直肠）黏膜显慢性炎及中度活动性炎，固有膜小血管扩张。EBER ISH（－），CMV（－），CD61（散在＋），刚果红（－）。

肠道血栓性微血管病的特征性病理表现包括：①黏膜出血；②腺体丢失；③管腔内裂体细胞；④管腔内纤维蛋白；⑤管腔内微血栓；⑥内皮细胞肿胀；⑦内皮细胞分离；⑧黏膜全剥脱。结合本例患者抗凝治疗前肠镜病理具备上述①～⑥表现，考虑肠道血栓性微血管病诊断明确，缺血性肠病可用肠道血栓性微血管病解释。结合患者移植病史，需与移植物抗宿主病相鉴别，肠道慢性排异在组织病理学上通常表现为隐窝细胞凋亡、隐窝脓肿、隐窝坏死和黏膜区域完全剥脱，但该患者肠镜病理不符合移植物抗宿主病表现。

## 血液科意见

患者既往有急性淋巴细胞白血病、异基因造血干细胞移植史，移植后服用普纳替尼、芦可替尼和环孢菌素。患者肠道病变符合缺血性肠病，结合肠道病理，考虑存在孤立的肠道血栓性微血管病，但需明确肠道血栓性微血管病与急性淋巴细胞白血病、造血干细胞移植、抗排异药物的相关性。患者白血病病情持续稳定，考虑与肠道病变相关性不大。病程中，在停用普纳替尼、环孢菌素1年半余，停用芦可替尼5个月后，患者肠道病变仍进展，考虑药物诱发可能性小。然而，药物诱发血栓形成风险的机制复杂，相关流行病学特征多不明确，不能完全除外。结合患者造血干细胞移植史及肠道病理，需考虑移植相关血栓性微血管病（TA-TMA），但移植相关血栓性微血管病多发生于移植早期，且单纯肠道受累极为罕见，该患者已行移植 3 年，辅助检查未提示微血管溶血性贫血、血小板减少等系统性血栓性微血管病证据或肾脏等其他脏器受损表现，移植相关血栓性微血管病诊断不充分。但该患者为异体干细胞移植，急性期曾出现口腔、皮肤移植物抗宿主病。梳理患者疾病发展顺序，不除外肠道慢性移植物抗宿主病可能。慢性移植物抗宿主病本质为免疫病变，病变常见于皮肤、肌肉、口腔黏膜等部位，也可导致厌食、恶心、腹泻等消化道症状。该患者目前无肠道病变外的其他系统表现。治疗上，建议使用低分子量肝素继续抗凝，同时进行抗活化凝血因子 X（X a）活性监测，继续关注其他系统表现，警惕慢性移植物抗宿主病。

## 后续随访

该患者于 2022 年 11 月出院，出院后维持低分子右旋肝素（6000U，每日 2 次）抗凝、促肠道黏膜修复、调节肠道菌群等治疗，饮食从肠内营养粉剂逐渐过渡到经口流质饮食、半流质饮食、少渣饮食，患者偶有左下腹不适，大便 1～3 次/日，为成形软便，无便血、黏液。在皮下低分子量肝素抗凝半年后，患者于 2023 年 5 月在我院复查肠镜示距肛门 25cm 乙状结肠可见异常曲张血管团，无红色征；其远端乙状结肠、直肠黏膜血管纹理模糊、充血，轻度肿胀，肠腔无狭窄；余所见结肠黏膜无异常（见图 16-2B）。病理：少许结肠黏膜显慢性炎，未见明显活动性炎及典型缺血改变（见图 16-2F）。腹盆增强CT＋CTA 示：乙状结肠局部肠壁弥漫增厚，较前减轻，原直肠肠壁增厚此次未见；病灶周围多发迂曲增粗血管影，左下腹者较前略减少；腹腔内多发侧支循环形成，较前略减少（见图 16-4B）。此后将低分子量肝素减量为 6000U 每日 1 次皮下注射，并逐渐过渡为利伐沙班口服抗凝，患者无腹痛，大便 1～2 次/日，黄色成形便，无便血。白血病方面，规律血液科随诊，复查血象、骨髓均无明显异常，未再用抗排异药物。

## 总　结

该患者为青年男性，病程 5 月余，有急性淋巴细胞白血病造血干细胞移植史，长期口服抗排异药，此次起病主要表现为腹痛、经肛排黏液及血丝，病程中出现 1 次不全肠梗阻，病变从累及乙状结肠开始，后累及直肠，病灶周围有多发动脉血管聚集，内镜下表现为黏膜充血、水肿、糜烂，病理上可见小血管玻璃样变及小血栓形成，经禁食、抗凝、扩血管等治疗后，临床、影像和病理均得到缓解，考虑缺血性肠病诊断明确。

结肠缺血是肠缺血中最常见的类型，有 3 种主要发生机制：非闭塞性结肠缺血、栓塞性和血栓性动脉闭塞、肠系膜静脉血栓形成。缺血病因方面，非闭塞性结肠缺血常见于有严重的心血管疾病，并存在脓毒症、充血性心力衰竭等危及生命的并发症的患者，这些患者往往正在使用多种已知的减少肠灌注的药物以获得正性肌力支持。急性肠系膜动脉闭塞可见于所有会使心脏或近端动脉血管源性栓塞或肠系膜动脉血栓形成风险增加的情况，例如心律失常、瓣膜病、感染性心内膜炎、近期心肌梗死者栓塞风险增加；有动脉粥样硬化负荷、高凝状态者血栓风险增加。肠系膜静脉血栓的危险因素则包括腹部肿块导致静脉压迫、腹腔炎症、骨髓增生性疾病、门静脉高压症和肝硬化、炎症性肠病、获得性和遗传性易栓症等。少数急性肠系膜缺血也可能发生于血管炎患者，以结节性多动脉炎最为常见，但可能难以确定急性症状是由动脉闭塞还是动脉痉挛导致的。

本例患者入院后完善凝血、免疫、心脏等方面检查，结合患者既往病史，无明确灌注不足、血管炎、易栓症、心源性栓塞等证据，不符合结肠缺血常见的病因和危险因素。行彩超、CTA + CTV 等评估腹腔血管，未见腹腔大血管闭塞或狭窄证据，需考虑缺血部位位于肠道微血管。结合患者肠镜活检病理见微血栓、管腔内破损红细胞、内皮损伤等，符合肠道血栓性微血管病表现。肠道血栓性微血管病可以导致缺血性结肠炎，这在一例骨髓移植相关血栓性微血管病的患者中曾有报道。考虑本例患者肠道血栓性微血管病诊断明确，但出现肠道血栓性微血管病的病因目前尚不清楚。

造血干细胞移植相关血栓性微血管病是造血干细胞移植后的一种严重并发症。由于缺乏统一的诊断标准，此前各项研究中 allo-HSCT 后移植相关血栓性微血管病的发生率在 0.5%～76%。在国外一项纳入 23665 名接受 allo-HSCT 患者的研究中，移植后 1 年内移植相关血栓性微血管病的发病率约为 2%，3 年内的发病率约为 3%。目前，我国尚无关于移植相关血栓性微血管病的确切流行病学数据。移植相关血栓性微血管病常发生于移植早期，中位发病时间为移植后 3 个月，可以导致多器官功能障碍，以肾脏受累最为常见，也可累及肺、消化道、脑等。本例患者存在钙调磷酸酶抑制剂使用史、移植前肾损害、急性移植物抗宿主病等移植相关血栓性微血管病的危险因素，肠道病理符合肠道血栓性微血管病，需考虑本病可能。不支持点为该患者无微血管溶血性贫血、血小板减少等，无其他器官受累证据，且肠道血栓性微血管病出现在移植后较晚的时间，故移植相关血栓性微血管病诊断证据不足。

慢性移植物抗宿主病（cGVHD）亦可以累及消化道。在一项涉及 20 名接受过同种异体造血干细胞移植且有消化道症状患者的研究中，6 名通过肠镜病理被确诊为肠道血栓性微血管病，仅有 2 名存在移植相关血栓性微血管病的表现，而全部肠道血栓性微血管病患者都曾被诊断移植物抗宿主病，提示肠道血栓性微血管病是独立于移植相关血栓性微血管病的疾病，而属于移植物抗宿主病疾病谱。然而，肠道移植物抗宿主病的组织学特征是肠细胞凋亡、隐窝或基底腺破坏和黏膜剥脱。临床诊断为移植物抗宿主病的患者大多具有隐窝凋亡或隐窝坏死伴脓肿等特征病理表现。本例患者肠镜活检并无肠道移植物抗宿主病的病理特征，且没有皮肤、口腔黏膜受累等其他慢性移植物抗宿主病表现，使肠道移植物抗宿主病诊断困难。

药物同样可能导致肠道血栓性微血管病。该患者在白血病治疗与造血干细胞移植后的抗排异治疗中使用了多种药物，其中有一些已被报道与血栓风险相关。①芦可替尼：希腊一项研究回顾了 160 例移植物抗宿主病病例，其中有 18 例被诊断为移植相关血栓性微血管病。对移植前后的因素进行分析发现，移植相关血栓性微血管病仅与芦可替尼的使用和严重的移植物抗宿主病相关。多因素分析表明，芦可替尼是移植相关血栓性微血管病的独立预测因子。考虑到肠道血栓性微血管病与移植相关血栓性微血管病在病理上有着共同之处，肠道血栓性微血管病的发生可能也与芦可替尼相关。该患者移植后长期使用芦可替尼抗排异，直至 2022 年 5 月新发腹痛后停用，需考虑芦可替尼诱发肠道血栓性微血管病的可能性。②环孢菌素：是引起血栓性微血管病最常见的药物之一，也是 allo-HSCT 后发生移植相关血栓性微血管病的危险因素之一。在使用环孢菌素的患者中，血栓性微血管病的发病率为 3%～5%。对于与环孢菌素相关的血栓性微血管病，大多数患者在停用环孢菌素或是更换为他克莫司后症状会得到改善。而该患者的消化道症状起于停用环孢菌素 1 年余后，考虑与其相关性不大。③普纳替尼：有研究表明普纳替尼可以诱导血栓性炎症反应。在Ⅱ期临床试验中，接受普纳替尼治疗的患者在 11 个月后各种血管不良事件（主要为动脉或静脉闭塞）的发生率为 8.9%，在 24 个月后为 17.1%；与健康对照组相比，接受过普纳替尼治疗的慢性髓系白血病患者的血液在体外实验条件下形成血栓的概率增加。然而，目前暂无普纳替尼诱发移植相关血栓性微血管病或肠道血栓性微血管病的相关报道。

总而言之，该患者缺血性肠病、肠道血栓性微血管病诊断明确，肠道血栓性微血管病的确切病因不明确，可能与白血病造血干细胞移植、药物、慢性排异相关。肠道血栓性微血管病致死风险较高。在该病例中，针对肠道血栓性微血管病予以足量充分的抗凝及强力的对症支持治疗，成功缓解了患者的症状，极大改善了患者的预后。

## 参考文献

[1] Warren M, Jodele S, Dandoy C, et al. A complete histologic approach to gastrointestinal biopsy from hematopoietic stem cell transplant patients with evidence of transplant-associated gastrointestinal thrombotic microangiopathy[J]. Arch Pathol Lab Med, 2017, 141(11): 1558-1566.

[2] Komeno Y, Ogawa S, Ishida T, et al. Ischemic colitis as a manifestation of thrombotic microangiopathy following bone marrow transplantation[J]. Intern Med, 2003, 42(12): 1228-1232.

[3] Laskin BL, Goebel J, Davies SM, et al. Small vessels, big trouble in the kidneys and beyond: hematopoietic stem cell transplantation-associated thrombotic microangiopathy[J]. Blood, 2011, 118(6): 1452-1462.

[4] Epperla N, Li A, Logan B, et al. Incidence, risk factors for and outcomes of transplant-associated thrombotic microangiopathy[J]. Br J Haematol, 2020, 189(6): 1171-1181.

[5] Yamada R, Nemoto T, Ohashi K, et al. Distribution of transplantation-associated thrombotic microangiopathy (TA-TMA) and comparison between renal TA-TMA and intestinal TA-TMA: autopsy study[J]. Biol Blood Marrow Transplant, 2020, 26(1): 178-188.

[6] Gavriilaki E, Sakellari I, Karafoulidou I, et al. Intestinal thrombotic microangiopathy: a distinct entity in the spectrum of graft-versus-host disease[J]. Int J Hematol, 2019, 110(5): 529-532.

[7] Shulman HM, Cardona DM, Greenson JK, et al. NIH consensus development project on criteria for clinical trials in chronic graft-versus-host disease:Ⅱ. The 2014 pathology working group report[J]. Biol Blood Marrow Transplant, 2015, 21(4): 589-603.

[8] Gavriilaki E, Sakellari I, Chatzikonstantinou T, et al. Predictors of transplant-associated thrombotic microangiopathy in patients with overlap or chronic graft-vs-host-disease[J]. Transplant Proc, 2021, 53(7): 2261-2266.

[9] Al-Nouri ZL, Reese JA, Terrell DR, et al. Drug-induced thrombotic microangiopathy: a systematic review of published reports[J]. Blood, 2015, 125(4): 616-618.

[10] Pham P-TT, Peng A, Wilkinson AH, et al. Cyclosporine and tacrolimus–associated thrombotic microangiopathy[J]. Am J Kidney Dis, 2000, 36(4): 844-850.

[11] Zarifian A, Meleg-Smith S, O'Donovan R, et al. Cyclosporine-associated thrombotic microangiopathy in renal allografts[J]. Kidney Int, 1999, 55(6): 2457-2466.

[12] Cortes JE, Kim DW, Pinilla-Ibarz J, et al. A phase 2 trial of ponatinib in Philadelphia chromosome-positive leukemias[J]. N Engl J Med, 2013, 369(19): 1783-1796.

[13] Valent P, Hadzijusufovic E, Schernthaner GH, et al. Vascular safety issues in CML patients treated with BCR/ABL1 kinase inhibitors[J]. Blood, 2015, 125(6): 901-906.

[14] Hamadi A, Grigg AP, Dobie G, et al. Ponatinib tyrosine kinase inhibitor induces a thromboinflammatory response[J]. Thromb Haemost, 2019, 119(7): 1112-1123.

北京协和医院

李海月　李晓青

# Case 17

## 反复发作性发热、腹痛病例多学科讨论

消化科病史汇报

患者，男性，26岁，公司职员，因"反复发热、腹痛15年，加重1周"入院。

▶ **现病史**

患者自10岁（2006年）起在无明显诱因下出现发热伴全腹隐痛，体温波动于38～40℃，偶伴恶心、呕吐；经抗感染治疗后体温平，腹痛缓解。

2012年，患者腹痛、发热复作，发作时体温38.5℃；外院住院血检：血常规（－），CRP 6.2mg/dL，ESR 16mm/h，D-二聚体（－），肿瘤指标（－），抗"O"抗体（－），ANCA（－），PPD试验48小时（－）；肠镜未见显著异常；CTE提示慢性阑尾炎，非特异性肠炎；当地医院建议匹维溴铵、酪酸菌等调节肠道功能治疗，必要时进一步完善小肠镜及胶囊内镜检查。

2014年，患者于当地医院行阑尾切除术，术后腹痛仍反复发作。2016年，患者于我院门诊行胶囊内镜（－）；外院小肠CT重建：回肠末段局部黏膜面毛糙、增厚，脾脏饱满，腹膜后、肠系膜根部、盆腔内及双侧腹股沟多发淋巴结，部分饱满。2017年，患者于当地医院对接小肠镜：（－）。当时，发热、腹痛每2周发作1次，每次持续3天，症状基本同前，经非甾体抗炎药对症处理及休息后可好转。

2020年4月，在当地医院住院治疗。血检：血常规（－），CRP 20mg/dL，ESR 20mm/h，D-二聚体（－），肿瘤指标（－），抗"O"抗体（－），风湿免疫指标（－）。行腹腔镜探查见：阑尾已经切除，回盲部粘连，小肠肠壁轻度水肿，小肠至回盲部、盲肠、升结肠、横结肠、降结肠、乙状结肠及腹膜反折以

上直肠、肝脏、胆囊、胃十二指肠未见明显异常；胆囊周围及胃小网膜囊附近粘连严重，膜性粘连形成。手术后仍然有腹痛。

2021年4月，患者外院CTE提示：回肠下段、回肠末段、乙状结肠病变，非特异性炎症或感染可能大；腹膜增厚；脾大；附见右侧少量胸腔积液。当时，外院胃镜提示浅表性胃炎（见图17-1），肠镜未见明显异常（见图17-2）。

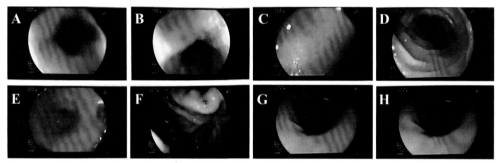

图 17-1　胃镜（2021年4月）：提示浅表性胃炎。图A：食管；图B：贲门；图C：十二指肠球部；图D：十二指肠降部；图E：胃窦；图F：胃底；图G：胃角；图H：胃体

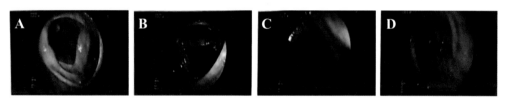

图 17-2　肠镜（2021年4月）未见明显异常，可见内痔。图A：回盲部；图B：肝曲；图C：横结肠；图D：乙状结肠

此次入院前1周，患者腹痛、发热再发，体温39℃，伴呕吐1次，呕吐物为胃内容物，自行口服退热药后体温平，腹痛、呕吐均缓解。入院时无明显腹痛，大便3～4次/日，大便有时不成形，为进一步明确诊断入院。

▶ **入院查体**

体温36.6℃，心率65次/分钟，呼吸20次/分钟，血压110/64mmHg；神清，对答切题；双肺呼吸音清，未闻及干湿性啰音；心律齐，各瓣膜听诊区未闻及杂音；腹平坦，可见陈旧性手术瘢痕，腹部软，压痛不明显，无反跳痛，移动性浊音阴性，肝脾肋下未及，全腹未及包块，肠鸣音正常；双下肢无水肿；无口腔溃疡，无肛周肿痛，无皮肤、关节、眼部等异常表现。个人史、家族史无殊。

## 影像科意见

本院读 2022 年 6 月外院 CTE：回肠末段肠壁略显毛糙，余所示小肠未见明显异常，不考虑克罗恩病。建议完善经肛小肠镜检查明确回肠末段病理。

2022 年 6 月，患者于本院行肛瘘 MR 检查提示单纯括约肌间型肛瘘（内口 12 点）。

## 入院检查

常规生化及炎症指标：CRP 9.95mg/L，ESR 44mm/h；血常规、粪常规、肝肾功能均正常；感染性疾病指标：RPR（－）、HIV（－）、乙肝五项（－）、HCV-Ab（－）、EBV（－）、CMV（－）、T-SPOT（－）、粪涂片（－）、粪培养（－）、粪寄生虫（－）、CDI（－）；风湿免疫指标：ANA（－）、ENA 系列抗体（－）、ACL（－）、ANCA（－），血 IgA、G、M、IgG4 正常，抗 O、类风湿因子正常，dsDNA 正常；肿瘤指标：AFP、CEA、CA19-9、CA724、CA125 均（－），血清蛋白电泳及免疫固定电泳（－）。小肠镜未见异常（见图 17-3）。

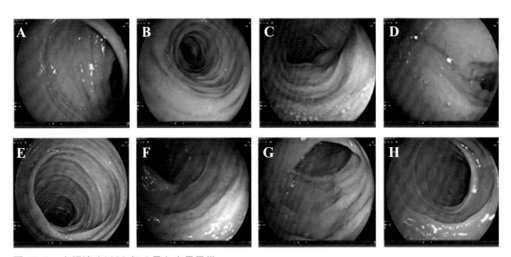

图 17-3　小肠镜（2022 年 6 月）未见异常

## 多学科讨论小结

该患者为年轻男性，以发热、腹痛为主要症状，病程迁延。症状呈发作性，每次发作时间 3~5 天，发作时炎症指标升高，给予抗感染或对症治疗后症状可缓解，发作间期炎症指标恢复正常。多次查感染、风湿免疫指标均为阴性，既往内镜、影像学及剖腹探查无明确阳性表现。要考虑少见基因病可能。

## 后续全外显子检测

患者行全外显子检测（见图 17-4）为 *MEFV* 基因纯合子，这是家族性地中海热的特征性单核苷酸位点所在基因。

| 基因 (转录本) | 变异 | 染色体位置 | 纯/杂合 | 来源 | ACMG 分类 |
|---|---|---|---|---|---|
| ***MEFV***<br>(NM_000243.3) | c.2282G>A,<br>p.Arg761His | Chr16(GRCh37):<br>g.3293205C>T | 纯合 | ---Δ | **致病性**<br>(Pathogenic) |

Δ 父母未留样

图 17-4　全外显子检测：MEFV 基因纯合子

## 后续治疗

后续完善患者家系分析，尝试性使用秋水仙碱治疗，患者腹痛好转。

## 总　结

家族性地中海热（familial Mediterranean fever，FMF）是全世界范围内最常见的自身炎症性疾病（autoimmune disease，AID），多见于犹太人、阿拉伯人、亚美尼亚人、土耳其人和意大利人后裔，在亚洲人群亦有报道。通常认为，FMF 属于常染色体隐性遗传性疾病，约 30% 的患者为常染色体显性遗传，位于 16 号染色体的 *MEFV* 是唯一已知的致病基因。该疾病临床表现为反复发作的发热和浆膜炎导致腹痛和胸痛，通常无明确诱因。FMF 每次发作一般在 3 天内即可自行消失，无症状间隔期可从几周至几年不等。发作期实验室检查显示非特异性全身炎症，其诊断标准主要基于临床表现，基因检测有辅助作用，并非所有患者都有 16 号染色体的 *MEFV* 这一致病基因阳性。

诊断要素：发作持续时间（12~72h）；症状反复出现（3 次或 3 次以上发

作）；有记录的发热（直肠温度＞ 38℃）；腹部、胸部、关节或皮肤的疼痛表现，以及无其他致病因素。治疗可以使用秋水仙碱或者IL-1 拮抗剂。

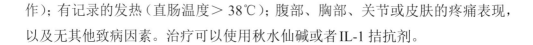

## 参考文献

[1]　[1] Tufan A, Lachmann HJ. Familial Mediterranean fever, from pathogenesis to treatment: a contemporary review[J]. Turk J Med Sci,2020,50(SI-2):1591-1610.

上海交通大学医学院附属仁济医院

陆君涛　沈　骏　冯　琦

赵子周　姜建巍

# Case 18

## 缺血性小肠炎病例多学科讨论

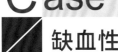

### 消化科病史汇报

患者，男性，32岁，因腹痛、腹胀于2021年12月至上海交通大学医学院附属瑞金医院消化科就诊。

▶ **现病史**

患者自10余年前起饱食后腹部间歇性胀痛、刺痛，呕吐后好转，平均每年发作2~3次，平素无发热、恶心、呕吐、便秘、腹泻、便血、肛瘘等不适。2019年11月，患者于我院行肠镜检查提示回肠末段多发阿弗他样溃疡及轻度黏膜增生（见图18-1），未予重视。

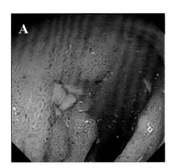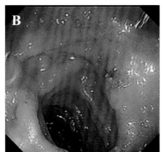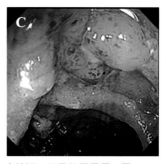

图18-1 肠镜（2019年11月）。图A：回肠末段可见圆形小溃疡，溃疡较深，可见肌层暴露；图B-C：回肠末段可见淋巴滤泡增生，伴浅溃疡形成。

▶ **既往史**

否认口腔溃疡病史，否认肛瘘病史，否认既往手术史。

▶ **专科查体**

患者神志清楚，精神可，体型正常（BMI 23kg/m²），心率70次/分钟，无贫血貌，腹软，肠鸣音4次/分钟，未扪及包块。

## 实验室检查

血常规：白细胞计数 $5.06 \times 10^9/L$，中性粒细胞百分比 65.1%，血红蛋白 154g/L，血小板计数 $198 \times 10^9/L$。生化及电解质：前白蛋白 215mg/L，白蛋白 43g/L。CRP、ESR、铁蛋白：均正常。粪常规：隐血（＋）。免疫指标：免疫球蛋白 IgG 6.93g/L（↓），IgE ＜ 4.7U/mL（↓）。T-SPOT（－）。

后患者症状反复发作，于 2021 年 12 月复查肠镜（见图 18-2）：回肠末段依然可见浅溃疡，形态与两年前相似，病理活检提示慢性炎症。

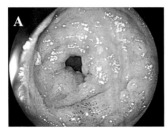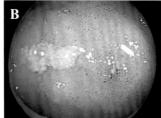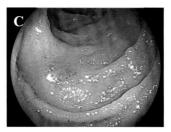

图 18-2　肠镜（2021 年 12 月）检查。图 A：可见回肠末段糜烂；图 B：回肠末段阿弗他样溃疡；图 C：回肠末段淋巴滤泡形成伴糜烂

2021 年 12 月，CTE 检查（见图 18-3）：回肠中段两处环形溃疡伴重度狭窄，肠粘连。

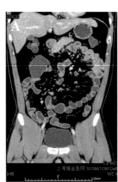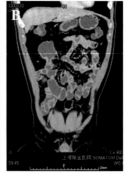

图 18-3　小肠 CTE（2021 年 12 月）：回肠中段可见两处环形溃疡伴重度狭窄

后进一步实施经肛小肠镜（见图 18-4）：经肛进镜至回盲瓣上方 150cm 处，可见一处环形狭窄，可见食物残渣嵌顿，表面无明显溃疡，无法继续进镜，予以活检。回肠下段可见 3 处偏侧短节段溃疡，予以活检。活检病理提示肠黏膜固有腺体数量减少，腺上皮无异形，间质疏松水肿，少量炎症细胞浸润。

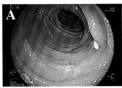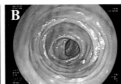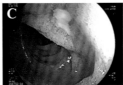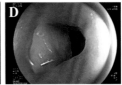

图 18-4　经肛小肠镜（2021 年 12 月）。图 A：回肠下段可见一处偏侧短溃疡；图 B：可见回肠下段一处小溃疡；图 C：回肠下段可见第三处短溃疡；图 D：回肠中段可见一重度环形狭窄，可见食物残渣残留，内镜无法通过

## 初步诊断及处理

　　该患者为青年男性，存在长期肠道不全梗阻症状，无明显腹泻等肠炎表现，无营养不良，无肛瘘。内镜提示有偏侧溃疡形成，多节段病变。小肠CT提示存在肠腔狭窄但病变较局限，无系膜缘偏侧受累，无肠外表现。初诊考虑克罗恩病可能，但其他疾病亦不排除，建议手术治疗狭窄，但患者拒绝。遂予以美沙拉秦治疗，嘱患者密切随访，复查内镜及影像学。

## 病情变化

　　2023 年 1 月，患者突发腹痛、发热伴肛门停止排气排便。CT（见图18-5）提示回肠部分肠腔狭窄，伴上游肠管明显扩张，内容物淤滞，回盲部周围脂肪间隙模糊伴多发淋巴结影。急诊收住入院。

　　经禁食、补液后，患者肠道梗阻症状缓解，复查小肠CTE（见图18-6）提示回肠中下段溃疡伴重度狭

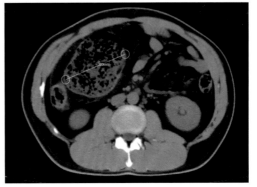

图 18-5　腹部 CT（2023 年 1 月）：回肠部分肠腔狭窄，伴上游肠管明显扩张，扩张处可达 9cm

窄，穿透性病变，肠管周围渗出，慢性感染伴包裹、粘连、腹膜炎、慢性阑尾炎。

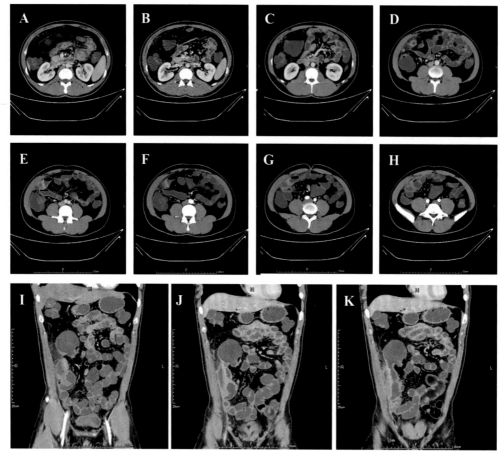

图 18-6　肠 CTE 检查（2023 年 1 月）：回肠中下段溃疡伴重度狭窄，穿透性病变，肠管周围渗出，慢性感染伴包裹、粘连、腹膜炎、慢性阑尾炎

后患者于 2023 年 1 月接受手术治疗。术中探查见大网膜、回肠末段粘连至右下腹腹壁，局部与升结肠及结肠系膜粘连致密，超声刀分离粘连后见距离回盲部约 50cm 处回肠充血肿胀，并与升结肠粘连成团，近端肠管稍扩张，病变回肠系膜内见数枚肿大淋巴结，阑尾充血肿胀，与腹壁粘连。超声刀逐步分离回肠间、回肠与结肠间的粘连，分离肠管与网膜间的粘连，充分游离病变回肠肠段。行回肠部分切除＋阑尾切除术。

术后病理："小肠肠段"切除标本长 32cm，浆膜面充血，距近侧切端 17cm、远侧切端 12.5cm 见一缩窄段，长约 2.5cm。镜下所见：小肠局部绒毛增宽、扁平，隐窝基底部淋巴浆细胞浸润，幽门腺化生，黏膜肌增厚，固有肌层变薄、局部消失，浆膜下层变性、坏死及纤维组织增生，多核巨细胞反应，黏膜下层、肌层及浆膜下层均见厚壁血管伴黏液样变及玻璃样变，部分血管不均匀增厚，局部见黏膜下陷至浆膜下层伴周围平滑肌排列紊乱，考虑为血管畸形相关肠壁局部慢性供血不足所致损害造成局部穿孔、粘连。

病理诊断：①慢性小肠炎伴血管畸形（见图 18-7）；②阑尾未见明显病理学改变；③肠系膜淋巴结 11 枚呈反应性增生。

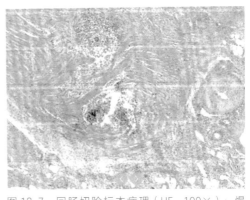

图 18-7　回肠切除标本病理（HE，100×）：慢性小肠炎伴血管畸形

## 最终诊断

缺血性小肠炎（狭窄型）。

## 处理及预后

筛查凝血时间、狼疮抗凝物、蛋白 C/ 蛋白 S、APS 相关抗体、凝血因子全套、自身抗体全套及下肢动静脉超声等，均为阴性。嘱患者半年复查内镜及影像学。

## 讨 论

小肠狭窄在临床相对罕见，确定狭窄的原因对于指导治疗具有关键作用。小肠狭窄的发生可能与肠道存在炎症以及溃疡性、占位性病变有关，如小肠炎、克罗恩病、肠白塞、肠结核以及肠道肿瘤等。

缺血性小肠炎是由小肠局灶性血供不足造成的，一般无对应大血管受累。其发病率较缺血性结肠炎低，一方面可能与肠系膜上动脉侧支循环丰富不易导致缺血有关，另一方面也与该病缺乏明确的临床及病理学诊断标准有关。文献报道，在接受小肠手术的患者中，缺血性小肠炎约占 0.1%（11/9536），男女比例约为 7∶3，老年人多于青年人，且多数有基础疾病（心脑血管病、心律失常、高血压、糖尿病等）。

缺血性小肠炎临床分型主要取决于缺血的程度，分为狭窄型和一过型。在临床上，一过型缺血性小肠炎的症状常在几天内消失，常易被误诊。因此，大多数缺血性小肠炎病例报道为狭窄型。其临床症状以梗阻常见，出血少见，药物治疗效果不佳，通常需要手术；影像学表现为狭窄伴近端肠管扩张，并多位于回肠；内镜下表现为环形溃疡，内镜无法通过之狭窄，少见多节段受累。在临床上，缺血性小肠炎与缺血性结肠炎易混淆，两者的对比详见表 18-1。

表 18-1　缺血性小肠炎与缺血性结肠炎特征比较

| 项目 | 缺血性小肠炎 | 缺血性结肠炎 |
| --- | --- | --- |
| 受累血管 | 肠系膜上动脉 | 肠系膜下动脉 |
| 发病部位 | 回肠中下段 | 左半结肠 |
| 临床表现 | 梗阻症状，便血少见 | 腹痛、便血 |
| 内镜特征 | 环形溃疡、狭窄 | 纵形分布、狭窄少见 |
| 病程特点 | 进展性，常需手术 | 纵形分布、狭窄少见 |

此外，对于有小肠狭窄病变的患者，临床医生还必须考虑其他多种疾病的可能。与腺癌、淋巴瘤、NSAID 相关肠炎以及肠结核有关的肠道狭窄长度通常较短，而克罗恩病、缺血性小肠炎、紫癜性肠炎、肠异尖线虫病中的肠道狭窄长度相对更长。缺血性小肠炎的组织病理学特点可以帮助临床医生进一步明确诊断，其大体表现为肠道增厚、狭窄、溃疡形成，内镜下表现为小动脉病变、超过黏膜下层的深溃疡、明显的纤维组织增生、不同程度的炎症细胞浸润等。

总之，缺血性小肠炎在临床上并不常见，诊断也相对较难。随着小肠内镜技术的发展，未来临床上可能会更加明确地诊断更多的病例。因此，消化科医生在对小肠狭窄长度较长的患者进行鉴别诊断时，应牢记缺血性小肠炎的可能。

**参考文献**

[1]　Durmush D, Kaffes AJ. Small bowel strictures[J]. Curr Opin Gastroenterol, 2019, 35(3): 235-242.

[2]　Raf LE. Ischaemic stenosis of the small intestine[J]. Acta Chir Scand, 1969,

135(3): 253-259.

[3]  Koshikawa Y, Nakase H, Matsuura M, et al. Ischemic enteritis with intestinal stenosis[J]. Intest Res, 2016, 14(1): 89-95.

上海交通大学医学院附属瑞金医院
顾于蓓
陆军军医大学第二附属医院（新桥医院）
肖卫东

# Case 19

## 胃肠道受累伴结肠血疱的多发性骨髓瘤病例多学科讨论

患者，女性，农民，71岁，因"反复呕血便血5月余"于2021年5月就诊。

▶ **现病史**

2020年12月，患者在无明显诱因下解鲜血便5次，量不详，时有腹痛、腹胀，无发热，无关节疼痛、口腔溃疡症状。查血常规示白细胞计数正常，血小板计数$80 \times 10^9$/L，血红蛋白106g/L，EBV-IgM抗体83.8U/mL，IgG抗体263U/mL，结核感染T淋巴细胞测定、乙肝病毒、丙肝病毒、梅毒、艾滋病毒、凝血功能、甲状腺功能、自身抗体均无异常，肿瘤标志物仅糖类抗原125为69.9U/mL，其余均正常。PET-CT示结肠肝曲肠壁增厚，FDG代谢增高，不排除肿瘤性病变。2020年12月，完善肠镜（见图19-1）见多发片状浅溃疡，活检病理示升结肠3块慢性炎，见纤维素性渗出和坏死。后予以美沙拉秦片2g/d和抑酸药物治疗，患者仍有反复呕血、便血。2021年2月24日，胃镜检查

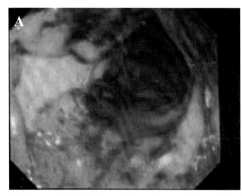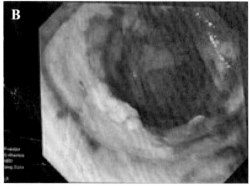

图19-1 结肠镜（2020年12月）：图A、图B均为升结肠多发溃疡

（见图 19-2）见幽门前区多发隆起糜烂水肿，胃体下后壁见 1.0cm×2.0cm 溃疡，边缘隆起。活检病理示胃体 4 块慢性炎，见个别腺体扩张，伴少量炎性坏死组织。后患者仍有反复呕血、便血，多次查血小板（68~111）×10⁹/L，EBV-IgM、EBV 和 CMV DNA 正常范围，CMV-IgM 1.62 Index（↑）。2021 年 5 月，患者在当地医院复查胃镜见新增贲门后壁和贲门下

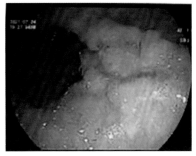

图 19-2　胃镜（2021 年 2 月）：胃体下后壁溃疡

多发溃疡，形态不规则，胃体下后壁溃疡同前，胃内大量血凝块影响观察。活检病理：（胃体下后溃疡）慢性炎伴肉芽组织，局灶间质内淀粉样变，幽门螺杆菌（＋）；（贲门下）慢性炎伴坏死，部分腺体低级别病变。当地各次活检病理送我院病理科会诊，均提示活动性溃疡，刚果红弱阳性，CMV 免疫组化和 EBER 均为阴性。因患者胃肠多发溃疡病因不明且反复便血，于 2021 年 5 月收住入院。入院时，患者仍排暗红色血便 1~5 次/日，伴剑突下不适，胸闷气喘，小便量尚可，禁食状态。

▶ **既往史**

患者无烟酒嗜好，无冶游史，有高血压病史 30 年，心功能不全病史 3 年，房颤病史 3 年，慢性肾功能不全病史 3 年。偶有口腔溃疡、肛裂，胆囊切除手术史 16 年。

▶ **体格检查**

体温 36.2 ℃，脉搏 81 次/分钟，呼吸 15 次/分钟，血压 112/65mmHg，BMI 22kg/m²，神志清，精神萎，贫血貌，两肺底呼吸音低，心律不齐。肠鸣音正常，4~5 次/分。双下肢中度水肿。

## 实验室检查

血常规：白细胞计数 10.8×10⁹/L，中性粒细胞百分比 93.0%，血红蛋白 89g/L，血小板计数 86×10⁹/L。粪便隐血阳性。降钙素原 0.907ng/mL，红细胞沉降率正常，CRP 107mg/L。肝肾功能：乳酸脱氢酶 254U/L，白蛋白 36.0g/L，尿素 18.3mmol/L，肌酐 135μmol/L，尿酸 607μmol/L，eGFR（MDRD）35.3mL/

（min·1.73m²）。APTT 23.6s，D-二聚体 4.40mg/L。肿瘤全套：CA-125 37.1U/mL；蛋白及抗体：β₂ 微球蛋白 7661ng/mL，人附睾蛋白 4 611pmol/L。自身抗体：抗 SSA 抗体和抗 Ro-52 弱阳性，抗心磷脂抗体四项、IgG₄ 无异常。CD3⁺CD4⁺细胞占淋巴细胞比率 23.4%。补体 C3 0.65g/L，IgA 0.64g/L，IgG 6.3g/L，IgM 0.30g/L，IgE 113U/mL。复查 EBV 和 CMV DNA 仍在正常范围内，NT-BNP>35000pg/mL，TNT 0.086μg/L。

心脏超声：左室射血分数减低（EF 49%），左室心肌增厚，探及左侧较大量胸腔积液。胸腔积液穿刺和培养：新型隐球菌感染。

## 既往检查追溯

2020 年 12 月，结肠镜检查（见图 19-1）：进镜至盲肠，升结肠至横结肠近肝曲，见多发片状浅溃疡，活检病理示升结肠 3 块慢性炎，见纤维素性渗出和坏死。

2021 年 2 月，胃镜检查（见图 19-2）：幽门前区多发隆起糜烂水肿，胃体下后壁见 1.0cm×2.0cm 溃疡，边缘隆起。活检病理示胃体 4 块慢性炎，见个别腺体扩张，伴少量炎性坏死组织。

2021 年 5 月，胃镜复查（见图 19-3）：见胃体巨大溃疡，贲门下体小片状溃疡，充气后见渗血。于胃体溃疡处活检 2 块。

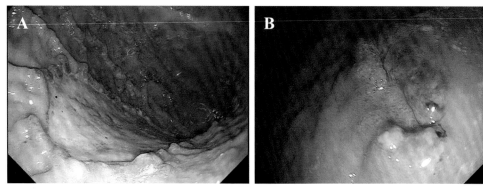

图 19-3　胃镜（2021 年 5 月）。图 A：胃体巨大溃疡；图 B：贲门下体小片状溃疡

2021 年 5 月，肠镜复查（见图 19-4）：进镜至横结肠，横结肠、降结肠见黏膜多处瘀血斑，表面呈血疱样隆起，可见渗血和血凝块，未予活检。

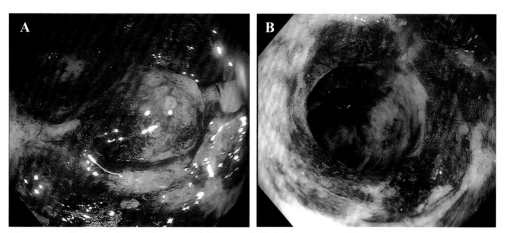

图 19-4　肠镜（2021 年 5 月）：肠道黏膜均可见多处淤血斑。图 A：横结肠；图 B：降结肠

## 放射科意见

多发性骨髓瘤的胃肠道受累病灶常表现为肠壁增厚或巨大肿块，伴或不伴溃疡。在影像上，骨髓瘤病灶常为 $T_1WI$ 和 $T_2WI$ 的高信号，$T_1WI$ 的高信号可能是由病灶内轻链蛋白聚集所致的。在 PET-CT，骨髓瘤病灶呈现中重度 FDG 摄取，影像学特征类似原发消化道肿瘤，需组织活检以明确诊断。该患者于当地医院所查的 PET-CT 发现肝曲 FDG 高摄取，继而完善肠镜发现结肠溃疡。2021年 5 月，我院全腹部 CT 平扫（见图 19-5）提示：脂肪肝；肝多发囊肿；双肾盂及上段输尿管扩张积液，左侧为著，左肾小结石；两侧胸腔积液；结肠肝曲肠壁增厚。

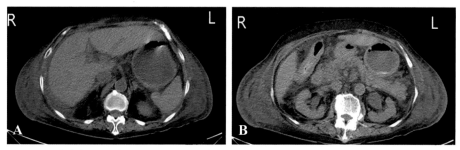

图 19-5　全腹部 CT 平扫。图 A：肝脾不大；图 B：结肠肝曲肠壁增厚

## 病理科意见

多发性骨髓瘤（multiple myeloma，MM）累及胃肠道的方式有两种，一种是浆细胞瘤髓外侵犯，另一种是消化道淀粉样变。浆细胞瘤髓外侵犯的常见部位有肝脏、淋巴结、脾脏、肾脏和胸膜。胃肠道受累相对少见，受累时多见于胃和小肠。消化道淀粉样变属于原发性淀粉样变，与免疫球蛋白轻链蛋白的异常沉积有关，其中15%患者为多发性骨髓瘤。淀粉样变需要病理作为金标准，可从脂肪、肾脏、肠道或骨髓取检。在刚果红染色下，淀粉样物质在白光下为红色，偏振光下为苹果绿色。该患者在当地医院胃肠镜活检样本病理多次送至我院会诊，发现刚果红弱阳性。然而，后期我院胃镜活检病理（见图19-6）示中度慢性非萎缩伴急性活动及部分区域纤维素样沉积，刚果红和甲基紫染色均为阴性，CMV免疫组化和EBV编码RNA（EBV-encoded RNA，EBER）均为阴性。我院肠镜因见活动性渗血未行活检，虽组织学证据不充分，但淀粉样物质可能分布部位、层次和量不均，提醒我们需多角度排查有无消化道淀粉样变以及探究其可能的病因。

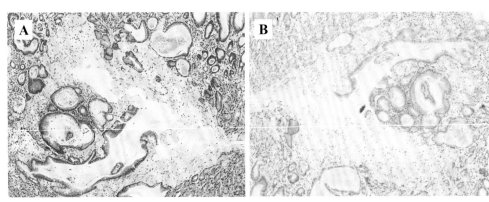

图19-6　胃镜活检病理。图A（HE染色，100×）：固有层深部嗜伊红染色物质；图B（甲醇刚果红染色，100×）：阴性

## 消化科意见

由于患者经上述检查后仍诊断不明，且合并慢性肾功能不全、心功能不全和长期血小板减少，请血液科会诊后完善血免疫球固定电泳为多克隆免疫球蛋白，铁蛋白、叶酸、维生素$B_{12}$均在正常范围内，促红素167mU/mL（↑），血

CD55/59 均正常，尿本周蛋白定性正常，但血、尿游离轻链有明显异常（见表19-1）。

表 19-1　血和尿游离轻链结果

| 项目 | 血 | 尿 |
| --- | --- | --- |
| 游离κ型轻链 (mg/L) | 4250(3.3～19.4) | 4600(0.39～15.1) |
| 游离λ型轻链 (mg/L) | 6.9(5.7～26.3) | 5.5(0.81～10.1) |
| 游离κ/λ比值 | 615.94(0.26~-1.65) | 836.36(0.26～1.65) |

进一步完善骨髓穿刺系列检查，骨髓细胞学检查结果示骨髓增生活跃，粒系、巨核系增生活跃，红系增生减低；浆细胞比例正常，比例为 1.5%，可见双核浆细胞、异常浆细胞。骨髓流式细胞检测结果示浆细胞占白细胞的 5.44%，其中异常单克隆浆细胞占白细胞的 5.22%（占总浆细胞的 95.88%），表达CD138、CD38dim、CD229、CD27dim、cKappa，部分表达CD81、CD28，不表达CD19、CD20、CD117、CD56、CD200、CD45、cLambda。骨髓组织病理示CD138、κ浆细胞（＋），CD56、λ（－），考虑骨髓浆细胞肿瘤。

### 血液科意见

该患者骨髓组织学证实有浆细胞肿瘤，血和尿中均有异常增多的游离κ型轻链，有慢性肾功能不全，中度贫血，受累/非受累血清游离轻链 ≥ 100，根据《中国多发性骨髓瘤诊治指南（2020 年修订）》，符合多发性骨髓瘤诊断。治疗包括传统化疗（烷化剂、拓扑异构酶抑制剂、激素、抗微血管蛋白药物）、蛋白酶体抑制剂（硼替佐米等）、免疫调节剂（沙利度胺等）、单克隆抗体（Daratumumab，达雷妥尤单抗）、造血干细胞移植、新型免疫治疗药物，必要时高截留量血液透析。PLT < $100×10^9$/L 是预测患者 6 个月、12 个月、24 个月内早期死亡的危险因素，遗传学异常和衰弱老年也是预后不良的重要因素。该患者确诊时已处于终末期，多脏器功能衰竭，不良预后最终难免。

### 最终诊断

多发性骨髓瘤。

## 治疗及预后

住院期间，予以抑酸、生长抑素、全肠外营养支持、输血、补充免疫球蛋白、静脉用更昔洛韦 2.5mg/（kg·d）5 天后，转换为静脉用膦甲酸钠 4.2g q48h，均据肾功能进行剂量调整，静脉用亚胺培南西司他丁 250mg q8h 联合静脉用氟康唑氯化钠注射液 200mg qd 抗感染治疗。但患者一般状况极差，昏睡状态，精神萎靡，点头呼吸，持续每日有暗红色血便。自动出院后于当地医院行化疗，但 10 天后即死亡。

## 讨 论

多发性骨髓瘤是一种浆细胞异常增殖的疾病，初发于骨髓，浆细胞瘤髓外侵犯最常见于肝脏、淋巴结、脾脏、肾脏和胸膜；胃肠道受累并不常见，但一旦发生，最常见胃和小肠受累，继而出现消化道出血和淀粉样变。如出现消化道淀粉样变，常见的内镜下表现为胃肠皱襞增粗、糜烂、溃疡、水肿、质脆、黏膜下血肿等。该例多发性骨髓瘤患者以胃结肠多发溃疡和结肠血疱为主要表现，最终行骨穿刺明确诊断。希望在临床工作中，提高对本病的认识，结合肠道表现和全身症状探究病因，争取早诊早治，以期改善患者预后。

## 参考文献

[1] Ebert EC, Nagar M. Gastrointestinal manifestations of amyloidosis[J]. Am J Gastroenterol, 2008, 103(3): 776-787.

[2] Lin X, Mao Y, Qi Q, et al. Primary systemic amyloidosis initially presenting with digestive symptoms: a case report and review of the literature[J]. Diagn Pathol, 2015, 10: 174.

[3] 黄晓军.中国多发性骨髓瘤诊治指南（2020 年修订）[J].中华内科杂志, 2020, 59(5): 341-346.

南京大学医学院附属鼓楼医院

谢 颖 彭春艳 王 雷

刘 松 孙 琦 张晓琦

# Case 20
## 反复肠皮瘘的克罗恩病病例多学科讨论

患者，男性，29岁，已婚，因"间断右下腹痛7月余，肠瘘3月余"于2022年3月31日收入院。

▶ **现病史**

2021年8月，患者在无明显诱因下出现右下腹隐痛不适，无放射痛及牵涉痛，可耐受，无恶心、呕吐、发热等不适。于当地医院查下腹部CT示：右下腹感染性病变（局部脓肿形成可能）并局限性腹膜炎；结肠镜示：肠结核？克罗恩病？未进一步治疗。

2021年9月2日，患者腹痛症状较前加重，并自觉右下腹出现一包块，伴有间断发热，最高体温38℃，于当地医院查腹部超声示：右下腹阑尾区4.3cm×2.4cm混合性包块，呈局限性包裹，阑尾炎伴脓肿不排除，予抗感染及口服、外敷中药（如意黄金散）治疗，腹部疼痛较前缓解，包块略有缩小。

2021年10月，患者右下腹包块较前增大，局部疼痛加重，于当地医院查腹部CT：右下腹腹壁感染积气，膀胱前上壁结构显示不清，局部似有团片状软组织密度影，待除外脐尿管囊状厚壁感染可能。2021年10月26日，患者在当地医院接受腹腔镜探查、肠粘连松解、腹壁脓肿引流、阑尾切除术。术后病理：慢性阑尾炎，伴阑尾周围炎。术后出现切口感染，予以撑开换药，并于切口下段放置双套管持续冲洗负压吸引处理，伤口愈合情况可。

在2021年12月换药时，患者手术切口下段局部出现较多黄色浑浊分泌物并少量食物残渣溢出。2021年12月7日，于当地医院行腹部超声检查示：右侧腹壁切口处声像图异常，右下腹壁可见范围约5.0cm×1.2cm液区，其内液区不清晰，可见细小光点浮动，考虑窦道。2021年12月14日，患者下腹部出现肠瘘。12月30日行数字化窦道造影示：腹壁多发窦腔形成，窦腔与窦腔可见窦道连通，在超声引导下行右下腹腹壁包裹性积液置管引流术。

2022年1月，当地医院查肠镜示（见图20-1）：回肠末段散在片状糜烂，回盲瓣上不规则溃疡，大小约2.0cm×1.0cm，周围黏膜充血水肿，可见多个直径约0.5～0.8cm的半球状黏膜隆起，余肠段未见异常。病理示（见图20-2）：（回肠末段）黏膜组织慢性炎并黏膜间质水肿，局部区表浅糜烂，局灶黏膜下层可见肉芽肿性病变；（回盲瓣）黏膜间质内大量淋巴细胞及少许中性粒细胞浸润，部分区表浅糜烂，局灶可见隐窝脓肿。特殊染色：抗酸染色（－），PAS（－）。2022年1月12日，患者数字化窦道造影结果示：腹壁多发窦腔形成，窦腔与窦腔可见窦道连通。腹正中线右侧腹壁下窦腔较前（2022年12月30日）缩小（5.2cm×2.9cm → 3.7cm×2.1cm），腹正中线切口腹壁下窦腔较前略大（4.5cm×0.8cm → 4.3cm×2.8cm）。给予抗感染、补液、负压冲洗引流等治疗后，肠瘘持续不愈合。

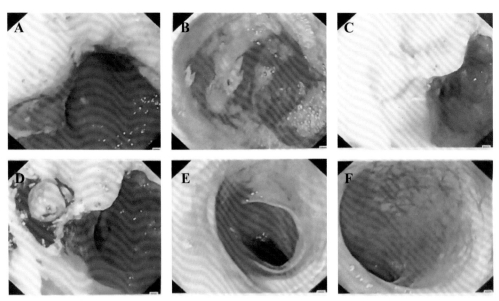

图20-1　结肠镜（2022年1月）：回肠末段散在片状糜烂，回盲瓣上不规则溃疡，大小约2.0cm×1.0cm，周围黏膜充血水肿，可见多个直径约0.5～0.8cm的半球状黏膜隆起，余肠段未见异常。图A～C：回肠末端；图D：盲肠；图E和图F：升结肠

2022年2月，患者在无明显诱因下发热，最高体温39.6℃，伴有腰痛、尿液浑浊、寒战，在当地医院给予"哌拉西林他唑巴坦"抗感染治疗3天后体温

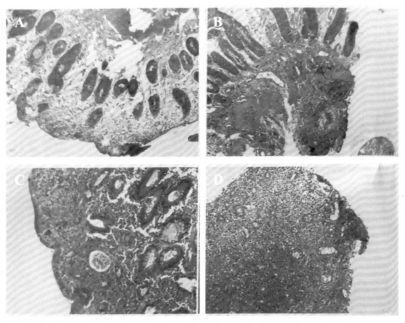

图 20-2　病理（2022 年 1 月）：（回肠末段）黏膜组织慢性炎并黏膜间质水肿，局部区表浅糜烂，局灶黏膜下层可见肉芽肿性病变；（回盲瓣）黏膜间质内大量淋巴细胞及少许中性粒细胞浸润，部分区表浅糜烂，局灶可见隐窝脓肿。特殊染色：抗酸染色（－），PAS（－）

降至正常。为进一步治疗，于 2022 年 2 月 9 日第一次入我科住院治疗。入院查体：体形消瘦，营养不良，BMI 17.7kg/m²，腹平坦，下腹部可见一长约 12cm 手术瘢痕，切口下端可见一大小约 1.0cm×0.5cm 的裂口，内接引流管（见图 20-3），未见胃肠型及蠕动波，全腹无压痛，无反跳痛，无肌紧张。血常规：血细胞比容 0.395，血红蛋白 124g/L，红细胞计数 4.58×10¹²/L，血小板计数 352×10⁹/L，白细胞计数 5.50×10⁹/L，中性粒细胞百分比 73.7%。肝功能：白蛋白 38.2g/L。大便常规未见异常，大便培养阴性，肠道菌群总数明显减少，以 G⁺球菌为主，偶见 G⁻杆菌及 G⁺杆菌。红

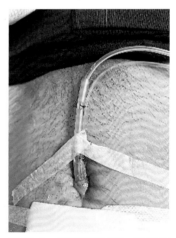

图 20-3　下腹部引流管：下腹部可见一长约 12cm 手术瘢痕，切口下端可见一大小约 1.0cm×0.5cm 的裂口，内接引流管

细胞沉降率 56mm/h，超敏 C 反应蛋白 64.3mg/L，IL-6 14.76pg/mL，降钙素原 0.299ng/mL。T-SPOTA/B：0/0。内毒素定量、G 试验、GM 试验、术前感染四项、TORCH 十项、EBV 系列、艰难梭菌检测、血凝、离子、自身抗体系列、肿瘤

标志物均未见明显异常。入院查肠道双源CT（见图20-4）示右上腹及下腹部正中约回肠近段两处炎性增厚，下腹部增厚的肠管局部似与皮下相交通。胸部CT未见异常。肠镜病理会诊提示（回肠末段）黏膜活动性炎伴充血水肿糜烂，局部查见肉芽肿样结构，完善T-SPOT等检查排除结核后，诊断考虑"克罗恩病（A2 L1 B3），肠瘘"，予以清洁换药及抗感染、全肠内营养等对症支持治疗，并分别于2022年2月16日、2022年2月23日行英夫利昔单抗300mg治疗，患者腹痛症状缓解，瘘口愈合后出院。

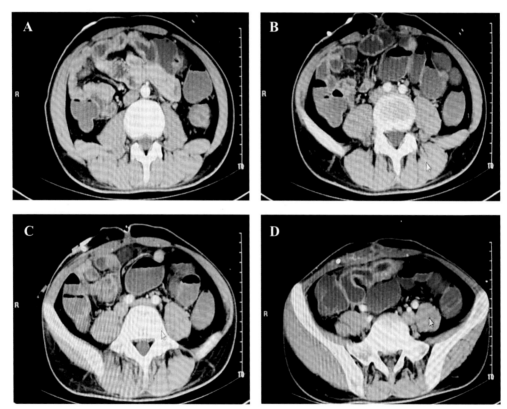

图20-4 胸部＋肠道双源CT（2022年2月）：右上腹及下腹部正中约回肠近段两处炎性增厚，下腹部增厚的肠管局部似与皮下相交通。胸部CT未见异常

2022年2月27日（出院后3天），患者瘘口愈合处出现皮肤隆起，伴波动感。当地医院B超（见图20-5）示：下腹壁瘢痕下方探及通道形成贯穿脂肪层，通向皮肤表面，长约1.1cm，下方可见液区回声，范围约3.5cm×1.2cm，可见细小点状回声浮游，液区内可见等号样强回声。超声提示瘢痕处窦道形成并血肿可能；液区内等号样强回声，考虑引流管残留可能。次日，患者瘘口处破溃，

可见脓血样液体。

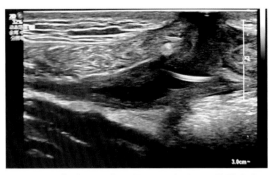

2022 年 3 月 4 日，窦道及瘘管造影（见图 20-6）：下腹部皮下组织内窦道形成，未见与小肠相通。因客观原因，患者当时未行进一步治疗，于当地医院换药处理后瘘口逐渐愈合。2022 年 3 月 25 日，患者瘘口愈合处再次破溃，脓血样分泌物溢出，无腹痛、腹胀、便血、发热等不适，大便 1 次 / 日，为黄色成形软便。为进一步治疗，我院门诊以"克罗恩病，肠瘘"再次收入我科住院治疗。

图 20-5　B 超（2022 年 2 月 27 日）示：下腹壁瘢痕下方探及通道形成贯穿脂肪层，通向皮肤表面，长约 1.1cm，下方可见液区回声，范围约 3.5cm×1.2cm，可见细小点状回声浮游，液区内可见等号样强回声

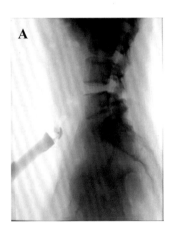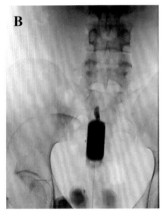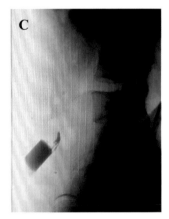

图 20-6　窦道及瘘管造影（2022 年 3 月 4 日）：下腹部皮下组织内窦道形成，未见与小肠相通

自上次出院以来，患者神志清，精神、饮食、睡眠可，大小便正常，体重较前增加 3kg，身高 174cm，体重 57kg，BMI 18.8kg/m$^2$。7 年前，患者曾因"肛周脓肿"于当地医院手术治疗。

▶ **入院查体**

心肺未见明显异常，腹平坦，下腹部可见一长约 12cm 的手术瘢痕，切口下端可见一大小约 1.0cm×1.0cm 的裂口，全腹无压痛，无反跳痛，无肌紧张，听诊肠鸣音正常。

▶ **辅助检查**

血常规：血细胞比容 0.443，血红蛋白 141g/L，红细胞计数 $5.10×10^{12}$/L，血小板计数 $258×10^9$/L，白细胞计数 $5.24×10^9$/L，中性粒细胞百分比 49.6%。肝功能：白蛋白 45.1g/L。红细胞沉降率 12mm/h，超敏C反应蛋白 2.79mg/L。大便隐血弱阳性。

## 病理科意见

2022 年 2 月 11 日，肠镜病理会诊：（回肠末段）黏膜活动性炎伴充血水肿糜烂，局部查见肉芽肿样结构，炎症性肠病证据不足，建议临床首先排除结核并行 TB-DNA 检测。2022 年 6 月 14 日（回肠末段）活检样本光镜下见：黏膜内淋巴细胞、浆细胞、嗜酸性粒细胞、中性粒细胞浸润。病理诊断：（回肠末段）黏膜活动性炎伴糜烂。综合以上病理情况，在形态学上均提示回肠末段具有黏膜活动性炎，克罗恩病与肠结核镜下均可见肉芽肿样结构，具体诊断需结合临床及相关实验室检查。

## 影像科意见

2022 年 2 月 9 日，肠道双源CT示：右上腹及下腹部正中约回肠近段两处炎性增厚，下腹部增厚的肠管局部似与皮下相交通。胸部CT未见异常。2022 年 3 月 3 日窦道及瘘管造影：下腹部皮下组织内窦道形成，未见与小肠相通。

## 诊 断

克罗恩病（A2 L1 B3）；肠瘘。

## 治疗及预后

患者入院检查大便隐血试验弱阳性；血尿常规、凝血功能、红细胞沉降率、肝肾功能、离子、超敏C反应蛋白等未见明显异常。患者未诉特殊不适，下腹部瘘口纱布覆盖，敷料表面干净，移除纱布，可见大小约 1.0cm×1.0cm 的瘘口，瘘口处少量渗出，周围皮肤无明显红肿，未见脓性分泌物，黄色成形软便1次/日。2022年4月1日，肠道CT（见图20-7）示下腹部正中局部腹壁缺损，紧贴其后方走行的回肠近段肠壁炎性增厚，前下壁似局限性连续性中断，破溃？脐平面腹壁未见异物。烧伤科会诊后建议外科清创处理，消化外科表示暂无明确手术指征，给予定期换药。考虑患者目前病情稳定，炎症指标均未见异常，英夫利昔单抗

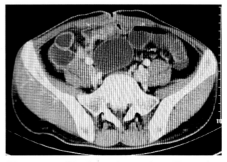

图 20-7　肠道双源 CT（2022 年 4 月 1 日）：下腹部正中局部腹壁缺损，紧贴其后方走行的回肠近段肠壁炎性增厚，前下壁似局限性连续性中断，破溃？脐平面腹壁未见异物

已治疗2次，体重较前明显增加，病情有所好转，遂于2022年4月3日继续行英夫利昔单抗300mg治疗，同时加强换药处理、给予肠内营养支持。患者于2022年4月8日出院时下腹部瘘口基本愈合，大小便正常，无红肿、渗出，无腹痛、便血等症状，病情稳定。

## 后续随访

　　2022年6月10日，患者入我科行第4周期英夫利昔单抗治疗。自2022年4月3日第3周期英夫利昔单抗治疗后，患者瘘口愈合良好，大便1次/日，无脓血，无腹痛不适，体重较前增加7kg，BMI 22.14kg/m$^2$。红细胞沉降率56mm/h → 4mm/h，超敏C反应蛋白64.3mg/L → 4.48mg/L。2022年6月14日，患者于我院行肠镜检查（见图20-8）：进镜至回肠末段30cm未见异常，回盲瓣口可见黏膜隆起样改变，升结肠黏膜纠集，未见溃疡，活检质软，余所见黏膜光滑柔软，血管纹理清晰，皱襞排列整齐，肠管扩张度好，未见隆起及凹陷性病变。诊断：克罗恩病（愈合期）。病理示：（回肠末段）黏膜活动性炎伴糜烂。结合患者症状及肠镜下表现，考虑英夫利昔单抗治疗有效，于2022年6月14日继续给予英夫利昔单抗300mg静脉滴注。

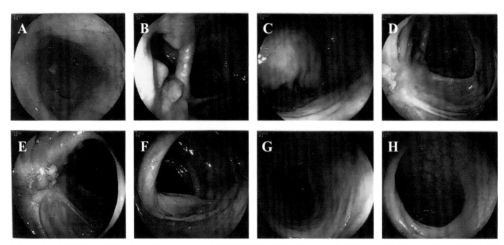

图 20-8　结肠镜（2022 年 6 月 14 日）：进镜至回肠末段 30cm 未见异常，回盲瓣口可见黏膜隆起样改变，升结肠黏膜纠集，未见溃疡，活检质软，余所见黏膜光滑柔软，血管纹理清晰，皱襞排列整齐，肠管扩张度好，未见隆起及凹陷性病变。图 A、B：回肠末段；图 C：阑尾开口；图 D：回盲部；图 E：升结肠；图 F：横结肠；图 G：降结肠；图 H：直肠

## 总　结

　　该患者为青年男性，主因间断右下腹痛 7 月余、肠瘘 3 月余入院治疗。患者曾于 2015 年因"肛周脓肿"行手术治疗。2021 年 8 月，患者在无明显诱因下出现右下腹隐痛不适，并自觉出现一包块，随时间推移而进展增大。于当地医院行腹腔镜探查、肠粘连松解、腹壁脓肿引流、阑尾切除术。2021 年 12 月出现肠瘘，于超声引导下行右下腹腹壁包裹性积液置管引流术。2022 年 1 月，当地医院肠镜示回肠末段及回盲瓣上多发不规则溃疡。病理镜下局灶黏膜下层可见肉芽肿性病变。给予抗感染、补液、负压冲洗引流等治疗后，肠瘘持续不愈合。我院完善肠道双源 CT、病理会诊以及 T-SPOT 等检查，排除结核后，诊断考虑"克罗恩病（A2 L1 B3），肠瘘"，分别于 2022 年 2 月 16 日、2 月 23 日行英夫利昔单抗 300mg 治疗，患者腹痛症状缓解，但瘘口处反复破溃、愈合。多学科会诊后，予定期换药，同时继续英夫利昔单抗 300mg 规律治疗，2022 年 6 月患者随访时，下腹部瘘口基本愈合，无红肿、渗出，无腹痛、便血等症状，大小便正常，体重较前增加，病情稳定。我院肠镜诊断克罗恩病（愈合期）。

　　该患者瘘口反复破溃，异物可能是其反复感染的原因之一，B 超考虑引流管或者手术缝线残留，尚有待商榷。瘘管是克罗恩病肠道主要且具有挑战性的并发症之一，系由病变肠段炎症穿透进入邻近器官、组织或皮肤等所致。该患者主要发生肠皮瘘，其通常与活动性克罗恩肠炎的部分相联系，肠皮瘘通常需要手术治疗，但随着抗肿瘤坏死因子治疗的出现，可以采用保守方法，进行内科药物处理，并可能使一些患者瘘口最终成功闭合。早在 1999 年，英夫利昔单抗即已被用于治疗克罗恩病瘘管（在 0、2、6 周给予 3 次诱导治疗），其也被证明可以减少克罗恩病患者瘘管引流物。患者在接受英夫利昔单抗治疗后，瘘口愈合良好，并且在第 4 周期随访时肠镜提示黏膜已处于愈合期。当然，在出现腹腔内脓肿时，需要外科干预引流。无论如何，克罗恩病并发瘘管需要多学科团队进行积极的早期治疗，使用抗菌药物，经皮引流感染，抗肿瘤坏死因子治疗，纠正电解质、体液紊乱，营养支持等。

## 参考文献

[1] 郑家驹.克罗恩病瘘管的治疗原则与进展[J].中华消化杂志, 2010, 30(6): 423-425.

[2] Sands BE, Anderson FH, Bernstein CN, et al. Infliximab maintenance therapy for fistulizing Crohn's disease[J]. N Engl J Med, 2004, 350(9): 876-885.

[3] Lamb CA, Kennedy NA, Raine T, et al. British Society of Gastroenterology consensus guidelines on the management of inflammatory bowel disease in adults[J]. Gut, 2019, 68(Suppl 3): S1-S106.

空军军医大学西京医院

耿文彬　李瑞霞　陈　玲

李增山　赵宏亮　梁　洁

# Case 21

## 免疫性关节炎相关消化道受累
## 病例多学科讨论

患者，女性，31岁，因"多关节疼痛5个月，腹痛、腹泻3个月"于2023年3月入院。

▶ **现病史**

患者于2022年10月起在无明显诱因下出现双侧颞下颌关节疼痛，不能咀嚼硬食；同年12月，出现右侧髋关节疼痛伴活动受限，同期出现间断腹泻，为黄色稀糊便，3~5次/日，便中无黏液脓血，无里急后重，伴间断脐周轻微绞痛，排便后缓解。外院曾予口服塞来昔布1周治疗，髋关节疼痛好转后停用药物，但腹泻、腹痛症状无改善。2023年2月，患者髋关节疼痛加重，并逐渐出现多关节肿痛，包括左侧肩关节、肘关节、双侧腕关节、踝关节、髋关节、骶髂关节、双侧拇指掌指关节等，伴活动受限，腹痛加重，数字疼痛评分（NRS）3~4分，腹泻次数和大便性状同前。查血常规正常，便常规可见大量红、白细胞；粪便病原学阴性；血生化、凝血正常；CRP 55.91mg/L（↑），ESR 77mm/h（↑）；IgG 20.3g/L（↑），IgM 2.50g/L、IgA 2.78g/L。此次病程中，患者体重减轻10kg。既往史：10年前，患者于妊娠期间发现HBsAg阳性，未特殊诊治。

▶ **入院查体**

患者生命体征平稳，浅表淋巴结未触及，心肺查体未见明显异常，腹软，右下腹有压痛，肠鸣音4次/分钟，无反跳痛、肌紧张。BMI 17.6kg/m$^2$。双侧腕关节肿胀伴压痛，右侧为著；双侧拇指/食指掌指关节略肿胀，伴压痛；左侧肘关节、肩关节压痛；右侧踝关节略有压痛；双侧膝关节无压痛。

## 实验室检查

血常规、生化正常，炎性指标：ESR 79mm/h（↑），hsCRP 54.2mg/L（↑）；类风湿因子（RF）22.6U/mL（↑），IgM 2.5g/L（↑），IgG、IgA正常，ANA、ANCA、HLA-B27、抗CCP、APF、AKA、抗MCV抗体均阴性。感染指标：HBsAg、HBcAb、HBeAb（＋），HBV-DNA定量 $3.76\times10^3$U/mL。

## 影像学检查

骶髂关节磁共振（见图21-1A）：双侧骶髂关节炎，双侧骶髂关节面欠光滑，关节间隙稍变窄，髂骨关节面下见斑片状长$T_1$长$T_2$信号，压脂相呈高信号，右侧为著。

全身骨扫描（见图21-1B）：双侧肩关节、肘关节（左侧为著）、双侧腕关节、双手小关节、双侧骶髂关节（右侧为著）、双侧膝关节（左侧为著）、右侧踝关节见异常放射性摄取增高区，考虑炎性病变。

关节超声：双侧腕关节滑膜囊少量积液及滑膜增生。

肠道超声：全结肠及回肠末段连续性肠壁增厚，厚度 0.4~0.9cm。

腹盆增强CT＋小肠重建（见图21-1C）：回盲部、回肠末段、结肠全程、直肠多处肠壁节段性增厚伴强化，部分管腔狭窄，部分管腔扩张，炎性病变可能，腹膜后、肠系膜多发小淋巴结。

血管超声腹腔干、肠系膜血管、四肢血管未见异常。

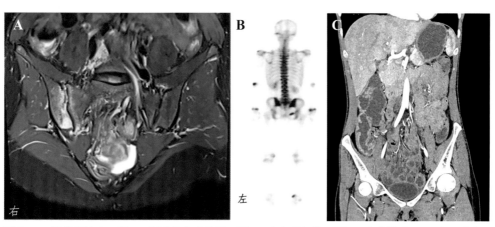

图 21-1　影像学检查。图 A：骶髂关节磁共振；图 B：全身骨扫描；图 C：腹盆增强 CT ＋小肠重建

胃镜（见图 21-2A）：胃底、胃体多发不规则浅溃疡，十二指肠球腔前壁不规则深溃疡，约 1.5cm。活检病理：胃黏膜、十二指肠黏膜中度慢性炎及轻度活动性炎，幽门螺杆菌免疫组化（一）。

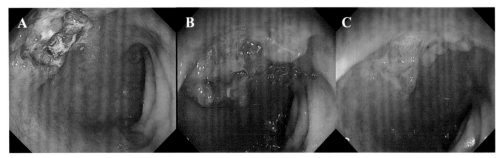

图 21-2　胃镜检查。图 A：治疗前十二指肠球腔前壁不规则深溃疡，约 1.5cm；图 B：糖皮质激素治疗后，十二指肠球腔前壁原不规则溃疡较前变浅，周边呈结节样改变；图 C：3 程英夫利昔单抗诱导关节治疗后，十二指肠球腔前壁溃疡已愈合，呈白色瘢痕样改变，周边呈结节样改变

结肠镜（见图 21-3A）：结肠多发不规则溃疡，边界尚清，周边充血，部分连接成片，溃疡间可见相对正常黏膜。活检病理：结肠黏膜急慢性炎，活动性炎导致隐窝破坏及隐窝数量减少，活动性炎病变分布不连续，病变间区域黏膜完好，未见上皮样细胞肉芽肿及血管炎改变。

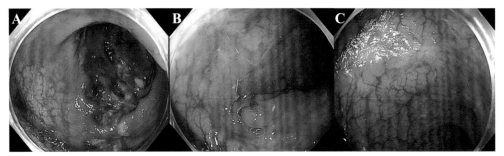

图 21-3　结肠镜检查。图 A：治疗前结肠多发不规则溃疡，边界尚清，周边充血，部分连接成片，溃疡间可见相对正常黏膜；图 B：糖皮质激素治疗后，原全结肠散在多发溃疡较前好转，部分呈愈合，部分溃疡较前缩小变浅；图 C：3 程英夫利昔单抗诱导关节治疗后，原全结肠散在多发溃疡均已愈合，呈炎性息肉和板色瘢痕改变

## 诊　断

考虑免疫相关性关节炎，消化道受累。

### 诊疗经过

予以口服柳氮磺吡啶，注射用甲泼尼龙琥珀酸钠 40mg iv q12h，恩替卡韦抗病毒治疗，1 周后糖皮质激素过渡至口服甲泼尼龙 24mg q12h。治疗后，患者腹痛和关节疼痛显著减轻，便次减少至 1～2 次/日，成形糊便，复查 ESR 7mm/h，hsCRP 1.84mg/L。此后，甲泼尼龙规律减量，每周减量 4mg。但激素减量至 16mg q12h 后，患者再次出现关节肿痛，无腹痛，复查炎性指标轻度升高，ESR 25mm/h（↑），hsCRP 4.38mg/L（↑）。复查胃镜（见图 21-2B）：原胃体大弯侧多发溃疡较前好转，多发阿弗他溃疡；十二指肠球腔前壁原不规则深溃疡较前变浅，周边呈结节样改变。结肠镜（见图 21-3B）：原全结肠散在多发溃疡较前明显好转，部分呈愈合，遗留炎性息肉和白色瘢痕，部分溃疡较前缩小变浅。考虑激素治疗有效，自身免疫性关节病，胃肠道受累，有生物制剂治疗指征，2023 年 5 月 29 日起行第 1 程英夫利昔单抗 200mg 治疗，患者关节肿痛缓解，关节活动无受限，未再出现腹痛。

### 风湿免疫科意见

该患者为青年女性，多系统受累。关节方面，患者有多关节肿痛和活动受限、病程大于 6 周、多数关节为对称性累及、中轴关节和外周关节均有受累，包括骶髂关节、膝关节、肩关节等大关节，及腕关节、掌指关节等多发小关节，为慢性、对称性、多关节炎，并且血 hsCRP、ESR 显著升高，血类风湿因子轻度升高，影像学提示关节滑膜增生明显，考虑免疫性关节炎诊断明确。具体分型方面，类风湿关节炎（RA）是最常见的对称性、多关节炎。血清学方面，本例患者 RF 仅为低滴度阳性，抗 CCP、AKA、APF 抗体均阴性，且 RA 累及骶髂关节及相关消化道受累相对少见，多数合并消化道溃疡患者与长期口服非甾体抗炎药物（NSAIDs）相关，为不支持点。

因本例患者骶髂关节炎较为突出，亦需考虑血清阴性脊柱关节病可能。血清阴性脊柱关节病以骶髂关节炎为相对特征性表现，可以有中轴关节和外周多关节受累，同时可累及消化道，表现为消化道多发溃疡，尤其是回肠末段受累较为多见。但血清阴性脊柱关节病多合并 HLA-B27 阳性，本例患者 HLA-B27 阴性，亦无法确诊血清阴性脊柱关节病。故考虑免疫相关性关节炎，但具体类

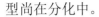

型尚在分化中。

治疗方面，患者消化道溃疡较重，优先加强抗感染治疗。患者前期糖皮质激素治疗有效，关节和消化道症状好转，炎性指标恢复至正常，复查胃肠镜溃疡有缩小。但激素减量后，患者关节症状反复，消化道溃疡尚未能完全愈合，有生物制剂治疗指征，加用抗肿瘤坏死因子单抗强化抗感染治疗。

## 后续随访

在行英夫利昔单抗治疗后，患者关节疼痛和活动受限完全缓解，未再出现腹痛，每日 1 次黄色成形软便，患者体重增加 7kg，BMI 恢复至 20.4kg/m$^2$，炎性指标、类风湿因子持续正常。甲泼尼龙规律减停，3 程英夫利昔单抗诱导缓解治疗后，复查肠镜示胃肠道溃疡达到黏膜愈合（见图 21-2C 和 21-3C），肠道超声示回盲部肠壁稍增厚（0.5cm），余小肠、结肠肠壁未见明显增厚。继续英夫利昔单抗维持缓解治疗。

## 总　结

本例患者以关节疼痛起病，病程中有腹痛、腹泻症状，血炎性指标明显升高，多次筛查自身抗体阴性，影像学有对称性多关节炎表现，累及中轴关节和外周关节，关节滑膜增生。消化道方面，内镜可见胃、十二指肠、回肠末段、结肠多发溃疡，溃疡边界清，部分溃疡融合，病变间黏膜正常；活检病理提示结肠黏膜急慢性炎，活动性炎导致隐窝破坏及隐窝数量减少，活动性炎病变分布不连续，病变间区域黏膜完好，未见明确上皮样细胞肉芽肿及血管炎改变。患者溃疡表现不符合典型炎症性肠病的溃疡表现，结合患者关节炎表现突出，类风湿因子阳性，考虑免疫相关性关节炎累及消化道可能性大，首先考虑类风湿关节炎。但患者同时有双侧骶髂关节受累，血清抗CCP抗体等类风湿关节炎特异性抗体阴性，亦不完全符合血清阴性脊柱关节病可能。此外，患者无明确病原学阳性证据和长期药物服用史，基本可除外消化道受累与感染和药物相关。本例患者病程初期足量激素治疗有效，关节炎和消化道溃疡均有好转，但激素减量后病情反复，消化道病变未能达到黏膜愈合，加用生物制剂强化治疗，以达到黏膜愈合和病情长期缓解。

免疫性关节炎相关消化道受累相对少见，具体病理机制尚不十分明确，但目前研究表明其可能与血管炎相关，可以累及中动脉、小动脉甚至毛细血管，主要表现为消化道溃疡、出血、穿孔、肠缺血坏死等，可以通过病理中血管炎表现诊断。患者整体病情较重，需要更积极的干预治疗。此外，关节炎患者需要长时间服用非甾体抗炎药物治疗，导致消化道损伤，引起消化道溃疡，但非甾体抗炎药物相关消化道损伤多见于上消化道，而结肠受累相对少见，通过详细询问病史和病理检查可以进一步明确。

在治疗上，免疫性关节炎合并消化道受累的患者多数病情较重，需强化治疗，可以选择对肠道炎症有效的抗风湿药物（如硫氮磺胺吡啶、硫唑嘌呤等）；若肠病较重，推荐早期糖皮质激素或生物制剂治疗，尤其是抗TNF-α单抗治疗，以期获得消化道黏膜愈合和长期缓解。

## 参考文献

Craig E, Cappelli LC. Gastrointestinal and hepatic disease in rheumatoid arthritis[J]. Rheum Dis Clin North Am, 2018, 44(1): 89-111.

北京协和医院

唐　颢　谭　蓓

# Case 22

## 难治性溃疡性结肠炎病例多学科讨论

患者，女性，51 岁，因"腹痛血便 1 年余"入院。

▶ **现病史**

2021 年 5 月，患者在无明显诱因下出现下腹痛，伴大便次数增多，5～6次/日，少量血便。外院肠镜：进镜至回肠末段，距肛缘 60cm 可见黏膜充血糜烂，有大小多发溃疡。诊断：结肠炎。病理提示黏膜组织急慢性炎，表面糜烂，见多个隐窝脓肿形成，请结合内镜所见，排除炎症性肠病（如溃疡性结肠炎）。腹部增强CT示：升结肠、横结肠及直肠下段局部管壁增厚、水肿，浆膜面毛糙，考虑炎性病变可能。外院诊断：溃疡性结肠炎，全结肠型，初发型，重度。予静脉氢化可的松（5 月 31 日—6 月 1 日，200mg/d；6 月 2—8 日，100mg/d）治疗 8 天后，患者症状无明显改善，大便次数增加至每日 10 余次，出血量较前增加，停药并转至另一家医院就诊。第 2 家医院给予美沙拉秦口服及灌肠、抗感染及营养支持等治疗，腹泻及便血较前无明显好转，大便 10～15 次/日，其中 5～10 次可见血便，伴明显腹痛及恶心、呕吐，至我院就诊。

▶ **入院查体**

体温 36.6℃，心率 65 次/分钟，呼吸 22 次/分钟，血压 117/87mmHg，体重 37kg，身高 163cm，BMI 13.9kg/m$^2$。患者神志清醒，气平，应答切题，口齿清晰，查体合作。全身皮肤黏膜无黄染，无全身浅表淋巴结肿大。心律齐，无杂音，双肺呼吸音清。腹部平坦，下腹部轻压痛，无反跳痛，肝脾肋下未及，肠鸣音活跃（6～8 次/分）。双下肢无水肿。

### 实验室检查

全血细胞分析：白细胞计数 $11.51 \times 10^9/L$（↑），嗜中性粒细胞百分比 70.3%（↑），淋巴细胞百分比 20.7%（↓），血红蛋白 94g/L，血小板计数 $304 \times 10^9/L$。

感染指标：CRP 16.5mg/L（↑），ESR 18mm/h，降钙素原 0.09ng/mL。

肝功能：总胆红素 14.5μmol/L，丙氨酸氨基转移酶 8U/L，天门冬氨酸氨基转移酶 13U/L，碱性磷酸酶 35U/L，γ谷氨酰基转移酶 9U/L，总胆汁酸 0.3μmol/L，总蛋白 45.1g/L（↓），白蛋白 28.9g/L（↓），球蛋白 16.2g/L（↓），前白蛋白 156.10mg/L（↓），肌酐 35.0μmol/L。

电解质：钾 3.59mmol/L，钠 132.50mmol/L（↓），氯 98.90mmol/L（↓）。

肿瘤指标：ANA（－），ENA（－），ANCA（－），ds-DNA（－）。

粪便常规＋隐血：红细胞 15～20/HP，白细胞 1～3/HP，脓细胞 未查见/HP，粪隐血试验（2＋，↑）。

粪培养：（－）；寄生虫（－）；艰难梭状芽孢杆菌抗原及毒素均为（－）。

粪钙卫蛋白 69.5μg/g；CMV-DNA（－），EBV-DNA（－），T-SPOT（－），肝炎病毒等阴性。

### 影像学检查

肠镜（见图 22-1）进镜至横结肠，因患者不能耐受而未能深入检查，所见结肠黏膜充血水肿明显，可见散在点状糜烂灶，横结肠部分肠段可见不规则小片状浅溃疡，部分黏膜表面覆着脓性分泌物。

病理提示："乙状结肠""结肠"重度活动性慢性肠炎伴表面糜烂，隐窝凋零易见，隐窝萎缩明显；免疫酶标检查结果：CD68（散在组织细胞＋），MUM-1（浆细胞＋），CMV（－）。

目前存在问题：黏液血便控制不佳。

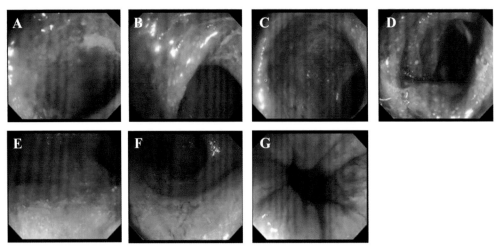

图 22-1　肠镜：溃疡性结肠炎治疗后，黏膜充血水肿明显，可见散在点状糜烂灶，横结肠部分肠段可见不规则小片状浅溃疡，部分黏膜表面覆着脓性分泌物。图 A、B：横结肠；图 C：降结肠；图 D：乙状结肠；图 E、F：直肠；图 G：肛门

## 影像科意见

肠 CTE（见图 22-2）：直肠及降乙状结肠管壁弥漫增厚，伴系膜血管增生，符合溃疡性结肠炎改变；肝脏多发小囊肿，肝脏小血管瘤。

左肾小结石；子宫肌瘤可能。

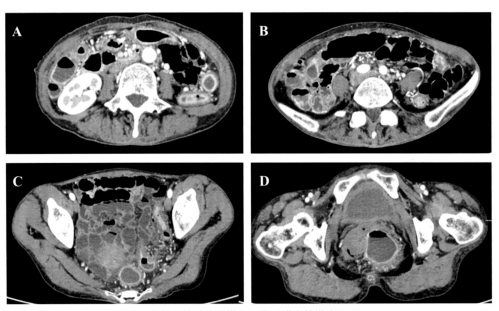

图 22-2　肠 CTE：直肠及降乙状结肠管壁弥漫增厚，伴系膜血管增生

肛瘘MR增强：未见明显异常；所见结直肠肠壁肿胀伴周围多发增粗血管影，盆腔积液。

## 入院后病情转折

入院后3天，患者自觉胸闷，无胸痛，无呼吸困难，立即请影像科会诊CT。

## 影像科二次意见

肺部CT（见图22-3）提示：右侧液气胸，两肺下叶少许渗出？左侧少量胸腔积液；两肺下叶小磨玻璃结节，两肺少许斑点灶，部分斑点灶显示不清。

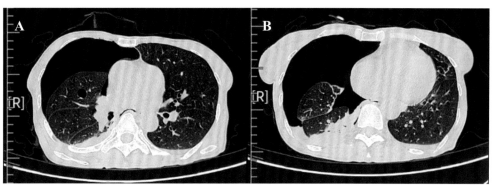

图 22-3　肺部 CT：两肺下叶渗出，左侧胸腔积液

## 后续处理

胸腔闭式引流＋吸氧＋抗感染治疗，启用他克莫司早（1.5mg）—晚（1mg）控制原发病，血便较前减少，腹泻5～8次/日，测量他克莫司血药浓度为13.80ng/mL。8天后，患者出现烦躁及下肢痛，停用他克莫司（2021年8月3日）调整为托法替布5mg（2次/日）治疗，并于2天后加量至10mg（2次/日），无便血，腹泻3～5次/日；20日后第1次维得利珠单抗，2次维得利珠单抗治疗后换用托法替布并逐渐减量至5mg（2次/日）治疗，症状稳定。

患者在第5次维得利珠治疗后半个月出现腹泻（每日10次），为黄色稀水样便，无黏液脓血，伴腹痛不适，无发热、寒战。全血细胞分析：白细胞计数 $4.81×10^9$/L，嗜中性粒细胞百分比 64.3%，淋巴细胞百分比 26.7%，血红蛋白 116g/L，血小板计数 $128×10^9$/L；CRP < 0.5mg/L，ESR 15mm/h，降钙素原 0.04ng/mL；CMV-DNA（－），EBV-DNA（－）；粪便常规：红细胞 未查见/HP，白细胞 8~26/HP，脓细胞 未查见/HP，粪隐血试验（＋）；粪培养（－）；艰难梭转芽孢杆菌抗原及毒素均（－）；粪钙卫蛋白 96.5μg/g。肠镜（见图 22-4）显示：内镜至回肠末段，所见黏膜未见明显异常；回盲瓣正常；直肠至升结肠中段黏膜弥漫性充血水肿，见多发糜烂灶，血管纹理紊乱。

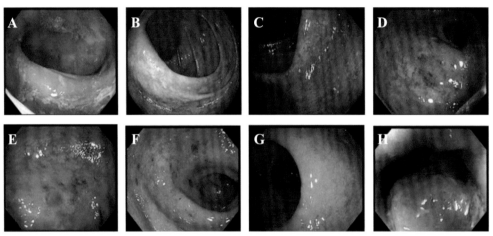

图 22-4　肠镜：直肠至升结肠中段黏膜弥漫性充血水肿，见多发糜烂灶。图 A：回肠末段；图 B：回盲部；图 C：升结肠；图 D：横结肠；图 E：降结肠；图 F：乙状结肠；图 G：直肠；图 H：肛门

　　考虑疾病控制不佳，予以三代头孢菌素、甲硝唑及利福昔明抗感染，1 周后患者腹泻较前好转，腹痛消失。考虑仍有肠炎活动，托伐替布（5mg，2 次/日）加量至 10mg（2 次/日）。托伐替布加量 1 周后，患者再次出现脐周腹部疼痛，排便后疼痛可缓解，腹泻再次加重至每日 10 余次，为咖啡棕色水样便。考虑溃疡性结肠炎再次活动，托伐替布联合维得利珠治疗效果欠佳，拟转换治疗。予以注射用甲泼尼龙琥珀酸钠 40mg/d 静滴，患者血便较前好转，改为 35mg/d 泼尼松口服，并行 3 次英夫利昔单抗 300mg 治疗。患者腹痛好转，腹泻次数减少至 3 次/日。第 3 次英夫利昔单抗治疗 2 周后，患者大便次数再次增多至 8 次/日。自行将泼尼松加量至 40mg/d，症状缓解不明显，并逐渐出现下腹持续性疼痛，伴解稀水样血便每日 10 余次，再次入院。

## 入院检查

血常规：白细胞计数 8.09×10⁹/L，嗜中性粒细胞百分比 91.5%（↑），淋巴细胞百分比 6.8%（↓），血红蛋白 120g/L，血小板计数 193×10⁹/L。

感染指标：CRP 3.47mg/L，PCT ＜ 0.020ng/mL，ESR 25mm/h（↑），粪钙卫蛋白 410μg/g。

肝功能：总胆红素 9.3μmol/L，直接胆红素 3.3μmol/L，丙氨酸氨基转移酶 12U/L，天门冬氨酸氨基转移酶 18U/L，碱性磷酸酶 42U/L（↓），γ谷氨酰基转移酶 26U/L，总胆汁酸 9.4μmol/L，总蛋白 63.8g/L（↓），白蛋白 34.5g/L（↓），球蛋白 29.3g/L，白球比例 1.18（↓），前白蛋白 176.40mg/L（↓）。

肠镜检查（见图 22-5）显示：肠镜插至结肠脾曲，诉腹胀，终止进镜，所见直肠至降结肠脾曲黏膜弥漫性充血、水肿，伴糜烂，黏膜脆性增加，表面覆盖大量脓性分泌物。

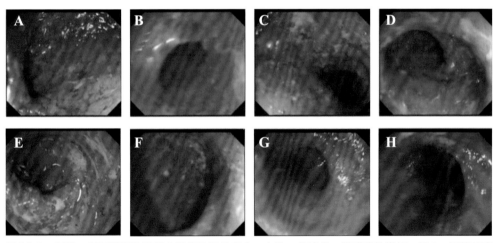

图 22-5　肠镜：直肠至降结肠脾曲黏膜弥漫性充血、水肿，伴糜烂，黏膜脆性增加。图 A：近结肠脾曲；图 B、C：降结肠；图 D：降乙交界处；图 E：乙状结肠近端；图 F：乙状结肠；图 G：直肠；图 H：直肠近肛门

## 外科意见

建议不要再优化治疗，直接手术治疗。

给予经验性抗病毒＋抗细菌感染治疗，补充人免疫球蛋白及对症支持治

疗，疗效欠佳，仍每日 10 余次水样便。行腹腔镜下全结肠切除术＋回肠造口术。术中见：全结肠壁水肿增厚，肠壁僵硬，肠腔内可及多发溃疡，周围伴息肉样隆起。探查直肠质地尚软，色泽正常。于直肠乙状结肠交界处在钳闭器阻断后切断，移去全结肠，并于右下腹拖出回肠末段，行造瘘。术后病理："全结肠"黏膜慢性炎，中-重度，炎症累及黏膜下层，肠壁伴水肿，隐窝结构变形，可见隐窝脓肿，符合炎症性肠病。手术后重启维得利珠维持单抗治疗，无腹痛，肛门无肿痛，无黏液。

## 总 结

该患者为中年女性，慢性病程，病程 1 年余，体形消瘦，病程中曾出现自发性气胸，疾病逐渐进展，使用激素、免疫抑制剂、小分子药物及两种生物制剂，疗效欠佳，在双靶点治疗效果不佳后手术治疗有效。

## 参考文献

[1] Feng Z, Kang G, Wang J, et al. Breaking through the therapeutic ceiling of inflammatory bowel disease: dual-targeted therapies[J]. Biomed Pharmacother, 2023, 158: 114174.

[2] Tse CS, Dulai PS. Dual advanced therapies and novel pharmacotherapies for moderately to severely active Crohn's disease[J]. Gastroenterol Clin North Am, 2022, 51(2): 283-298.

上海交通大学医学院附属仁济医院

戴张晗 沈 骏 冯 琦

赵子周 姜建巍

# Case 23

## 胃肠道惰性 T 细胞增殖性疾病病例多学科讨论

患者，男性，60 岁，因"反复腹泻 10 个月，加重 4 个月"于 2023 年 4 月至上海瑞金医院消化科就诊。

▶ **现病史**

患者自 2022 年 6 月起出现腹泻症状，起初症状不明显，偶有解稀烂样粪便，未予以重视。至 2023 年，症状较前加重，腹泻次数较前增多，进食后症状更明显，每天腹泻 10 次以上，无恶心、呕吐，无发热、胸闷。2023 年 2 月 22 日，患者至当地医院行肠镜检查，未见明显异常。2023 年 4 月 8 日至当地医院住院治疗，入院后完善相关辅助检查，予以双歧杆菌、胰酶肠溶胶囊、洛哌丁胺等对症治疗，并于 2023 年 4 月 12 日行粪菌移植治疗。治疗后，患者腹泻症状未见明显缓解，为求进一步诊治，至上海瑞金医院消化科就诊。拟诊"腹泻原因待查"收治入院。

自发病以来，患者神清、精神可，胃纳可，睡眠不佳，小便无殊，大便如上述，体重减轻约 25kg。

既往史：否认高血压、糖尿病、冠心病病史；否认外伤、过敏、家族、传染病病史。吸烟史 40 年，每天 1 包。否认饮酒史。

▶ **入院查体**

患者神清，消瘦，精神可，皮肤无黄染；颈软无抵抗；双肺呼吸音清，未闻及干湿性啰音；心律齐，未及病理性杂音；腹软，腹部凹陷，肝脾肋下未及，移动性浊音（－），墨菲征阴性；腹壁静脉无曲张，肝肾区无叩击痛；肠鸣音正常（3 次／分）；双下肢无明显水肿；NS（－）。

血常规：白细胞计数 $8.29 \times 10^9$/L，中性粒细胞计数 $4.33 \times 10^9$/L，血红蛋白 133g/L，C 反应蛋白 3mg/L，血小板计数 $206 \times 10^9$/L。

　　粪常规：隐血试验阴性，粪钙卫蛋白 810.2μg/g（↑）；艰难梭菌检测阴性。

　　生化常规：总蛋白 55g/L（↓），白蛋白 33g/L（↓），肌酐 63μmol/L，尿酸 386μmol/L，钾 3.41mmol/L（↓）；尿蛋白（＋）。

　　肿瘤标志物：神经元特异性烯醇化酶 49.30ng/mL（↑）。

　　免疫球蛋白：IgG 6.45g/L（↓）；$\beta_2$-微球蛋白 2414ng/mL（↑）；血液游离 $\kappa/\lambda$ 轻链比值 1.62（↑），$\beta_2$-微球蛋白 1942ng/mL（↑）；尿液游离 $\lambda$ 轻链 14.40mg/L（↑），游离 $\kappa/\lambda$ 轻链比值 6.82（↑）；免疫固定电泳：$\alpha_1$ 球蛋白 6.54g/mL（↑），$\alpha_2$ 球蛋白 11.57g/mL（↑）；病毒、血管炎、自身免疫等指标均为阴性。

　　胸腹盆 CT（2023 年 4 月）：两肺上叶肺大疱，肝内多发囊性灶，胆囊饱满，回盲部小憩室形成可能。

　　上腹部增强 MR（2023 年 4 月）：肝脏多发小囊肿，双肾小囊肿。

　　予以抗感染、对症支持治疗，并予以胶囊内镜、小肠 CT 检查。胶囊内镜检查（见图 23-1）提示：空回肠炎伴糜烂及绒毛萎缩。小肠 CT 检查提示：小肠黏膜异常；肝脏灌注不均；门静脉高压，胃底静脉曲张；双侧肾上腺强化减弱；左肾囊肿。

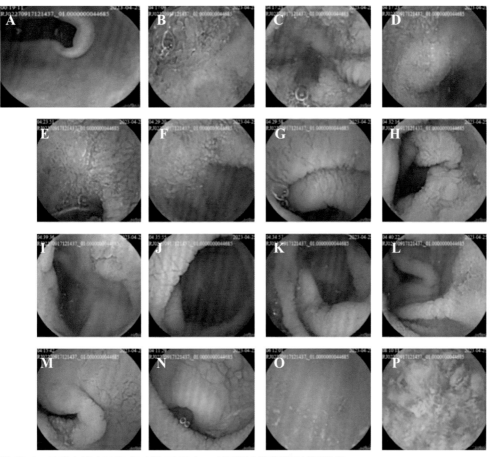

图 23-1　胶囊内镜（2023 年 4 月 27 日）：空回肠炎伴糜烂及绒毛萎缩

2023 年 4 月 28 日，小肠 CTE（见图 23-2）提示：小肠黏膜异常；肝脏灌注不均；门静脉高压，胃底静脉曲张；双侧肾上腺强化减弱。

因患者胶囊内镜检查结果提示小肠绒毛广泛萎缩，故为排查是否存在淋巴瘤可能，予以 PET-CT 检查。检查结果提示：①胃体黏膜稍厚，代谢轻度增高；空回肠及结直肠多发节段性增高明显，其中回肠末段黏膜增厚水肿。②躯干骨代谢弥漫性轻度增高。

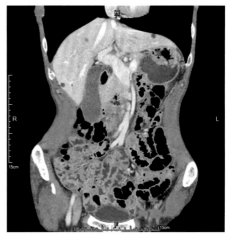

图 23-2　小肠 CTE（2023 年 4 月 28 日）

经对症支持治疗后，患者一般情况较前好转，2023 年 5 月 5 日小肠镜（见图 23-3）示：小肠绒毛萎缩、糜烂伴狭窄，小肠息肉（待病理）。

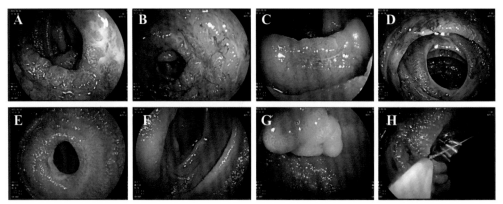

图 23-3　电子小肠镜（2023 年 5 月 5 日）。图 A、B：空肠可见黏膜水肿、浅溃疡；图 C：空肠可见线状浅溃疡形成；图 D、E：空肠可见多发环状溃疡伴狭窄形成；图 F：小肠绒毛萎缩；图 G：可见小肠息肉；图 H：小肠息肉内镜下切除术术野

### 血液内科意见

PET-CT 示躯干骨代谢弥漫性轻度增高，拟行骨穿排查血液系统疾病。建议完善骨髓细胞形态学、流式、基因、染色体及病理活检。遂于 2023 年 5 月 8 日行骨髓穿刺，未见明显异常。

### 病理科意见

2023 年 5 月 6 日，小肠活检病理示：淋巴组织增生性病变，细胞形态有一定不典型性；结合免疫组化标记及基因重排检测结果，符合外周 T 细胞肿瘤性病变，Ki67 增殖指数低，符合胃肠道惰性 T 细胞淋巴增殖性疾病（indolent T-cell lymphoproliferative disorder of the gastrointestinal tract，ITLPD-GI）诊断。

### 最终诊断

胃肠道惰性 T 细胞淋巴增殖性疾病（ITLPD-GI）。

## 讨 论

ITLPD-GI 是发生在胃肠道的一种克隆性 T 细胞淋巴组织增殖性疾病。2013年，Perry 等收集了 10 例患者并综合相关文献报道，分析此病变的临床病理特征，并将其命名为 ITLPD-GI。2017 年，世界卫生组织淋巴造血系统肿瘤分类正式将 ITLPD-GI 列为肠道 T 细胞淋巴瘤亚型之一。

ITLPD-GI 的发病机制暂不明确，其可发生于任何年龄段，多见于中年时期，平均发病年龄为 51 岁，男女比约为 1.5∶1，疾病进展缓慢，呈惰性行为。病变可累及胃肠道所有部位，呈局限或多灶性分布，以小肠和结肠受累较常见，少数可侵犯肠系膜淋巴结，很少累及骨髓、肝、脾、外周淋巴结等部位，但少数病例会进展至侵袭性淋巴瘤，浸润颈部淋巴结和肝脏。

ITLPD-GI 的临床症状无特异性，患者多因腹泻和腹痛就诊，其他非特异性症状包括体重减轻、消化不良、恶心、呕吐和胃肠道出血等，极少数患者无症状；内镜下亦缺乏特异性表现，多见充血、糜烂、溃疡、息肉等，也有一些病例黏膜并无异常。

ITLPD-GI 诊断的金标准是组织病理学检查。活检取材部位通常为小肠和结肠组织，其特征是固有层小至中等大小的淋巴细胞呈致密、弥漫性或结节性浸润，常局限于固有层，也可浸润至黏膜肌层和黏膜下层，全肠壁受累和肿块形成较为少见；浸润的淋巴细胞具有成熟外观，形态单一，细胞核呈圆形、卵圆形或轻度不规则，染色质大小不一，核仁模糊，细胞质稀少或中等；可伴有淋巴滤泡形成，部分病例可见嗜酸性粒细胞增多和上皮性肉芽肿，而上皮内淋巴细胞无显著增加，少数病例存在上皮局灶性淋巴细胞浸润。ITLPD-GI 免疫表型多变，以 $CD4^+/CD8^-$ 或 $CD4^-/CD8^+$ 多见，而 $CD4^-/CD8^-$、$CD4^+/CD8^+$ 病例虽较罕见但也有相关报道。

由于 ITLPD-GI 少见，缺乏特异的临床和内镜下表现，因此易被漏诊，或被误诊为炎症性肠病和其他胃肠道淋巴瘤，而导致诊治延误或过度治疗。临床上若遇到患者有胃肠道单克隆淋巴细胞浸润且无侵袭性表现，需考虑 ITLPD-GI 的可能。

ITLPD-GI 的治疗方案仍处于研究探索阶段，目前尚无明确的、有效的治疗方法。该病进程呈惰性，对化疗反应差；极少数病例病灶局限，对放疗略有反应，但疗效仍需进一步观察；部分患者长期带病生存，可选择密切随访。

综上所述，ITLPD-GI较为罕见，其病因、发病机制或遗传学改变与不同免疫表型亚群之间的关系均尚未明确，治疗方法也未确定，仍需要对更多病例进行深入研究，以促进对ITLPD-GI的了解并制订有效的治疗方案。

## 参考文献

[1] Perry AM, Warnke RA, Hu Q, et al. Indolent T-cell lymphoproliferative disease of the gastrointestinal tract[J]. Blood, 2013, 122(22): 3599-3606.

[2] Swerdlow SH, Campo E, Harris NL, et al. WHO classification of tumours of haematopoietic and lymphoid tissues[M]. Lyon: IARC Press, 2017.

[3] 李文洁, 祝正慧, 陈哲, 等. 胃肠道惰性T细胞淋巴组织增殖性疾病的研究进展[J]. 中华消化杂志, 2022, 42(6): 418-421.

[4] 姜可, 夏忠胜. 胃肠道惰性T细胞淋巴组织增殖性疾病1例[J]. 中华消化杂志, 2022, 42(3): 202-205.

[5] Soderquist CR, Bhagat G. Gastrointestinal T- and NK-cell lymphomas and indolent lymphoproliferative disorders[J]. Semin Diagn Pathol, 2020, 37(1): 11-23.

上海交通大学医学院附属瑞金医院

顾于蓓

# Case 24
## 溃疡性结肠炎合并类风湿关节炎病例多学科讨论

消化科病史汇报

患者，女性，67 岁，因"间断便血 6 年余"入院。

▶ **现病史**

患者 6 年前于无明显诱因下排便伴少量鲜血，大便成形，无黑便，无腹痛、腹泻，于当地医院肠镜检查发现结肠息肉，行息肉切除，后患者仍有间断便鲜血。1 年前，患者自觉症状加重，排黑色稀便，有脓血，每日 4～5 次，伴有左下腹痛。患者于外院行肠镜检查（2023 年 1 月）：盲肠管腔狭窄变形，充血糜烂；回盲瓣周围黏膜充血糜烂；乙状结肠可见弥漫性充血糜烂，地图样溃疡，肠管狭窄，结肠袋消失。诊断为溃疡性结肠炎，开始美沙拉秦 3g/d 口服 1 个月余后自行停药。2023 年 5 月，外院结肠镜提示乙状结肠、直肠多发溃疡。患者排脓血便约 4～5 次 / 日，美沙拉秦 3g/d 口服无明显改善。近 1 年，患者体重下降约 15kg。为进一步治疗收入病房。

既往史：类风湿关节炎 30 年，长期口服去痛片，长期泼尼松 20mg/d 口服。

▶ **入院查体**

体温 36.5℃，脉搏 80 次 / 分钟，呼吸 18 次 / 分钟，血压 120/80mmHg。全腹平软，无压痛，无反跳痛及肌紧张，肠鸣音约 6 次 / 分钟。双手及双脚指趾关节变形。

实验室检查

血常规：白细胞计数 $4.58×10^9$/L，血红蛋白 86g/L，血小板计数 $486×10^9$/L，

MCV 73fL，MCHC 310g/L。

便常规：白细胞 20～30/HP，红细胞 0～1/HP。3 次便培养均为阴性。艰难梭菌培养阴性。

感染指标：白蛋白 23.7g/L，CRP 39.3mg/L，ESR 75mm/h；T-SPOT 阴性；乙肝、丙肝检测均为阴性。

病毒相关检查：EBV IgG（＋），IgM（－），DNA 4.04 ×10³ 拷贝/mL；CMV IgG（－），IgM（－），DNA（－）。

免疫相关检查：RF 72.3U/mL；抗环瓜氨酸肽 IgG 抗体（＋）；ANCA（－）；ANA 1：640（＋）；抗 SSA/Ro60 抗体（＋）；抗着丝点 B 抗体 IgG（＋）。

唾液腺ECT：双颌下腺、腮腺摄取、排泌功能受损。

## 既往检查追溯

结肠镜（见图 24-1）：距肛门 60～70cm，见局部肠腔黏膜充血水肿、糜烂、增生不平；距肛门 30cm 以下肠腔见弥漫性充血水肿、散在糜烂、溃疡，伴多发结节样增生及息肉样隆起。

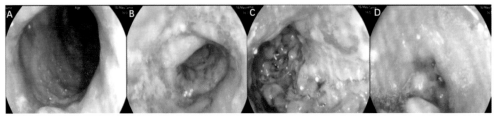

图 24-1　结肠镜。图 A：距肛门 60～70cm，见局部肠腔黏膜充血水肿、糜烂、增生不平；图 B～D：距肛门 30cm 以下肠腔见弥漫性充血水肿、散在糜烂、溃疡，伴多发结节样增生及息肉样隆起

## 病理科意见

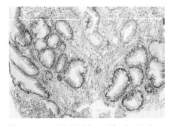

结肠镜活检病理（见图 24-2）：见溃疡组织，隐窝萎缩、扭曲，固有层较多炎症细胞浸润，部分上皮非典型增生；未见缺血改变。

免疫组化：EBER（9 个/HPF）；CMV（－）；P53（少许弱＋）。

图 24-2　结肠镜活检病理（HE 染色，200×）：见溃疡组织，隐窝萎缩、扭曲，固有层较多炎症细胞浸润，部分上皮非典型增生

### 影像科意见

腹部CTE（见图24-3）：升结肠、盲肠、结肠肝曲及降结肠下段、乙状结肠、直肠壁多发水肿、增厚，增强扫描肠壁呈分层样强化，局部肠壁黏膜强化不均匀，形态不规整，肠周多发渗出、增生小血管及淋巴结。肠道病变以增生为主，未见缺血改变。

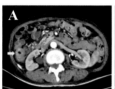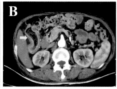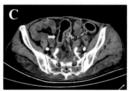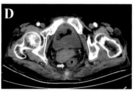

图24-3　腹部CTE：肠壁水肿增厚，分层强化，周围增生小血管。图A：盲肠；图B：升结肠；图C：乙状结肠；图D：直肠

### 风湿科意见

该患者类风湿关节炎合并干燥综合征诊断明确。针对类风湿关节炎，目前仅建议用激素治疗。该患者肠道病变以增生为主，而类风湿性血管炎肠道受累以缺血性改变为主，故暂时不考虑继发于类风湿关节炎的肠道多发溃疡。

### 消化科意见

结合患者临床表现和病理提示，目前肠道病变考虑溃疡性结肠炎。针对类风湿关节炎以及肠道多发溃疡，当前建议糖皮质激素治疗。动态复查应用激素后患者腹泻以及肠道病变改善情况。根据病情再调整诊疗方案。

### 最终诊断

溃疡性结肠炎（慢性复发型，左半结肠型，活动期中度）；类风湿关节炎；干燥综合征。

## 后续治疗

注射用甲泼尼龙琥珀酸钠 40mg/d 静滴，用药 1 周后，患者仍有间断腹泻，约 3 次/日，仍有便血含血块。CRP 降至 30.8mg/L，白蛋白 31.5g/L。考虑激素效果欠佳，建议加用英夫利昔单抗 300mg 静点，同时治疗类风湿关节炎及溃疡性结肠炎，并将激素逐渐减量，最后醋酸泼尼松 20mg/d 长期维持治疗，未来根据病情酌情减量。

首次应用英夫利昔单抗治疗 2 周后，醋酸泼尼松减量至 40mg/d 口服，患者日约排稀便 3 次，关节疼痛好转；复查血红蛋白 89g/L，PLT $398 \times 10^9$/L，CRP 61mg/L，白蛋白 33.4g/L。继续给予第 2 次英夫利昔单抗治疗。第 6 周复诊，醋酸泼尼松减量至 20mg/d 口服，患者日约排稀便 3 次，无关节疼痛；复查血红蛋白 83g/L，PLT $460 \times 10^9$/L，CRP 55.1mg/L，白蛋白 29.4g/L。继续给予第 3 次英夫利昔单抗治疗。患者醋酸泼尼松 20mg/d 口服维持治疗，间隔 8 周应用英夫利昔单抗治疗。

## 总　结

类风湿关节炎患者可有关节外表现，消化系统受累可表现为非甾体抗炎药（NSAIDs）相关性胃肠道损伤、继发性淀粉样变或类风湿性血管炎等。类风湿性血管炎多见于类风湿关节炎病程较长的患者，且肠道病变多为缺血性改变。本例患者有类风湿关节炎病史 30 年，关节严重变形，合并干燥综合征，间断便血 6 年，本次内镜下肠道多发溃疡，病理可见隐窝改变，CT 可见肠道病变周围多发增生小血管影，非缺血改变。故综合病情，肠道病变符合溃疡性结肠炎所致，而非继发于类风湿关节炎的血管炎。

溃疡性结肠炎治疗方面，指南推荐对重症溃疡性结肠炎患者，静脉应用糖皮质激素作为一线治疗方案，3~5 天评估病情，若无改善，及时应用英夫利昔单抗或环孢菌素挽救治疗。肿瘤坏死因子 α（TNF-α）抑制剂可以快速阻断类风湿关节炎的炎症级联反应，迅速缓解病情，指南推荐可用于类风湿关节炎的治疗；合并关节外受累的类风湿关节炎或重叠其他结缔组织病时，可给予个体化糖皮质激素治疗。国外指南推荐，对合并预后不良因素或糖皮质激素减停失败者，TNF-α抑制剂为推荐药物之一。

　　针对该患者溃疡性结肠炎合并类风湿关节炎的治疗，该患者既往长期应用激素，本次给予足量糖皮质激素静脉应用后治疗效果欠佳，加用英夫利昔单抗治疗后不论腹泻、便血症状还是关节症状，均得到明显改善。

## 参考文献

[1]  Spinelli A, Bonovas S, Burisch J, et al. ECCO guidelines on therapeutics in ulcerative colitis: surgical treatment[J]. J Crohns Colitis, 2022, 16(2): 179-189.

[2]  耿研，谢希，王昱，等.类风湿关节炎诊疗规范[J].中华内科杂志, 2022, 61(1): 51-59.

[3]  Smolen JS, Landewé RBM, Bergstra SA, et al. EULAR recommendations for the management of rheumatoid arthritis with synthetic and biological disease-modifying antirheumatic drugs: 2022 update[J]. Ann Rheum Dis, 2023, 82(1): 3-18.

中国医科大学附属盛京医院

解　莹　田　丰

# Case 25

## 伴有肿瘤史的难治性肠白塞病病例多学科讨论

患者，女性，48岁，汉族，因"口腔溃疡17年，结肠癌术后2年余"于2021年10月9日收入西京医院消化科。

▶ **现病史**

患者于17年前在无明显诱因下反复出现口腔溃疡，无外阴溃疡、皮下红斑、眼痛、关节痛等症状。2004年3月，患者出现便血，高热不退，无寒战。我院肠镜检查：回肠末段约20cm黏膜充血水肿，可见数个大小约0.5cm×0.5cm的凹陷，覆白苔，有颗粒样增生。回盲瓣口及对侧盲肠黏膜充血水肿，可见数个大小不等的凹陷，覆白苔；距肛门10cm以下直肠黏膜散在弥漫点状充血。考虑白塞病或克罗恩病，予以输血、美沙拉秦缓释颗粒、激素治疗，患者便血停止，体温恢复正常。出院后，接受长期美沙拉秦缓释颗粒、激素维持治疗。2004年9月，患者至北京协和医院消化科就诊，确诊为白塞病，接受美沙拉秦缓释颗粒、泼尼松治疗。自2006年开始，患者多次发生晕厥，在多家医院住院治疗（具体诊治不详）后好转。

2011年3月，患者出现关节痛，间歇性口腔溃疡，我院免疫科考虑白塞病、强直性脊柱炎，针刺试验阳性，ANA阳性，长期服用甲泼尼龙，交替服用氨甲蝶呤、沙利度胺，曾使用秋水仙碱、注射用重组人Ⅱ型肿瘤坏死因子受体-抗体融合蛋白等治疗。无便血，仍间断出现口腔溃疡、关节痛。

2016年9月，患者于"腹腔脓肿引流术"后停用激素，病情平稳。

2018年11月，患者在无明显诱因下出现右下腹持续性隐痛，口腔溃疡频发，伴关节痛，以双膝关节、双肘关节及腰骶部痛为著，无发热、血便、外阴溃疡等症状，并于 2019 年 1 月 20 日出现便血。我院急诊科给予止血等对症支持，静脉输注注射用甲泼尼龙琥珀酸钠 40mg/d。结肠镜（见图 25-1）示：回肠末段多发不规则黏膜凹陷，基底溃烂、凹凸不平，覆苔，周围黏膜水肿、糜烂；回盲瓣变形，其旁见结节状隆起，表面光滑；盲肠及升结肠见一处巨大不规则菜花状隆起，表面溃烂，呈结节状及分叶状，覆污苔及粪便，易出血；盲肠多发片状白色黏膜瘢痕；余所见黏膜光滑柔软。内镜诊断：回肠末段多发溃疡，多系白塞病；盲肠、升结肠隆起性病变。病理：（回肠末段）黏膜慢性炎急性活动伴溃疡形成；（盲肠、升结肠）黏膜慢性炎，急性活动。活检样本中难以见到提示白塞病的静脉炎改变，但可以明确是慢性炎性损害。腹部 CT 示：回盲部局部术后改变，相应肠壁略厚，周围多发肿大淋巴结。予以抑酸、抑酶、免疫调节、补钙等治疗。症状好转后，患者出院。出院后长期服用"甲泼尼龙 32mg 1 次/日，硫酸羟氯喹片 0.2g 2 次/日，沙利度胺 50mg 1 次/晚，美沙拉秦缓释颗粒 500mg 3 次/日"治疗。患者右下腹隐痛、腹泻不缓解，无黏液脓血便，无发热、咳嗽、咳痰等不适，伴头晕、乏力、活动后心慌、气促，并出现四肢麻木、双手肿胀。

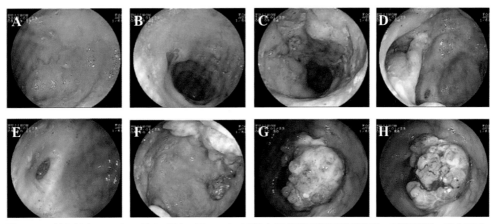

图 25-1 结肠镜（2019 年 1 月 23 日）。图 A～C：回肠末段多发不规则黏膜凹陷，基底溃烂、凹凸不平，覆苔，周围黏膜水肿、糜烂；图 D：回盲瓣变形，其旁见结节状隆起，表面光滑；图 E：阑尾开口；图 F：盲肠多发片状白色黏膜瘢痕；图 G～H：回盲部见一处巨大不规则菜花状隆起，表面溃烂，呈结节状及分叶状，覆污苔及粪便，易出血

2019 年 3 月，患者于外院行肠镜活检，病理报告：（盲肠）小块黏膜组织中度慢性炎伴糜烂，活动（2 ＋），表面可见大片炎性坏死及黏液糊，黏液糊内见

印戒样黏液细胞，黏膜内局灶腺体轻度不典型增生。我院病理会诊后提示：（盲肠）大部分黏膜呈活动性炎，局部腺体结构稍欠规则，局部查见坏死及脱落的黏液上皮，未见明确恶性证据，未见明确血管炎改变。肠道双源CT示：升结肠下端明显增厚软组织影突向腔内，血供丰富，需结合临床，除外占位或炎性改变，回肠末段肠壁轻度增厚，肠腔狭窄，提示炎性改变，骶髂关节融合。超声内镜（见图25-2）示：回盲瓣旁及升结肠见一处巨大不规则菜花状隆起，广基，略水肿发红，表面呈结节状及分叶状，覆苔；隆起处病变起源于黏膜层，增厚明显，局部黏膜下层变薄、消失，固有肌层尚完整。予以多处大块活检：回肠末段近回盲瓣可见多处不规则黏膜凹陷，较前明显好转；回盲瓣变形，其旁见多处片状黏膜瘢痕，多系治疗后改变。超声内镜诊断：升结肠隆起病变；回肠末段多发溃疡，较前好转，多系白塞病。病理：（升结肠）炎性假息肉。未见肉芽肿，未见肿瘤性证据。腺体增生和黏液分泌现象显著，白塞病相对而言较少出现这种组织学改变，可结合临床背景、影像学和肠镜表现考虑是否符合炎症性肠病。复查快速红细胞沉降率28mm/h，超敏C反应蛋白4.93mg/L，离子五项未见异常，T-SPOT阴性，血小板计数$298×10^9$/L。诊断考虑回肠末段溃疡，克罗恩病疑似，肠白塞病不除外。患者升结肠病变排除恶性病变，择期在肠镜下行升结肠病灶切除，并给予英夫利昔单抗300mg规律治疗。患者诉腹痛、关节痛较前明显好转，无发热、腹胀、腹泻等不适。4月23日再次肠镜（见图25-3）示：近回盲瓣回肠肠腔轻度变形，黏膜充血，可见两处鼻孔样开口，边缘黏膜充血，盲肠可见两处大小为0.2～0.6cm的扁平黏膜隆起，广基，表面欠光滑，色泽偏白；回盲瓣对侧升结肠起始段可见巨大匍匐状黏膜隆起，表面菜花状，触碰易出血，基底边缘局部瘢痕样改变，发白。内镜诊断：回肠末段溃疡（S1期）并假性憩室形成，盲肠息肉，升结肠黏膜病变。病理：（盲肠）黏膜慢性炎，黏膜内小血管扩张充血，隐窝上皮水肿；（升结肠）黏膜急性活动炎，小血管扩张充血，隐窝表面上皮水肿伴糜烂及炎性渗出，表面可见长杆菌团。主要病变为隐窝上皮增生伴黏液增多（假息肉样改变），以中性粒细胞为主的急性炎性改变，需考虑感染性或药物性因素，并结合临床除外炎症性肠病可能；形态上未见明确白塞病证据，提示克罗恩病可能。特殊染色结果显示：特染PAS（－），特染六胺银（－）。患者间歇性右下腹隐痛不适，偶有针刺样痛，无黏液脓血便、口腔溃疡、皮肤红斑等症状，无发热、腹胀、腹泻、恶心、呕吐等。气候变化时出现双膝关节、肩胛骨痛，活动时仍感全身关节不适。同时，予以长期"甲泼尼龙 2mg/d，沙利度胺每晚 50mg"维持治疗。

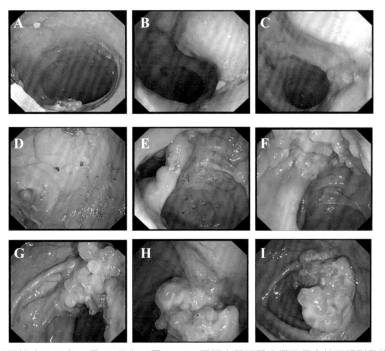

图 25-2　结肠镜（2019 年 4 月 15 日）。图 A～C：回肠末段近回盲瓣可见多处不规则黏膜凹陷，较前明显好转回肠末段；图 D：盲肠；图 E～I：回盲瓣变形，其旁见多处片状黏膜瘢痕；图 F～I：升结肠见一处巨大不规则菜花状隆起，广基，略水肿发红，表面呈结节状及分叶状，覆苔，隆起处病变起源于黏膜层，增厚明显，局部黏膜下层变薄、消失，固有肌层尚完整

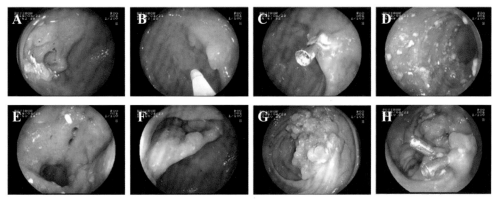

图 25-3　结肠镜（2019 年 4 月 23 日）。近回盲瓣回肠肠腔轻度变形，黏膜充血，可见两处鼻孔样开口，边缘黏膜充血；盲肠可见两处大小约 0.2～0.6cm 的扁平黏膜隆起，广基，表面欠光滑，色泽偏白；图 G、H：回盲瓣对侧升结肠起始段可见巨大匍匐状黏膜隆起，表面菜花状，触碰易出血，基底边缘局部瘢痕样改变，发白

2019年8月9日肠镜检查：近回盲瓣回肠肠腔轻度变形，可见纵形白色黏膜瘢痕改变，表面光滑，回盲瓣对侧升结肠起始段可见巨大匍匐状黏膜隆起，表面菜花状，基底边缘局部瘢痕样改变，发白，余结肠黏膜未见异常。内镜诊断：回肠末段溃疡（S2期），升结肠黏膜病变，建议对升结肠黏膜病变行内镜下黏膜剥离术（ESD）。8月21日，肠镜（见图25-4）考虑回盲部巨大隆起病变有黏膜下深浸润，建议外科手术治疗。遂于2019年9月在我院消化外科行"根治性右半结肠切除术"，术中见：癌肿位于升结肠近回盲部，大小约5cm×3cm，质硬，远端结肠无空虚，近端结肠无扩张，肿瘤未侵及浆膜层，支配肿瘤之动静脉旁无淋巴结肿大，肿瘤未侵及肝脏及右肾、右侧输尿管、十二指肠。术中TNM分期：$T_3N_0M_0$。术后病理（见图25-5）：（阑尾切除术后，右半结肠）肠壁全层查见黏液性肿瘤，部分呈低级别黏液性肿瘤形态，局部为黏液腺癌，切缘未查见肿瘤组织，周围黏膜充血水肿，肠系膜淋巴结（0/19）未查见转移癌。免疫组化结果显示：MLH1（＋），MSH2（＋），MSH6（＋），PMS2（＋）。术后给予mFOLFOX6方案（奥沙利铂＋亚叶酸钙＋氟尿嘧啶）化疗，并停止英夫利昔单抗治疗。患者诉自化疗开始后出现腹泻，7～8次/日，为黄色糊状便。2019年11月，患者再次排鲜红色血便，便后有滴血，自行口服云南白药胶囊治疗，便血消失，伴腹部持续性针刺样隐痛，可耐受，四肢末梢麻木感，后患者每晚加用沙利度胺胶囊50mg治疗至今。

2020年12月，患者右下腹痛较前加重，于2021年1月8日至我院肠镜检查（见图25-6）示：回肠及吻合口可见散在大小不等、形态各异的浅凹陷，最大约6cm，基底覆苔；吻合口旁见盲端，吻合钉可见，局部呈结节状隆起，表面光滑。内镜诊断：回肠、吻合口多发溃疡；结肠癌术后。腹部增强CT示：右半结肠切除术后改变，吻合口壁及吻合口近侧回肠肠壁稍增厚，强化明显，提示炎性改变可能；直肠、乙状结肠、降结肠肠壁稍厚，黏膜下脂肪沉积，慢性炎性改变可能。结合患者病情，建议使用维得利珠单抗治疗。患者表示择期行生物制剂治疗，出院后以每晚沙利度胺胶囊（50mg）维持治疗，病情平稳。2021年10月9日以"右半结肠黏液腺癌切除术后，白塞病，结肠溃疡"收入西京医院消化科。

自上次出院以来，患者精神、体力可，食欲、食量正常，睡眠尚可，大便平均3次/日，多为黄色不成形糊状便，间断右下腹隐痛，较前无明显缓解及加重，患者体重增加2kg。患者身高152cm，体重53kg，BMI 22.9kg/m²。

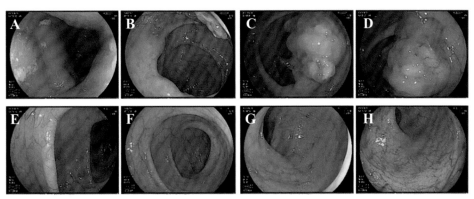

图 25-4 结肠镜（2019 年 8 月 21 日）。图 A：回肠末段黏膜未见明显异常；图 B～D：回盲瓣对侧可见巨大隆起病变，表面黏膜呈菜花状，覆黏液，基底部隆起，黏膜色泽与周围一致，考虑有黏膜下深浸润。图 E～H：横结肠（图 E）、降结肠（图 F）、乙状结肠（图 G）及直肠（图 H）黏膜光滑柔软，血管纹理清晰，皱襞排列整齐，肠管扩张度好，未见隆起及凹陷性病变

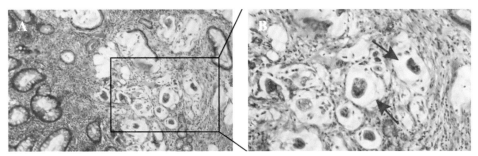

图 25-5 阑尾切除术后右半结肠术后病理（2019 年 9 月，HE 染色）。肠壁全层查见黏液性肿瘤，部分呈低级别黏液性肿瘤形态，局部为黏液腺癌，切缘未查见肿瘤组织，周围黏膜充血水肿，肠系膜淋巴结（0/19）未查见转移癌

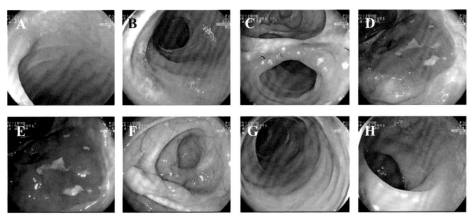

图 25-6 结肠镜（2021 年 1 月 8 日）。回肠（图 A、B）及吻合口（图 C～E）可见散在大小不等，形态各异浅凹陷，最大约 6cm，基底覆苔；图 F～H：吻合口旁见盲端，吻合钉可见，局部呈结节状隆起，表面光滑

### ▶ 入院查体

腹平坦，腹正中可见一纵形长约 10cm 的手术瘢痕，右下腹可见陈旧性手术瘢痕，右下腹轻压痛，无反跳痛，全腹未扪及包块，移动性浊音阴性，听诊肠鸣音正常。

### 辅助检查

白细胞计数 $6.77×10^9$/L，中性粒细胞绝对值 $3.64×10^9$/L，血红蛋白 125g/L，白蛋白 47.8g/L，红细胞沉降率 15mm/h，糖链抗原 CA724 13.39U/mL；风疹病毒抗体 IgG 阳性，CMV-IgG 阳性，HSV-IgG 阳性，抗 EBV 抗体 IgG 阳性，肠道细菌总数略有减少，以革兰阴性杆菌为主，大便培养、艰难梭菌未见明显异常。

### 病理科意见

我院对患者共进行了 5 次肠道黏膜活检，会诊外院病理结果 1 次。

2019 年 1 月病理镜下可以看到回肠末段黏膜慢性炎急性活动伴溃疡形成，盲肠、升结肠黏膜慢性炎急性活动。但活检标本中难以见到提示白塞病的静脉炎改变，可以明确是慢性炎性损害。

2019 年 3 月，会诊外院肠镜活检提示：（盲肠）大部分黏膜呈活动性炎，局部腺体结构稍欠规则，局部可查见坏死及脱落的黏液上皮，未见明确恶性证据，未见明确血管炎改变。

2019 年 4 月 15 日病理：（升结肠）炎性假息肉；未见肉芽肿，未见肿瘤性证据；腺体增生和黏液分泌现象显著，白塞病相对较少出现这种组织学改变，可结合临床背景、影像学和肠镜表现考虑是否符合炎症性肠病。

2019 年 4 月 23 日，盲肠息肉活检病理回报黏膜慢性炎，黏膜内小血管扩张充血，隐窝上皮增生并富含黏液；升结肠巨大匍匐状黏膜隆起部分活检，病理回报黏膜急性活动炎，小血管扩张充血，隐窝表面上皮水肿伴糜烂及炎性渗出，表面可见长杆菌团。此次病理镜下主要表现为隐窝上皮增生伴黏液增多（假息肉样改变），以中性粒细胞为主的急性炎性改变，需考虑感染性或药物性因素，并结合临床除外炎症性肠病可能；形态上未见明确白塞病证据，提示克罗恩病可能。特殊染色结果显示：特染 PAS（－），特染六胺银（－）。

2019 年 9 月 6 日，消化外科行"根治性右半结肠切除术"后病理报告：（阑尾切除术后，右半结肠）肠壁全层查见黏液性肿瘤，部分呈低级别黏液性肿瘤形态，局部为黏液腺癌，切缘未查见肿瘤组织，周围黏膜充血水肿，肠系膜淋巴结（0/19）未查见转移癌。免疫组化结果显示：MLH1（＋），MSH2（＋），MSH6（＋），PMS2（＋）。综合以上病理信息，患者病理组织在形态学上存在炎性改变，但未见明确白塞病的血管炎表现，具体诊断需结合临床。根治性右半结肠切除术后病理可明确为黏液性肿瘤。

## 影像科意见

患者在我院总共进行了 5 次肠道 CT 检查。

2016 年 8 月肠道 CT 示：回盲部肠管肿胀及肠腔狭窄，局部见少许渗出，周围见多发肿大淋巴结，系"阑尾切除术后"，炎性改变。

2019 年 1 月腹部 CT 示：回盲部局部术后改变，相应肠壁略厚，周围多发肿大淋巴结较前无明显变化。

2019 年 4 月 11 日肠道双源 CT 示：升结肠下端明显增厚软组织影突向腔内，血供丰富，需除外占位或炎性改变；回肠末段肠壁轻度增厚，肠腔狭窄，提示炎性改变，骶髂关节融合。

2019 年 8 月 28 日增强 CT：升结肠近端壁厚强化基本同前（2019 年 4 月 23 日），考虑占位或炎性病变可能；回肠末段肠壁轻度增厚，肠腔狭窄同前，提示炎性改变。

2019 年 10 月 24 日增强 CT：同 2019 年 8 月 28 日对比，右半结肠、阑尾切除术后改变，吻合口未见异常强化。

2020 年 7 月 28 日增强 CT：右半结肠术后缺如；横结肠 - 回肠吻合口未见狭窄或增厚；直肠、乙状结肠、降结肠壁稍厚，黏膜下脂肪沉积，慢性炎性改变可能。

2021 年 1 月全腹部增强 CT 示：右半结肠切除术后改变，吻合口壁及吻合口近侧回肠肠壁稍增厚，强化明显，提示炎性改变可能；直肠、乙状结肠、降结肠肠壁稍厚，黏膜下脂肪沉积，慢性炎性改变可能。2021 年 10 月胸腹部 CT

复查，与2021年1月比较：右半结肠切除术后改变，吻合口未见异常强化，基本同前。

2022年3月22日增强CT：横结肠呈术后改变，余腹腔内大、小肠管均未见异常。

综合以上信息，患者多次肠道CT均可见回肠末段肠壁增厚，肠腔狭窄，提示炎性改变，需结合临床，明确诊断。

## 最终诊断

白塞病。

## 治疗及预后

患者入院完善血尿便常规、肝肾功能、离子、红细胞沉降率、肿瘤标志物、增强CT等检查后，存在使用维得利珠单抗治疗的适应证，于2021年10月9日予以维得利珠单抗300mg治疗，患者诉下腹隐痛较前减轻，无腹胀、发热等症状，大便次数减少至2次/日，为黄色糊状便。出院后，行规律维得利珠单抗治疗。

## 后续随访

患者分别于2021年10月9日、10月21日、11月19日，及2022年1月15日、3月22日、5月30日在西京医院消化内科接受维得利珠单抗（300mg）治疗，输注过程中及结束后出现间断头晕，可自行缓解，治疗过程顺利，无特殊不适。结肠镜及肠道成像CT未见明显异常，维得利珠单抗治疗有效。

## 总 结

本患者为女性，主要症状为反复口腔溃疡、腹痛、便血、关节痛，偶发外阴溃疡。患者于2004年开始出现口腔溃疡并反复发作，同年3月出现便血，肠镜检查考虑"白塞病"，给予美沙拉秦、激素治疗控制症状。2011年，患者出现关节痛，长期服用甲泼尼龙，交替服用氨甲蝶呤、沙利度胺，曾使用秋水仙碱、注射用重组人Ⅱ型肿瘤坏死因子受体-抗体融合蛋白治疗。2018年11月，患者在无明显诱因下出现右下腹持续性隐痛，口腔溃疡频繁发作，关节痛，后出现便血。肠镜诊断回肠末段多发溃疡，多系白塞病；盲肠、升结肠隆起性病变。患者经长期"甲泼尼龙32mg/d，硫酸羟氯喹片0.2g（2次/日），沙利度胺50mg/晚，美沙拉秦缓释颗粒500mg（3次/日）"治疗，腹痛、腹泻不缓解。2019年4月，该院在完善患者实验室检查，及肠镜、活检、肠道双源CT等检查，并与患者积极沟通后，转换生物制剂英夫利昔单抗规律治疗，患者腹痛较前减轻，无黏液脓血便，但在气候变化时患者仍会出现双膝关节、肩胛骨痛，活动时仍感全身关节不适。此后，患者长期服用"甲泼尼龙2mg/d、沙利度胺50mg/晚"维持治疗。2019年9月，患者因结肠癌术后停用英夫利昔单抗，接受mFOLFOX6化疗。2021年，患者右下腹痛加重，在完善腹部增强CT、结肠镜及活检后，结合病情于2021年10月转换维得利珠单抗治疗。

在随访过程中，患者关节痛和胃肠道症状缓解，肠镜下黏膜呈现愈合状态，但口腔溃疡和外阴溃疡仍需要沙利度胺进一步治疗。目前，仍不能明确长期复发性、难治性白塞病，炎症的严重程度、持续时间、广泛的血管炎以及白塞病的自身免疫性等是否是影响白塞病发展为肿瘤的因素，其尚需要长期的、大型的前瞻性队列研究以及进一步详细的病理学研究和细胞遗传学分析加以明确。此外，由于TNF在NK细胞中的作用和CD8[+]T细胞介导的对肿瘤细胞的清除作用，ECCO指南建议有恶性肿瘤病史的患者最好避免使用英夫利昔单抗。考虑维得利珠单抗选择性靶向α4β7整合素和肠道特异性炎症抑制的作用，虽然其对白塞病还没有明确的适应证，但对在系统性免疫抑制环境下严重感染和恶性肿瘤风险增加的患者具有潜在的安全性优势。本案例的成功为维得利珠单抗治疗伴有肿瘤史的难治性肠道白塞病的有效性和安全性提供了很好的依据。

### 参考文献

[1] Watanabe K, Tanida S, Inoue N, et al. Evidence-based diagnosis and clinical practice guidelines for intestinal Behçet's disease 2020 edited by Intractable Diseases, the Health and Labour Sciences Research Grants[J]. J Gastroenterol,

2020, 55(7): 679-700.

[2] Balkwill F. Tumour necrosis factor and cancer[J]. Nat Rev Cancer, 2009, 9(5): 361-371.

[3] Haanstra KG, Hofman SO, Lopes Estêvão DM, et al. Antagonizing the α4β1 integrin, but not α4β7, inhibits leukocytic infiltration of the central nervous system in rhesus monkey experimental autoimmune encephalomyelitis[J]. J Immunol, 2013, 190(5): 1961-1973.

空军军医大学西京医院

周　霞　李瑞霞　陈　玲　李增山

李世森　赵宏亮　梁　洁

# Case 26

## 门静脉血栓、胃结肠多发溃疡病例
## 多学科讨论

患者，女性，66岁，因"反复恶心、呕吐、乏力伴双下肢水肿3年"于2022年9月入院。

▶ 现病史

2019年，患者反复于进食后出现恶心、呕吐，呕吐物为胃内容物，未见鲜血、咖啡样物，每2～3天1次，伴反酸、烧心、上腹胀痛，曾排深褐色便2次，同期出现乏力，双手及双下肢对称性可凹性水肿，否认头晕、黑蒙，否认尿量减少、尿中泡沫增多。当地检查发现贫血、低白蛋白血症，胃镜示"多发溃疡，占胃体3/4"。予以输血、补铁、补白蛋白治疗，患者乏力、水肿明显缓解；此后不规律服用奥美拉唑、雷尼替丁等药物，患者反酸、烧心减轻，恶心、呕吐频率减少至2周1次，乏力、水肿仍间断反复出现。其间监测血红蛋白最低至30g/L，ALB不详，约间隔半年输血、输白蛋白1次，复查血红蛋白可升至60g/L。

自2021年起，患者乏力、水肿加重，输血间隔缩短至2～3个月，间断服用呋塞米＋螺内酯，水肿可部分消退，逐渐出现便秘，每2～3天排便1次，为黄色成形便，无脓血。2022年6月，患者进食后腹胀，伴肠鸣音亢进，呕吐后症状可减轻，查血红蛋白67g/L；胃镜可见胃溃疡较前明显缩小；结肠镜提示降结肠环周新生物，可见溃疡，管腔狭窄，活检病理可见溃疡及肉芽组织形成，免疫组化（－）；结肠造影见肠腔呈细线样狭窄，狭窄上方肠腔相对扩张。当地医院予以保守治疗，疗效欠佳，为求进一步诊治入院。病程中，患者无口腔溃疡、光过敏、皮疹、口干、眼干等症状。自起病以来，患者食欲、食量差，睡眠一般，大小便如上述，体重下降 15kg。

▸ **既往史**

患者先天股骨头发育不良，骨关节炎 15 年，股骨头坏死 2 年，服用双氯芬酸钠（0.1g，每日 1 次）、对乙酰氨基酚（0.1g，每日 1 次）镇痛约 15 年；高血压病 10 年，服用"降压 0 号"，监测血压正常范围；否认糖尿病、冠心病病史；否认肝炎、结核病史；否认手术史。

▸ **个人史**

饮酒 20 年，每日 2 两（100mL）白酒；否认吸烟史。

▸ **入院查体**

体温 36.4℃，心率 70 次/分钟，血压 112/79mmHg，BMI 22.9kg/m$^2$。贫血貌，心律齐，未闻及病理性杂音。双肺呼吸音清，未闻及干湿性啰音。腹平软，未见胃肠型、蠕动波，右下腹轻压痛，未触及包块。肛诊（−）。左膝关节变形，双下肢轻度对称性可凹性水肿。

## 实验室检查

血液检查：白细胞计数（2.24～7.56）×10$^9$/L，中性粒细胞计数（1.35～6.40）×10$^9$/L，血红蛋白 46g/L，平均红细胞体积 84fL，平均红细胞血红蛋白浓度 257g/L，血小板计数 437×10$^9$/L。生化：白蛋白 20g/L，余（−）；hsCRP 62.48mg/L；贫血相关：血清铁（Fe）12μg/dL，铁蛋白（Fer）7ng/mL，叶酸 8.2ng/mL，维生素 B$_{12}$ 181pg/mL；凝血相关：D-二聚体 0.64mg/L，APS、LA、蛋白 S、蛋白 C、抗 APC（−）；类风湿关节炎相关：抗角蛋白抗体（AKA）、抗核周因子抗体（APF）（＋），类风湿因子（RF）（−）。粪便检查：OB（＋）。

## 影像学检查

门静脉系统彩超：门静脉海绵样变性不除外，门静脉、肠系膜上静脉近心段不除外局部血栓形成。

胃镜：胃窦小弯可见一长约 0.6cm 的溃疡（见图 26-1A），胃体皱襞粗大（见图 26-1B），胃体大弯见一枚约 0.5cm 亚蒂息肉；胃镜病理：胃黏膜显轻、中度慢性炎，部分表面上皮脱落，固有膜玻璃样变，不除外缺血或药物性损伤等。

结肠镜：降结肠脾曲可见环形溃疡、狭窄（见图 26-1C 和 D），内镜无法通过，溃疡表面覆厚白苔，周边黏膜水肿、充血，直肠黏膜未见异常；肠镜病理：肉芽组织及结肠黏膜显活动性炎，固有膜充血。

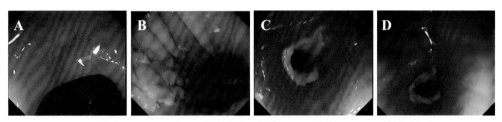

图 26-1　消化内镜检查。图 A: 胃镜示胃窦小弯有一长约 0.6cm 溃疡；图 B: 胃体皱襞粗大；图 C 和 D: 肠镜显示降结肠脾曲见环形溃疡、狭窄，内镜无法通过，溃疡表面覆厚白苔

肠道超声：左半横结肠及降结肠近心段肠壁增厚，以降结肠为著，第 4、5 组小肠肠壁增厚。

腹盆增强 CT＋小肠重建（见图 26-2）：回肠多发肠壁增厚伴管腔稍狭窄；左半横结肠及结肠脾曲肠壁增厚，伴肠腔较窄；门静脉海绵样变，胰头、胃周、脾周多发侧支循环形成，脾肾静脉开放；肝脏形态饱满，脾大；腹主动脉及其分支多发钙化及非钙化斑块，伴管腔多发轻-中度狭窄。

骨髓涂片：骨髓增生活跃，M：E=2.75：1，可见大红细胞及嗜多色红细胞、小巨核细胞。PNH 克隆、淋巴瘤免疫分型、染色体核型、FISH-MDS、AML-MDS-MPN DNA 测序均未见异常。

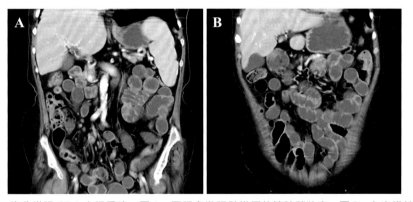

图 26-2　腹盆增强 CT＋小肠重建。图 A: 回肠多发肠壁增厚伴管腔稍狭窄；图 B: 左半横结肠及结肠脾曲肠壁增厚，伴肠腔较窄

## 诊　断

胃肠多发溃疡，缺血可能性大，非甾体抗炎药相关不除外。

## 诊疗经过

停用非甾体抗炎药，因白蛋白水平低、新发血栓风险高，除外显性失血等绝对禁忌后，逐渐加用低分子右旋肝素（80U/kg）每12小时一次皮下注射抗凝，辅以抑酸、保护胃黏膜、通便等，并予以肠内营养、输血、输白蛋白支持。患者一般状况好转，双下肢水肿消退，未再出现恶心、呕吐，每日排便1～2次，黄色成形便，无黑便，无腹痛、腹胀。2022年10月19日，复查血红蛋白93g/L，ALB 31g/L，Fe 37μg/dL，Fer 184ng/mL。

## 风湿免疫科意见

该患者为老年女性，病程15年，临床表现为对称性多关节肿痛，需鉴别的疾病主要包括以下几种。①系统性风湿病：患者双手变形，双肘伸侧可及皮下结节，抗角蛋白抗体（AKA）、抗核周因子抗体（APF）阳性，考虑类风湿关节炎，进一步完善系统性评估除外间质性肺炎等关节外受累。②骨关节炎：患者髋、膝等负重关节症状突出，结合病史，不除外合并骨关节炎可能，完善相应部位X线检查以协助诊断。③感染性关节炎：患者病程长，无明确原发感染灶，无发热、肌痛等全身表现，不符合感染性疾病特点。针对类风湿关节炎的治疗，可考虑加用雷公藤多苷，鉴于该患者基础疾病较多，用药前需充分排除禁忌证，从小剂量起试用，用药期间密切监测血常规、肝肾功能，及时调整药物剂量。

## 骨科意见

患者膝关节疼痛，考虑类风湿关节炎不除外；髋关节疼痛方面，查体可见跛行步态，既往影像学检查示双髋关节股骨头脱位，髋臼包容性差，结合病史，考虑诊断双髋关节发育不良伴股骨头缺血性坏死可能性大。目前应用的一

线快速镇痛药物为非甾体抗炎药，作用于环氧化酶以抑制前列腺素、前列环素和凝血素的合成，其常见的不良反应是胃肠道反应，可导致胃肠道溃疡和出血。该患者存在胃肠道溃疡病变，为口服非甾体抗炎药相对禁忌，可调整为乳膏制剂外用；若疼痛加重或控制不佳，可给予选择性COX-2抑制剂或外用阿片类受体激动剂，必要时请麻醉科协助制订疼痛控制方案。

## 血液科意见

该患者重度贫血，查体胸骨无压痛、肝脾不大，骨髓可见部分红系及粒系病态造血，结合患者存在结肠溃疡，诊断时鉴别肿瘤性疾病及白塞综合征，后者更为罕见，常合并克隆性染色体异常，其中以骨髓异常增生综合征合并8号染色体三体最常见，但该患者筛查染色体核型、淋巴瘤免疫分型、FISH-MDS等均未见异常，考虑当前诊断血液系统肿瘤、骨髓增生异常综合征临床证据不足，且血液系统疾病不能解释低白蛋白血症，需继续筛查胃肠病变病因，予以静脉补铁、输血支持。

门静脉彩超提示存在门静脉海绵样变，是门静脉主干或其分支完全或部分阻塞后形成侧支，或阻塞后再通的代偿性慢性期改变。结合患者存在老龄、自身免疫疾病、高炎症状态、低白蛋白血症等高危因素，这些因素共同参与促进血栓形成。治疗方面，患者当前D-二聚体水平不高，且胃肠道溃疡病变突出，属抗凝相对禁忌，需权衡抗凝的获益与风险。

## 后续随访

患者出院后规律低分子量肝素抗凝、奥美拉唑抑酸和保护胃黏膜治疗，未服用非甾体抗炎药，一般情况较前改善，2个月后自行停药，并恢复服用非甾体抗炎药（双氯芬酸钠、对乙酰氨基酚）等，再次出现贫血、下肢水肿，间断输血、输白蛋白治疗。2023年6月，患者下肢水肿加重伴红肿，考虑合并皮肤感染，后出现肝功能衰竭、肝性脑病、严重凝血功能障碍等，预后不佳，患者家属要求转至当地医院治疗。

## 总 结

　　本病例讨论围绕老年患者多发胃和结肠溃疡展开，诊疗过程主要存在三大困难。

　　一是需灵活运用病情评估的手段。该患者消化与血液系统问题较为突出。消化系统方面，胃、结肠溃疡较为明确，但是否存在小肠病变未知，因存在狭窄病变，胶囊内镜嵌顿风险高，最终选择胃肠镜联合肠道超声、腹盆增强CT＋小肠重建评估全消化道。血液系统方面，患者重度贫血、粒细胞减少、有高凝倾向，血液病的初步筛查对专科知识储备提出较高的要求。

　　二是原发病诊断需要全面辨证。患者以恶心呕吐为首发症状，存在多发胃肠道溃疡、门静脉海绵样变，有长期非甾体抗炎药药物服用史，需考虑非甾体抗炎药相关胃肠道病变，但难以解释病情全貌。我们拓展思维，尝试从结肠溃疡伴狭窄性病变角度分析。该患者为老年女性，重点需鉴别肿瘤和缺血性肠病，前者依据病理结果可排除诊断；患者存在高血压病史，影像学检查示门静脉海绵样变，门静脉、肠系膜上静脉血栓形成，但患者肝功能正常，符合慢性血栓形成后改变，同时导致消化道多节段病变，考虑肠道缺血性病变可能性大。在低白蛋白血症、高凝倾向方面，患者营养状况与白蛋白水平不平行，无蛋白合成功能障碍或其他蛋白丢失途径，筛查易栓症相关指标无阳性结果，重新梳理病情，考虑肠道病变导致蛋白丢失、吸收功能下降，造成低白蛋白血症、门脉血栓形成；门脉病变也可导致肠道缺血损伤，并继发淋巴回流障碍进一步加重低白蛋白血症，三者互为因果。

　　三是该患者基础疾病多，病情复杂，治疗困难，结合骨科、风湿免疫科会诊意见，考虑类风湿关节炎诊断明确。由于患者住院期间粒细胞计数呈下降趋势，未予以加用改善病情的抗风湿药物；为减少胃肠道损伤，停用口服非甾体抗炎药，外用镇痛药治疗，疼痛控制不理想；血栓形成合并多发消化道溃疡性病变，抗凝期间需动态评估疗效及出血风险。

　　对于非特异性溃疡性病变，诊断过程应聚焦临床和病理的相关性，并厘清鉴别诊断思路，而不是完全依赖组织学特征。非甾体抗炎药相关胃肠病与缺血性肠病单纯依据组织病理学难以区分；在临床上，前者糜烂和炎症性病变比狭窄更常见，停药数周后溃疡通常可愈合，由于组织病理缺乏特异性，常作为排除性诊断；后者则以脾曲、降结肠、乙状结肠多见，呈节段性分布，直肠豁免，慢性病变可表现为狭窄，黏膜萎缩或呈颗粒状，少数病例病理活检可见梗死、"幽灵细胞"等特异性征象。

近年来，缺血性肠病的发病率逐渐升高，需将其纳入胃肠道溃疡性病变重要的鉴别疾病，其高危因素包括年龄、高血压、冠状动脉粥样硬化性心脏病、风湿性疾病、服用特殊药物（如非甾体抗炎药、血管加压素、抗精神病类药物）等。对于慢性缺血性肠病的治疗，有研究显示经外科手术或介入治疗进行血运重建可改善预后，但治疗前需充分考虑评估的合并症及营养状态，对于不满足治疗指征的患者，需进行长期抗凝治疗。

该患者临床表现为非特异性消化道症状，消耗症状明显，重度贫血、低白蛋白血症，基础疾病存在类风湿关节炎，长期服用非甾体抗炎药，影像学检查提示门静脉血栓、胃肠多发溃疡，考虑缺血性肠病，非甾体抗炎药相关溃疡不除外。诊疗过程中需权衡抗凝与胃肠道溃疡治疗间的利弊关系，同时调整镇痛方案，加强肠内营养支持治疗，患者临床症状改善，贫血、低白蛋白血症部分纠正。该患者的诊疗经过突显多学科合作模式提高诊疗效率，使患者最大限度获益；遗憾的是该患者因依从性欠佳，预后不良。

## 参考文献

[1] Masannat YA, Harron M, Harinath G. Nonsteroidal anti-inflammatory drugs-associated colopathy[J]. ANZ J Surg, 2010, 80(1-2): 96-99.

[2] Xu Y, Xiong L, Li Y, et al. Diagnostic methods and drug therapies in patients with ischemic colitis[J]. Int J Colorectal Dis, 2021, 36(1): 47-56.

[3] Ahmed M. Ischemic bowel disease in 2021[J]. World J Gastroenterol, 2021, 27(29): 4746-4762.

北京协和医院

金　欣　李晓青

# Case 27

## 食物相关不明原因腹泻病例多学科讨论

患者，女性，28岁，2个月余前因进食不洁食物后出现腹泻，3周前食用小龙虾后症状加重，每日腹泻20余次，黄色、绿色居多，水便，偶有黑便和血便，伴恶心、发热、乏力头晕，左下腹及中上腹疼痛。

外院查WBC 12.35×10⁹/L（↑），Hb 124g/L，PLT 333×10⁹/L，CRP 84mg/L（↑），予以头孢曲松联合左氧氟沙星抗感染治疗14天，症状无缓解。为求进一步治疗就诊。

▶ 入院查体

患者神志尚清，皮肤缺乏弹性，眼眶凹陷，血压 76/60mmHg（↓），体温37.3℃，心率102次/分钟（↑），呼吸23次/分钟（↑），皮肤黏膜苍白，巩膜未见黄染。全身淋巴结未及肿大。BMI 16.9kg/m²（↓）。专科查体：腹软，左下腹轻压痛，无反跳痛，未及包块，肠鸣音7次/分（↑）。双下肢不肿。

## 实验室检查

动脉血气：pH 7.511（↑），钾 1.9mmol/L（↓↓↓），钠 131mmol/L（↓），氯 92 mmol/L（↓），氧饱和度99.8%（吸氧），碳酸氢根33mmol/L（↑）。

血常规：WBC 6.42×10⁹/L，N% 80.2%（↑），Hb 86g/L（↓），PLT 298×10⁹/L。

感染指标：CRP 80.98mg/L（↑），ESR 33mm/h（↑）。

肝肾功能：ALT 9U/L，AST 10U/L，ALB 14.7g/L（↓↓↓），前白蛋白

24.3mg/L（↓），Tbil 8.2μmol/L，Cr 27μmol/L（↓）。

粪便常规：WBC 20～30 个/HP，OB（＋），G$^+$、G$^-$、真菌涂片均（－）。

粪便培养：沙门菌、志贺菌、大肠埃希菌O157培养均为（－），粪便霍乱弧菌、副溶血弧菌培养（－），粪便轮状病毒（－），粪找寄生虫（－）。

## 诊 断

腹泻待查，休克，代谢性碱中毒，电解质紊乱，中度贫血，低蛋白血症，营养不良。

## 目前主要问题

如何应对和处理休克？是否为感染性疾病导致的肠炎？

## 影像科意见

腹部CT（见图27-1）：存在广泛结直肠肠壁增厚、黏膜异常强化情况，不考虑炎症性肠病可能。

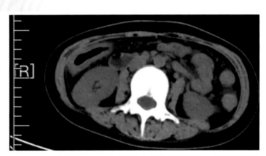

图 27-1　腹部 CT：广泛结直肠肠壁增厚、黏膜异常强化

## 消化科入院后治疗

告病危，给予心电监测、开放静脉通路、导尿；监测中心静脉压，记录24小时尿量；抗休克治疗；维持酸碱、水电解质平衡；禁食试验：禁食24小时，排便次数减少2～3次，但是仍然较多。入院后给予抗感染治疗（先后予以三代头孢菌素，亚胺培南/西司他丁钠，更昔洛韦），及丙种球蛋白、白蛋白；禁食，全肠外营养，先后口服蒙脱石、黄连素。治疗1周后，患者排便次数和性状无改善，开始便血，为暗红色血便，量大。此时患者一般情况：酸碱、水

电解质平衡，生命体征平稳，但是低蛋白血症无改善，贫血进一步加重。复查肠镜（见图 27-2）见较深大溃疡。CMV-DNA（－），CMV IgM（－），CMV IgG 1∶150。

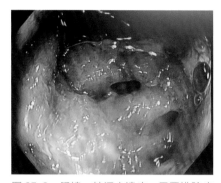

图 27-2　肠镜：较深大溃疡，需要排除病毒感染

## 感染科意见

患者虽然目前未检出巨细胞病毒，但是不排除其他病毒感染，可以尝试抗病毒治疗。

## 后续治疗

膦甲酸钠抗耐药巨细胞病毒感染，输注红细胞悬液等支持治疗。患者排便次数减少至 8 次/天，血便好转，同时加用布拉酵母菌，排便次数减少至 5 次/天。上述治疗 1 周后，低蛋白血症无明显改善，尝试肠内营养，却导致排便次数增多。排便次数和排便性状无法进一步改善，便血时有反复，患者无法进食，重新禁食。进行第 2 次肠镜（见图 27-3）检查：进镜至回肠末段，回肠末段未见异常，全结肠见溃疡，溃疡周围黏膜增生，以左半结肠为著。

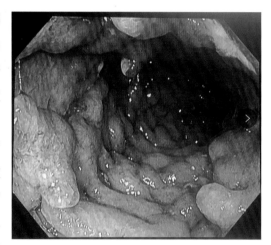

图 27-3　肠镜：进镜至回肠末段，回肠末段未见异常，全结肠见溃疡，溃疡周围黏膜增生，以左半结肠为著

经讨论使用泼尼松龙 40mg 冲击治疗，冲击治疗 1 周后患者血便消失，排便次数仍为 5 次/天，症状好转不明显。由于患者症状不明显，考虑患者免疫反应较强烈，与患者及其家属沟通后使用快速起效的免疫抑制剂他克莫司。患者排便性状改善，每天排便量极少。实验室数据大幅改善，尝试进流质饮食，饮食导致排便次数增加，根据血药浓度调节他克莫司用量，减少食物含水量，

口服布拉酵母菌，使用美沙拉秦灌肠液，短期口服氟哌噻吨美利曲辛片。患者住院治疗 1 个月后出院，排便 1～2 次/天，黄色成形便，能进低渣软食。

## 总  结

该患者为 28 岁女性，不洁饮食后开始腹泻，食用小龙虾后腹泻加重，时有便血，伴有腹痛，入院时低血容量休克、代谢性碱中毒、电解质紊乱、中度贫血、低蛋白血症、营养不良。治疗需求：抢救生命，寻找腹泻原因并治疗，改善全身状况，恢复正常生活。入院后积极寻找感染病原微生物，完善检查后考虑存在感染诱发的肠道免疫反应。使用他克莫司可以抑制急性炎症反应。

## 参考文献

Satake M，Sakuraba H，Hiraga H，et al. Tacrolimus up-regulates expression of TGFβ receptor type Ⅱ via ERK，providing protection against intestinal epithelial injury[J]. In Vivo，2022，36(4): 1684-1693.

上海交通大学医学院附属仁济医院

梁　晓　陆　红　沈　骏

冯　琦　赵子周　姜建巍

# Case 28

## 重度缺血性肠病病例多学科讨论

患者，男性，67岁，因"排便次数增加2个月，伴黏液便2周"于2022年12月至上海交通大学医学院附属瑞金医院消化科就诊。

▶ **现病史**

患者于2022年10月8日在某三级医院接受健康体检，结肠镜检查结果提示未见明显异常，但检查后患者自诉排便次数增加，为黄色稀便。至12月中旬，患者大便呈黏液样、血性，腹胀明显，自行服用益生菌、止泻药物，2周后症状无明显改善，为求进一步治疗就诊。患者自发病以来，疲劳、夜眠差，伴食纳下降。起病2个月内，患者体重下降约5kg。

▶ **既往史**

有高血压病史10余年，血压控制一般，平素喜饮酒。否认任何药物或食物过敏史。

▶ **入院查体**

血压116/78mmHg，精神状态良好，皮肤、巩膜无黄染，肝掌（－），蜘蛛痣（－），浅表淋巴结无肿大，肝颈静脉回流征（－）。双肺呼吸音粗，未及明显干湿啰音。心律齐，各瓣膜区未及明显病理性杂音。腹胀，无腹壁静脉曲张，无压痛或反跳痛，肝脾肋下未及，墨菲征（－），移动性浊音（－），肠鸣音3～4次/分。双下肢无水肿。神经体征（－）。

## 影像科意见

2022年12月，患者行腹盆增强CT检查（见图28-1）：直肠、乙状结肠肠壁增厚，厚度可达20mm；病变范围较广；肠壁浆膜层边界欠清晰；周围肠系膜密度增加；多发淋巴结显示。为排除肠道肿瘤可能，建议再次行肠镜检查。

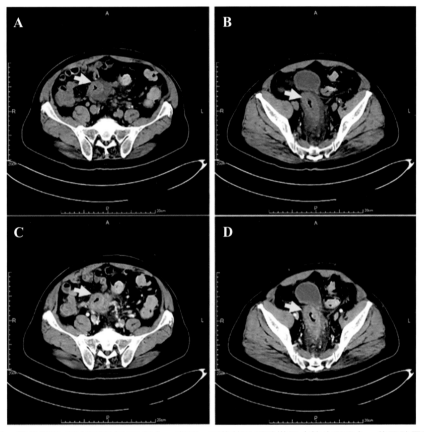

图28-1　腹盆增强CT（2022年12月）：直肠、乙状结肠肠壁增厚（箭头所示），伴肠壁周围渗出明显

## 诊治经过

2023年1月，在与患者沟通肠镜检查风险和利弊后，于灌肠后实施限制性结肠镜检查（见图28-2）：直肠未见明显异常，乙状结肠（距肛缘10～25cm）可见宽而深的溃疡；在距离肛门边缘25cm处可见清晰的溃疡边缘，取活检组织3块；病理结果示慢性黏膜炎，未见肿瘤依据。

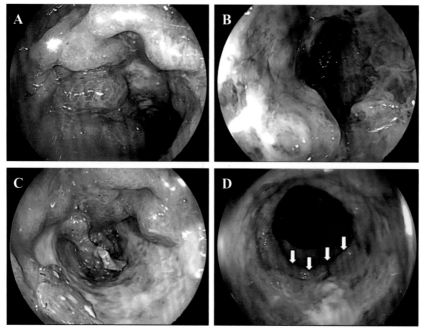

图 28-2　结肠镜（2023 年 1 月）。图 A～C: 乙状结肠（距肛缘 10～25cm）可见宽而深的溃疡；图 D: 距离肛门边缘 25cm 处可见清晰的溃疡边缘（箭头所示）

## 实验室检查

CRP 113mg/dL（↑），D- 二 聚 体 2.40mg/dL（↑），Pro-BNP 133.8pg/mL，白细胞计数 $8.69\times10^9$/L，N% 78.5%（↑）。粪便检测：轮状病毒、诺如病毒、星形病毒、通用肠道病毒、肠道病毒 71 型、柯萨奇病毒 A16 型、艰难梭菌均为阴性。动脉血气：pH 7.40，$PaO_2$ 10.26kPa（↓），$PaCO_2$ 4.56kPa（↓），$SaO_2$ 95.6%，$HCO_3$ 21.5（↓）。生化：Glu 7.08mmol/L，前白蛋白 97，ALB 33，UA 450，Cr、ALT、AST、ALP、GGT、TBil、DBil、CK-MB、cTnI 均正常。粪培养：普通变形杆菌、粪肠球菌（＋）。肿瘤标志物（－）。

## 诊　断

因患者在发病前 2 个月曾行肠镜检查，未见占位性、溃疡性病灶依据。而患者长期存在高血压病史，故虽然患者内镜和影像学检查病变均较为严重，但结合病史和检查特点，仍首先考虑重度缺血性结肠炎合并感染。需在随诊过程中严密随访，观察病情变化。

## 治疗及预后

结合病史特点，予以抗感染、改善微循环、抗凝和营养支持治疗。具体治疗方案如下。①抗感染：先后给予头孢曲松、亚胺培南等抗感染治疗；②改善微循环：先后给予丹参注射液、地尔硫草、单硝酸异山梨酯治疗；③抗凝：低分子量肝素注射；④营养支持：人体白蛋白、肠内外营养；⑤其他：美沙拉秦、益生菌口服治疗。

D-二聚体随访结果见表28-1。每周CT扫描评估病变进展，并根据检查结果评判是否需要手术干预。CT检查显示黏膜水肿和浆膜渗出物加重，并在1月6日达到峰值（见图28-3）。1月13日，病变逐步改善。

表 28-1　D-二聚体水平变化情况

（单位：mg/dL）

| 日期 | 12月27日 | 1月6日 | 1月8日 | 1月13日 | 1月19日 | 1月24日 | 1月29日 | 2月19日 |
|---|---|---|---|---|---|---|---|---|
| D-二聚体 | 2.4 | 1.69 | 1.18 | 0.62 | 0.44 | 1.15 | 0.84 | 0.24 |

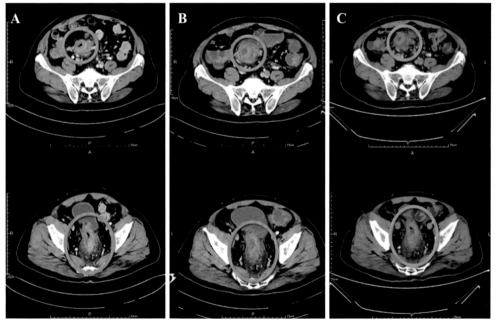

图 28-3　腹部 CT 平扫：肠黏膜水肿和浆膜渗出物加重，于1月6日达到峰值，后续逐步好转。图 A：12月28日 CT；图 B：1月6日 CT；图 C：1月13日 CT

2023 年 1 月，因患者临床症状较前好转，故再次复查结肠镜和活检（见图28-4）：乙状结肠依然可见溃疡和水肿，但溃疡较前次明显好转，呈修复改变，取活检组织 6 块。活检病理依然未发现恶性肿瘤证据。

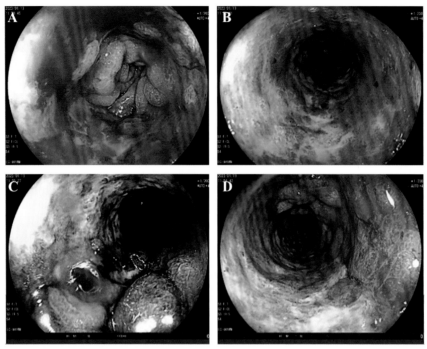

图 28-4　结肠镜（2023 年 1 月）：乙状结肠肠道溃疡和水肿，但较前次检查有所好转

经肠镜检查，考虑患者内科治疗有效，故继续予以抗凝、改善微循环以及支持治疗。后患者诉症状持续改善，于 2023 年 2 月再次复查结肠镜（见图 28-5）：乙状结肠（距离肛门边缘 18cm）可见狭窄环，内镜无法穿过，换用超细内镜后方可通过；乙状结肠黏膜溃疡基本愈合（距离肛门边缘 10~20cm），可见少量浅溃疡，与之前检查结果相比有显著改善；直肠可见血管结构紊乱，未见黏膜溃疡。

分析该患者在病情恢复中的内镜表现变化，可见在快速黏膜修复的过程中，乙状结肠形成狭窄环，但由于患者尚无肠梗阻症状，故继续予以内科治疗。若狭窄加重，并发生相应的梗阻症状，则予以内镜治疗干预。

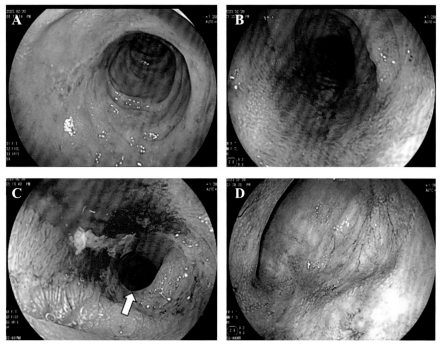

图 28-5　结肠镜（2023 年 2 月）。图 A：乙状结肠黏膜溃疡愈合；图 B：乙状结肠轻度狭窄；图 C：乙状结肠狭窄环形成（箭头所示处）；图 D：直肠黏膜血管纹理紊乱

## 讨　论

　　缺血性肠病（colon ischemia，CI）是肠道供血不足和回流受阻导致肠壁缺血性损伤所引起的急性或慢性炎症性病变。儿童缺血性肠病很少报道，成年人缺血性肠病可发生于所有年龄段，其发病率随着年龄的增长而增加，尤其多见于 49 岁以上的成年人。近年来，随着人口老龄化加速，缺血性肠病的发病率有升高趋势。

　　目前，缺血性肠病的病因尚未完全明确。临床上，因血管、血液及肠管因素所诱发的缺血性肠病较为多见。如全身循环动力异常，肠系膜血管病变及其他全身性或局部疾病引起进入肠管的血流量减少或血液回流受阻，导致肠管缺血诱发缺血性肠病。

　　临床上，缺血性肠病可分为Ⅰ型、Ⅱ型两型。Ⅰ型缺血性肠病：尚未确定缺血的具体原因，此类发作可归因于局部非闭塞性缺血，可能是小血管疾病导致的结果；Ⅱ型缺血性肠病：发生于全身性低血压、心排血量下降或主动脉手术后。缺血性肠病的分型诊断在临床中较少使用。但在临床治疗中，对于Ⅱ型缺血性肠病患者，可以针对潜在病因进行治疗；而对于Ⅰ型缺血性肠病患者，则以改善微循环、支持治疗为主。

缺血性肠病的危险因素包括：①对于具有典型临床特征的患者，合并心血管疾病和糖尿病时应更多考虑缺血性肠病；②对于疑有缺血性肠病的患者，应追溯了解肠易激综合征和便秘病史；③对于缺血性肠病患者，尤其是怀疑栓子来源于心脏的患者，应选择性地咨询心内科医生；④慢性肾病和慢性阻塞性肺部疾病与缺血性肠病的死亡率增加有关；⑤对于年轻的缺血性肠病患者和所有复发性缺血性肠病患者，应考虑对血栓栓塞性疾病进行评估；⑥腹主动脉瘤修补术和其他腹部手术等切除肠系膜下动脉的外科手术，应重点考虑具有典型临床特征患者罹患缺血性肠病；⑦对于疑似缺血性肠病患者，应了解其用药史，尤其是能够诱发便秘的药物，以及免疫调节剂、违禁药物等。

临床上，缺血性肠病的诊断通常基于临床症状。多数缺血性肠病患者起病突然，腹痛由起初的隐痛、胀痛逐渐发展为阵发性的绞痛，甚至出现持续性的剧烈腹痛，伴有腹泻和血便时兼有恶心、呕吐、发热等症状。当患者出现便血时，应考虑诊断为非孤立性右侧结肠缺血性肠病（non-IRCI）。与其他类型的缺血性肠病相比，孤立于右半结肠的缺血性肠病（IRCI）与更高的病死率相关。血红蛋白水平下降、白蛋白水平低和代谢性酸中毒可用于预测缺血性肠病的严重程度。本例患者最终被诊断为非孤立性右侧结肠缺血性肠病。

缺血性肠病的影像学检查要点包括：①CT检查为首选成像方式，可以评估结肠炎的分布和分期。②诊断可以根据CT检查结果（如肠壁增厚、水肿和拇指压痕征）进行预测。③应对任何疑似IRCI的患者或不能排除急性肠系膜缺血可能性的患者进行CTA检查。④结肠积气和门静脉气体的CT或MRI结果可用于预测透壁结肠梗死的存在。⑤如果患者的缺血性肠病表现可能预示急性肠系膜缺血（AMI，例如IRCI、无出血的剧烈疼痛和心房颤动），并且CT对血管闭塞性疾病呈阴性，则应考虑行传统的血管造影术（DSA）做进一步评估。

结肠镜检查在重度缺血性肠病诊断中的应用要点：①早期结肠镜检查（48小时以内的表现）以确认诊断。②对疑似缺血性肠病患者进行结肠镜检查时，应尽量减少结肠充气（或使用二氧化碳泵）。③对于严重缺血性肠病患者，应使用CT来评估疾病的分布，并利用限制性结肠镜检查CT发现异常的区域。④除坏疽外，应进行结肠黏膜活检。⑤对于有急性腹膜炎迹象或不可逆缺血性损伤（即坏疽和肺气肿）迹象的患者，不应进行结肠镜检查。

缺血性肠病患者一旦确诊，应及时予以治疗。常用治疗原则包括禁食、营养支持、抗感染、改善微循环、纠正水电解质紊乱、维持酸碱平衡等。大多数缺血性肠病患者的症状可自行缓解，不需要特殊治疗。对于以下情况，应考虑手术干预：①缺血性肠病伴有低血压、心动过速和腹痛且无直肠出血；②IRCI和全结肠缺血性肠病探查治疗；③肠道坏疽。

综上所述，缺血性肠病病因多样、发病机制复杂、临床表现差异性大，具有非特异性，加之临床医师对其认识和重视程度不够，致使临床误诊率、漏诊率及病死率较高。临床上，对于疑似缺血性肠病的患者，应及早借助各项辅助检查，综合分析，及时确诊，并根据病情给予对症治疗。经内科治疗后，大多可好转。总之，缺血性肠病重在预防，关键要做到早发现、早诊断、早治疗。

## 参考文献

[1] Brandt LJ, Feuerstadt P, Longstreth GF, et al. ACG clinical guideline: epidemiology, risk factors, patterns of presentation, diagnosis, and management of colon ischemia (CI)[J]. Am J Gastroenterol, 2015, 110(1): 18-44; quiz 45.

[2] 辛凯明, 任顺平. 缺血性肠炎临床诊疗进展[J]. 山西中医学院学报, 2015, 16(1): 61-65.

[3] Uhlenhopp D, Ramachandran R, Then E, et al. COVID-19-associated ischemic colitis: a rare manifestation of COVID-19 infection–case report and review[J]. J Investig Med High Impact Case Rep, 2022. DOI: 10.1177/ 23247096211065625.

上海交通大学医学院附属瑞金医院
顾于蓓

# Case 29

## 类风湿性血管炎病例多学科讨论

患者，女性，69岁，因"反复腹痛、腹泻3年，加重4个月"入院。

▶ **现病史**

患者于2019年出现下腹痛，每日排黄色稀便3～4次，无黏液脓血便，未予以系统诊治。2021年10月，外院肠镜示回肠末段溃疡性病变；开始规律口服美沙拉秦（3g/d），治疗3个月，腹痛及腹泻减轻。2022年1月，复查结肠镜提示回盲部狭窄，回肠末段溃疡；病理示：黏膜组织慢性炎。近4个月，腹痛、腹泻加重，便血1次，体重下降约5kg。为进一步治疗收入院。

▶ **既往史**

肺结核40余年，诉已痊愈；类风湿关节炎30余年，自服来氟米特、雷公藤控制病情，曾口服激素治疗，2年前因骨折遂停用激素；曾使用洛索洛芬钠镇痛治疗1年，已经停药2年余；甲亢病史20年，诉控制良好，已停药数年。

▶ **入院查体**

体温36.3℃，脉搏76次/分钟，呼吸18次/分钟，血压120/80mmHg，贫血貌。腹软，下腹深压痛，无反跳痛及肌紧张，未触及腹部包块。双手指关节变形。

血常规：WBC $2.25 \times 10^9$/L，N $1.2 \times 10^9$/L，Hb 82g/L，MCV 103fL，MCHC 322g/L，PLT $84 \times 10^9$/L。

大便常规：白细胞阴性，红细胞阴性，隐血弱阳性。3次大便培养：均为阴性。艰难梭菌：阴性。粪钙卫蛋白：阴性。

感染指标：白蛋白30.1g/L；CRP 2.77mg/L；ESR 33mm/h。T-SPOT阴性。乙肝、丙肝病毒检测均为阴性。病毒相关检查：EBV IgG（＋），IgM（－），DNA（－）；CMV IgG（－），IgM（－），DNA（－）。

贫血相关：EPO 28.58mU/mL，铁蛋白435.8ng/mL，叶酸2.10ng/mL，维生素$B_{12}$ 426pg/mL。骨髓穿刺：增生减低骨髓象，染色体正常。

## 既往检查追溯

结肠镜（见图29-1）提示：回盲部变形，回肠末段溃疡性病变。

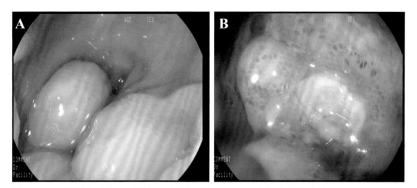

图 29-1　结肠镜。图A：回盲部变形；图B：回肠末段溃疡性病变

## 影像科意见

胸部CT（见图29-2）所见右肺上叶纤维增殖病变，注意继发结核所致，目前考虑非活动性结核。腹部CT（见图29-3）：回盲部变形，回肠末段管壁增厚伴管腔狭窄；肠道病变局限于回盲部，无其他肠管受累。

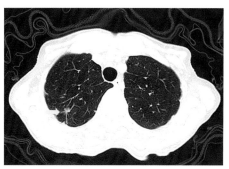

图 29-2　胸部CT：右肺上叶纤维增殖病变（黄色箭头所指）

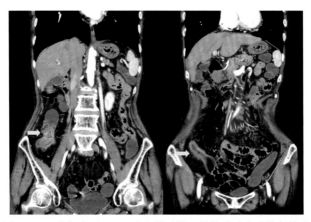

图 29-3　腹部 CT：回盲部变形，回肠末段管壁增厚伴管腔狭窄（黄色箭头所指）

## 病理科意见

　　结肠镜活检病理（见图 29-4）：绒毛存在，隐窝大小不等，可见分支，略扭曲，见炎性渗出，纤维增生。回肠慢性活动性炎症，伴溃疡形成。病理无特异性提示。

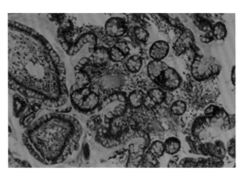

图 29-4　结肠镜活检病理（HE 染色，200×）：绒毛存在，隐窝大小不等，可见分支，略扭曲，见炎性渗出，纤维增生

## 结核专科意见

　　肺部非活动性结核。回肠末段溃疡，肠结核依据不足。如激素治疗，需予以预防性抗结核治疗。

## 普外科意见

　　患者回肠末段溃疡，病变局限，暂时无完全性肠梗阻表现，无恶性证据，暂时不需行外科手术。

## 风湿免疫科意见

患者类风湿关节炎病史长，双手、足关节变形，血细胞三系减少，肠黏膜亦出现缺血、坏死，考虑患者肠道改变与类风湿关节炎原发病相关。患者既往口服洛索洛芬钠 1 年但已经停药 2 年以上，故可以除外非甾体抗炎药相关肠道损伤。患者血常规提示三系减少，不能使用免疫抑制剂治疗，既往口服激素（10mg/d）控制病情有效，故建议患者继续使用激素。

## 多学科讨论意见及诊疗方案

患者既往有类风湿关节炎病史 30 余年，考虑患者回肠末段溃疡性病变由类风湿血管炎所致可能性大。患者虽然曾口服洛索洛芬钠 1 年，但已经停药 2 年以上，故可除外非甾体抗炎药引起的肠道溃疡性病变。

治疗方案：小剂量激素＋来氟米特＋雷公藤。患者既往有继发性肺结核，肺部 CT 提示肺部有慢性纤维化改变，使用激素有引起结核复发的风险，故在使用激素期间需予以预防性抗结核治疗。

## 最终诊断

类风湿性血管炎。

## 后续诊疗及预后

治疗方案：醋酸泼尼松 10mg/d 口服；来氟米特 20mg/d 口服；雷公藤 20mg（3 次/日）口服；帕司烟肼片 300mg/d 口服，半年后停药。

2023 年 3 月复诊：患者无腹胀、腹痛，腹泻较前好转，每日排黄色不成形便 2～3 次，无黏液脓血。仍有关节变形，晨僵。体重未见明显变化。复查血常规：WBC $3.9 \times 10^9$/L，N $2.3 \times 10^9$/L，Hb 120g/L，PLT $115 \times 10^9$/L。白蛋白 32.5g/L；CRP 2.88mg/L；ESR 15mm/h。T-SPOT 阴性。

复查结肠镜（见图 29-5）：回盲部变形，回肠末段充血水肿，未见溃疡。

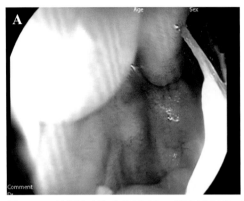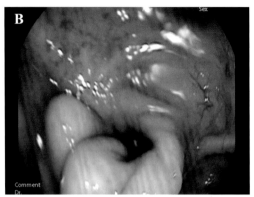

图 29-5　结肠镜（治疗 1 年后）：回盲部变形，回肠末段充血水肿，未见溃疡

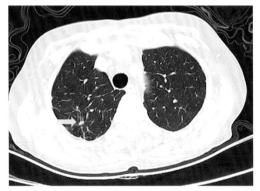

复查胸部CT（见图 29-6）：右肺上叶纤维增殖病变，较前无变化。复查腹部CT（见图 29-7）：回盲部变形同前，回肠末段管壁增厚稍减轻，管腔狭窄同前，周围渗出及索条较前减少。患者临床症状缓解，复查肠镜提示回肠末段溃疡愈合，腹部CT示肠壁改变较前减轻，病情控制可。调整诊疗方案：泼尼松 8.75mg/d 口服，来氟米特 20mg/d 口服，雷公藤 20mg（3 次 / 日）口服。

图 29-6　胸部 CT（治疗 1 年后）：右肺上叶纤维增殖病变（黄色箭头所指），较前无变化

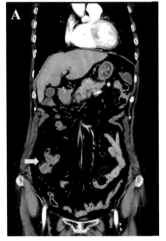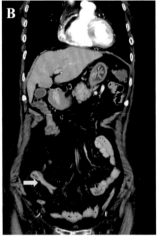

图 29-7　腹部 CT（治疗后 1 年）：回盲部变形同前，回肠末段管壁增厚稍减轻，管腔狭窄同前，周围渗出及索条较前减少（黄色箭头所指）

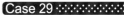

## 总 结

　　类风湿关节炎是以慢性、侵蚀性多关节炎为主要表现的自身免疫性疾病，表现为以小关节受累为主的对称性、持续性、进展性多关节炎，逐渐出现关节软骨和骨破坏，最终导致关节畸形和功能丧失；主要受累关节有手、腕、膝、踝和足部关节；可有自身抗体类风湿因子（RF）、抗瓜氨酸肽抗体（抗CCP）阳性。病理改变主要为滑膜炎、血管炎、类风湿肉芽肿。其中，滑膜炎是关节表现的病理基础；血管炎和类风湿肉芽肿是关节外表现的病理基础。类风湿关节炎可有关节外症状，包括：①类风湿结节：关节伸面、关节隆突、受压部位皮下出现结节；②血管炎：皮肤性血管炎，系统性血管炎；③呼吸系统：间质性肺病、肺部类风湿结节（单个或多个结节）；④消化系统：多由于口服NSAIDs、类风湿关节炎继发性血管炎或淀粉样变引起；⑤循环系统：心包炎、心内膜炎、心肌炎；⑥肾脏：原发性（肾脏继发淀粉样变）、继发性（药物）；⑦神经系统：周围神经病、脊髓病变；⑧血液系统：贫血、血小板增多、淋巴结肿大、中性粒细胞减少、脾大；⑨干燥综合征：口干、眼干等。

　　类风湿性血管炎可累及大、中、小血管。其病理基础是血管内皮细胞增生，管腔狭窄或阻塞，血管壁纤维样变性或坏死，炎症细胞浸润，血管壁纤维化；主要为坏死性病变。类风湿性血管炎分为皮肤性血管炎、系统性血管炎，可发生于全身任何脏器。约1%～5%的类风湿关节炎患者合并类风湿性血管炎，其中10%～38%的类风湿性血管炎病例伴有肠道受累。小血管炎可表现为：指（趾）坏疽、皮肤溃疡、紫癜；眼部巩膜炎、角膜炎、视网膜血管炎；肝脾肿大；淋巴结肿大。类风湿性血管炎胃肠道受累患者可有腹痛、便血及穿孔等临床症状。

　　本例患者既往有类风湿关节炎病史30余年，近3年出现腹泻症状，近1年结肠镜提示回肠末段溃疡，口服足量美沙拉秦治疗3个月无效。经充分鉴别诊断及多学科讨论会诊后，考虑患者回肠末段溃疡性病变与既往类风湿性血管炎相关，确诊为类风湿性血管炎。患者经小剂量糖皮质激素联合来氟米特及雷公藤治疗1年后，临床症状缓解，复查肠镜提示回肠末段溃疡愈合，腹部CT示肠壁症状较前减轻，治疗有效。此外，本例患者曾有外周血"三系下降"的表现，骨髓穿刺排除血液系统原发疾病，经系统治疗后患者白细胞计数及血

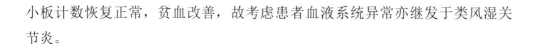

小板计数恢复正常，贫血改善，故考虑患者血液系统异常亦继发于类风湿关节炎。

## 参考文献

[1] Genta MS, Genta RM, Gabay C. Systemic rheumatoid vasculitis: a review[J]. Semin Arthritis Rheum, 2006, 36(2): 88-98.

[2] Scott DG, Bacon PA, Tribe CR. Systemic rheumatoid vasculitis: a clinical and laboratory study of 50 cases[J]. Medicine (Baltimore), 1981, 60(4): 288-297.

[3] Geirsson AJ, Sturfelt G, Truedsson L. Clinical and serological features of severe vasculitis in rheumatoid arthritis: prognostic implications[J]. Ann Rheum Dis, 1987, 46(10): 727-733.

中国医科大学附属盛京医院

解 莹 田 丰

# Case 30

## 特发性肠系膜静脉肌内膜增生症病例多学科讨论

患者，男性，69岁，因"腹泻2个月余，加重伴便血1个月余"就诊。

▶ **现病史**

患者于入院前2个月在无明显诱因下出现腹泻，每日2～3次，自觉粪便较前变细，在当地对症治疗后改善不著，腹泻逐渐加重，每日10余次，伴血便，水样变，无黏液便，伴里急后重感。于外院完善肠镜，考虑：炎症性肠病？病理回报：（距肛门55cm）黏膜慢性炎症；（距肛门35cm）黏膜慢性炎症，个别腺体轻度扩张；（直肠）黏膜慢性炎症伴腺体明显增生，灶性黏膜表面可见弥漫性病变。外院全腹及盆腔强化CT考虑肠炎可能，待除外缺血性肠病；可疑肠系膜下动脉远段部分分支狭窄，必要时进一步检查；腹水，肝缘钙化灶，考虑左肾小囊肿。ANCA、PCT、T-SPOT阴性。肿瘤全项：CA125 95.52U/mL。便隐血（＋）。立位腹平片示：立位腹部未见明显异常。患者自发病以来，精神、食欲、睡眠尚可，体重无显著变化。相关对症治疗后未见好转，为进一步诊治来我院。

▶ **体格检查**

体温36.7℃，脉搏87次/分钟，呼吸18次/分钟，血压157/95mmHg。神志清醒，自行步入病房，自主体位，对答切题，查体配合。余无殊。

## 实验室检查

血常规：WBC 13.69×10⁹/L，N% 82.7%，Hb 139g/L，PLT 264×10⁹/L。凝血功能：D-二聚体 3267ng/mL。生化（－）。炎症指标：ESR 10mm/h，CRP 2.44mg/dL。免疫组化：ANA（－），ANCA（－）。大便隐血（＋），大便培养（－）。CDI（－）。粪钙卫蛋白 662.0μg/g；肿瘤标志物、结核相关检验（－）。

## 入院后完善肠镜检查

入院后肠镜检查（见图 30-1）示：距肛门 55cm 以下肠腔全周性狭窄，进镜30cm，肠腔狭窄，黏膜严重水肿充血，表面可见大量白色组织附着。

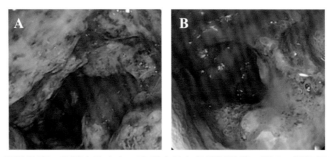

图 30-1　肠镜：肠腔狭窄，黏膜水肿充血，表面大量白色组织附着。图 A：距肛门 55cm 处；图 B：距肛门 30cm

病理（见图 30-2）提示：黏膜内大量小血管玻璃样变性，腺体轻-中度非典型增生。

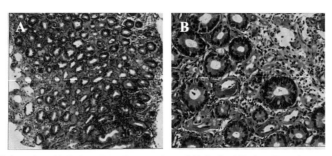

图 30-2　肠黏膜病理（HE 染色）。图 A（100×）：腺体非典型增生；图 B（200×）：黏膜内大量小血管玻璃样变性，腺体轻-中度非典型增生

## 放射科意见

入院后完善腹部CT检查（见图30-3）示：降结肠、乙状结肠、直肠肠壁弥漫水肿，肠腔变窄，肠黏膜及部分浆膜面毛糙，肠系膜渗出病变，肠间脂肪间隙密度升高，周围多发索条影及小淋巴结影。

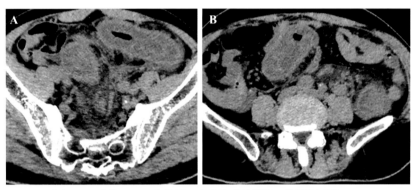

图 30-3　腹部 CT：降结肠、乙状结肠、直肠壁明显增厚，浆膜面毛糙

入院后完善腹部增强CT血管造影（见图30-4）：肠系膜下动脉及分支增粗，远端直小动脉明显增多、增粗，走行迂曲。

入院后完善增强CT（见图30-5）显示：降结肠、乙状结肠至直肠肠壁明显增厚，强化程度减低，呈靶环征，肠腔明显狭窄，周围多发迂曲血管影，肠间脂肪间隙密度增高，系膜水肿。

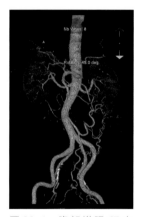

图 30-4　腹部增强 CT 血管造影：迂曲血管影

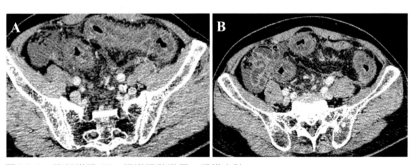

图 30-5　腹部增强 CT：肠道肠壁增厚，系膜水肿

结直肠血管瘤典型CT表现为病变肠壁明显增厚，肠壁或肠周脂肪间隙可见弥漫迂曲、扩张血管病变肠壁密度低于正常肠壁，周围扩张的静脉丛呈"晕征"表现，在增厚的肠壁中可见多发致密静脉石是本病的特征性表现。息肉型则表现为大小不一、向肠腔内突起的多囊样稍低密度肿块，边缘光滑。增强扫描提示，动脉期病灶无明显强化，静脉期呈轻-中度延迟强化。

MRI表现为肠壁环状增厚。由于瘤体内的血液流动缓慢以及高含水量的特点，易引起流动相关增强效应，因而在$T_2WI$上表现为明亮的高信号，并且缺乏其他高流量血管畸形易出现的血管流空效应。直肠系膜是最早并且最常见被累及的肠壁外结构，可见大量迂曲条索状异常信号，在$T_1WI$及$T_2WI$上呈等信号，在$T_2WI$压脂序列上呈高信号。静脉石于各个序列均呈点状、结节状低信号灶。

在影像学上，该病需要与炎症性肠病、缺血性肠病和淋巴瘤相鉴别。增厚的肠壁中多发静脉石和$T_2WI$高信号有助于鉴别诊断。

## 外科意见

该患者为老年男性，发病2个月余，主要表现为腹泻、水样便及便血等消化道症状，影像学结果提示降结肠、乙状结肠和直肠病变，考虑肠炎可能，待除外缺血性肠病。针对此类情况，外科一般以外科并发症为处理依据，如出现凶险性消化道出血、肠梗阻或者穿孔、急性腹膜炎等情况，应积极考虑外科治疗，一方面可以解决临床存在的实际紧迫问题，另一方面可以获取标本明确诊断，以利于后续诊治策略的制订。

## 病理科手术病理报告

手术病理：肠壁见多发性大小不等的血管增多、扩张，伴局部不规则血管聚集倾向，还可见黏膜糜烂坏死、外膜及肠系膜水肿变性和纤维组织过度增生，考虑血管瘤病致肠出血、坏死和硬化。

## 病理科意见

黏膜慢性炎症伴急性炎症反应及广泛糜烂、多灶性浅溃疡形成，部分腺体轻度非典型增生，浅表腺体萎缩；黏膜下层、肌间、浆膜及肠系膜显著纤维化伴血管显著增生，增生血管管径不一、形状不一、管壁厚薄不一、畸形（见图30-6）；血管内膜纤维性肌性不规则增厚，致管腔呈花瓣状，腔内未见血栓形成，未见明确血管炎；从黏膜下层至浆膜层及肠系膜广泛散在慢性炎症细胞浸润，其中含较多组织细胞（泡沫细胞）；肠系膜脂膜炎伴脂肪坏死。

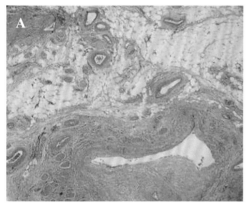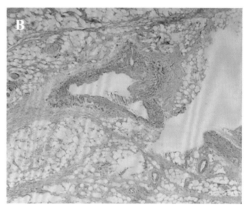

图 30-6　肠道手术标本组织病理（HE 染色，100×）：增生血管管径不一、形状不一、管壁厚薄不一、畸形

分析：病变广泛（深度及广度），以畸形血管增生为主要病变，致肠黏膜呈缺血性形态学改变。诊断：符合血管瘤病（畸形）。

## 数字减影血管造影（DSA）意见

DSA（见图30-7）检查显示：病变呈弥漫性分布于降结肠、乙状结肠及直肠肠壁，其主要由肠系膜下动脉分支供血。肠系膜下动脉分支远端分布于肠壁的直小动脉明显增多、迂曲扩张（图A，B），并可见病变区引流静脉于动脉早期即可显示（图B）。

分析：肠系膜下动脉造影引流静脉早期显示为造影图像显著特征，但无特异性，肠道血管发育不良、肠道毛细血管扩张症、肠道血管瘤及炎症性肠病均可出现这一征象。因此，需要对这几种疾病进行鉴别诊断。

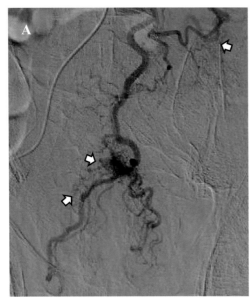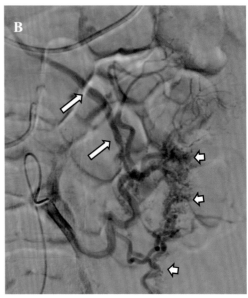

图 30-7　数字减影血管造影。肠系膜下动脉造影图像示：降结肠、乙状结肠及直肠肠壁小动脉增多、迁曲扩张（图 A、B 短箭所示），并可见病变区引流静脉于动脉早期显示（图 B 长箭所示）

　　"血管发育不良""动静脉畸形""毛细血管扩张""血管扩张"已作为同义词在使用。然而，血管发育不良通常有别于毛细血管扩张，两者虽然在解剖学上相似，但后者通常在全身或先天性疾病的背景下被提及。另外，部分学者将"血管扩张症"作为通用术语，保留"血管发育不良"专用于结肠病变。在 DSA 图像上，肠道血管发育不良通常表现为动 - 静脉间异常分流，由迁曲扩张的供血动脉、对比剂的局部浓集及粗大早显的引流静脉构成。肠道毛细血管扩张症与血管发育不良的 DSA 表现有时难以鉴别，而患者通常具有先天性或者家族遗传性疾病背景。

　　炎症性肠病的 DSA 表现通常具有节段性、跳跃性，即在受累肠段出现直小动脉变形、僵硬，肠壁染色明显增强，有时可见肠壁"分层现象"，同时可见粗大引流静脉早显。在非受累肠段，血管造影表现正常，然后在下一受累肠段又出现与前一受累肠段类似的血管造影表现。

　　肠道血管瘤发病率低，主要依靠内镜及术后病理做出诊断，CT 及 MRI 增强检查亦具有一定特点，DSA 表现尚未见相关文献报道。本例患者术后病理诊断为血管瘤病，回顾 DSA 图像，发现其表现具有一定特点：①病变供血动脉及引流静脉主干形态正常，均未见明显增粗，但走行迁曲；②分布于肠壁的直小血管明显增多、迁曲扩张；③病变区引流静脉早期显示。

由于本例病变为罕见病例，所以这些血管造影特点能否作为DSA诊断标准，尚待进一步研究。

该患者为老年男性，发病2个月余，既往无特殊病史，主要表现为腹泻、水样便及便血等消化道症状，查体无阳性体征，实验室检查提示白细胞计数升高，中性粒细胞为主，CRP水平升高，钙卫蛋白水平明显升高。影像学检查结果提示降结肠、乙状结肠和直肠病变，考虑肠炎可能，待除外缺血性肠病。内镜检查提示肠腔狭窄，黏膜严重水肿充血，表面可见大量白色组织附着，考虑炎症性肠病可能，不除外缺血性肠病。最终病理提示：病变广泛（深度及广度），以畸形血管增生为主要病变，致肠黏膜呈缺血性形态学改变。诊断符合血管瘤病（畸形）。综合以上临床信息，考虑诊断为特发性肠系膜静脉肌内膜增生症（idiopathic myointimal hyperplasia of mesenteric veins，IMHMV）。

**最终诊断**

特发性肠系膜静脉肌内膜增生症（IMHMV）。

**讨　论**

IMHMV是临床上罕见的一种肠道疾病，由肠系膜静脉阻塞而导致缺血性改变。由Genta和Haggitt首先发现，目前国内鲜见报道。其临床特征和内镜表现与IBD相似，但其病理表现以缺血性改变为主，与缺血性肠病相近。IMHMV的诊断通常依赖于术后病理，对于轻度、中度的病例，由于内镜取材限制，无法得到明确的诊断。文献报道，IMHMV的平均发病年龄约为46岁，男女比为9∶3，病变部位为乙状结肠与直肠均受累（50%）和仅乙状结肠受累（50%）。中位手术时间为5个月（1～15个月）。IMHMV常累及乙状结肠、直肠，好发于青年人；其典型症状多为持续腹痛、体重减轻、腹泻、便血；临床表现与炎症性肠病类似，但药物治疗效果差；活检病理仅为缺血、炎症性改变；手术标本病理可见肠系膜静脉属支肌内膜增生，继发非血栓、非炎症性血管阻塞。

IMHMV很可能存在诊断不充分的情况，由于结肠镜活检病理常常是非特异性的，仅提示存在缺血，因此该病的诊断具有极大的挑战性。有些病例进行了CT或血管造影等影像学检查，但影像学检查仅显示直肠、乙状结肠水肿和增厚。Lavu和Minocha以及Chiang和Lee报告了直肠、乙状结肠非常大且弯曲的边缘动脉，以及一些肥大的侧支血管等细微血管造影改变，可能作为早期诊断IMHMV的表现，但这仍缺乏足够的临床数据。IMHMV的病因尚不清楚，Abu Alfa等推测静脉肌内膜增生是由获得性节段性动静脉瘘引起解剖结构异常所造成的。

综上，缺血性结肠炎可能与动脉血栓栓塞现象有关，但对于药物治疗无效的病例，应怀疑静脉阻塞，包括IMHMV、肠系膜炎性静脉闭塞性疾病（mesenteric inflammatory veno-occlusive disease，MIVOD）和肠绞痛淋巴细胞性静脉炎（enterocolic lymphocytic phlebitis，ELP）。

## 参考文献

[1] Genta RM, Haggitt RC. Idiopathic myointimal hyperplasia of mesenteric veins[J]. Gastroenterology, 1991, 101(2): 533-539.

[2] Sahara K, Yamada R, Fujiwara T, et al. Idiopathic myointimal hyperplasia of mesenteric veins: rare case of ischemic colitis mimicking inflammatory bowel disease[J]. Digestive Endoscopy, 2015, 27(7): 768-771.

[3] Lavu K, Minocha A. Mesenteric inflammatory veno-occlusive disorder: a rare entity mimicking inflammatory bowel disorder[J]. Gastroenterology, 2003, 125: 236-239.

[4] Chiang CK, Lee CL. A rare cause of ischemic proctosigmoiditis: idiopathic myointimal hyperplasia of mesenteric veins[J]. Endoscopy, 2014, 44: e54-e55.

[5] Abu-Alfa AK, Ayer U, West AB. Mucosal biopsy findings and venous abnormalities in idiopathic myointimal hyperplasia of the mesenteric veins[J]. Am J Surg Pathol, 1996, 20: 1271-1278.

天津医科大学总医院

杨　沫　赵　新　宋文静　王　喆　刘　刚
宋　岩　王　彬　庞晓琪　常云鹏　曹晓沧

# Case 31
## 感染相关血管炎病例多学科讨论

**消化科病史汇报**

患者，男性，67岁，因"腹痛腹泻3天，停止排气排便2天，发热1天"入院。

▶ **现病史**

患者3天前在无明显诱因下出现腹痛、腹泻，每日10余次，水样便；2天前开始腹胀，肛门停止排气排便，未予重视，仍正常进食，症状加重；1天前开始发热，体温最高39.1℃，伴有恶心，轻微畏寒，无寒战。患者就诊于当地医院，腹部CT提示中下腹部小肠积气、积液，考虑肠梗阻，WBC 9.92×10⁹/L，嗜中性粒细胞百分比86.1%，CRP 56.76mg/L，PCT 0.6ng/mL，电解质、出凝血、肝肾功能正常。给予患者禁食、胃肠减压，头孢曲松、甲硝唑抗感染，共引流胃内容物1200mL，呈深褐色，隐血（＋）。为进一步诊治，收住我院肾内科病房。

▶ **既往史**

患者20年前有胆源性胰腺炎胆囊切除史，约45年前有阑尾炎切除史，否认高血压、糖尿病等慢性病史。

▶ **辅助检查**

全血分析：白细胞计数 2.57×10⁹/L，嗜中性粒细胞 1.56×10⁹/L，血红蛋白155g/L，血小板计数196×10⁹/L（↑）；外周血涂片单核细胞18%（↑）；降钙素原 0.63ng/mL（↑）；超敏C反应蛋白 132.7mg/L（↑）；红细胞沉降率 11mm/h；eGFR-EPI Cr 81μmol/L，前白蛋白 110.2g/L，白蛋白 36g/L，肌酐 85μmol/L，钠 138.0mmol/L，钾 3.2mmol/L；出凝血：D-二聚体 0.63mg/L（↑），PT 13.6s

（↑）；胃液隐血（3＋）；粪钙卫蛋白 984.8μg/g。

甲状腺功能：FT₃ 2.77pmol/L，TSH 0.167 mU/L。

补体 C₃ 0.43 g /L（↓），C₄ 0.14g /L。

免疫球蛋白：IgG 6.68μmol/L（↓），IgA 0.64μmol/L（↓），IgM 0.38μmol/L，IgG₄ 0.315μmol/L。

血轻链组合：κ链 1.4g/L（↓），λ链 0.78g/L（↓），κ链∶λ链（－）；尿轻链组合：κ链 39.1mg/L（↑），λ链 16.7（↑），κ链∶λ链（－）；ANCA：（－）；免疫固定电泳（－）；ANA系列（－）；肿瘤指标（－）。

感染指标：血培养光滑念珠菌（4 瓶中 1 瓶报阳）；CMV抗体IgG 104U/mL（＋）、IgM <5（－）；EBV抗体（－）；GM试验、隐球菌乳胶凝集试验、（1，3）-β-D-葡聚糖、G-脂多糖均（－）；DNA-EBV＋DNA-CMV（－）；HIV（Ag/Ab）（－）；梅毒确诊试验（－）；T-SPOT：（A孔：11；B孔：1）。

## 放射科意见

患者入院后首先完善胸部CT检查（见图31-1）：两肺下叶渗出，双侧胸腔少量积液。两肺上叶多发斑点灶及微小结节。食管稍扩张积液，胃管置入中。患者为肺部炎症。

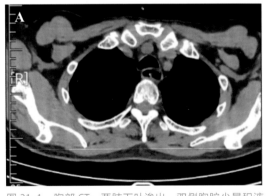
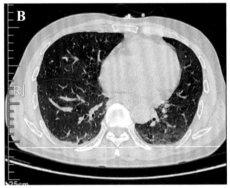

图 31-1　胸部CT：两肺下叶渗出，双侧胸腔少量积液

腹部CT平扫发现（见图31-2）：胃囊扩张积液伴气液平；小肠见肠腔扩张，最大直径约 3.5cm，扩张段肠壁水肿增厚，扩张肠壁周围脂肪间隙模糊，盆腔右侧见可疑肠腔由宽至窄移行段。

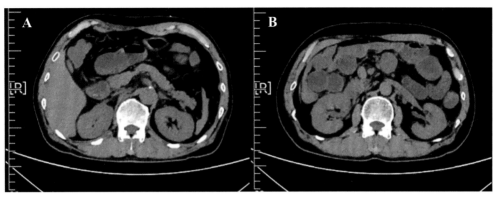

图 31-2　腹部 CT：小肠见肠腔扩张，扩张肠壁周围脂肪间隙模糊

3 日后，患者腹部 CT 增强（见图 31-3）显示：胃管留置中；胃壁及部分小肠肠壁水肿增厚，前片肠梗阻基本解除，腹腔散在少许渗出、积液；双肾囊肿。

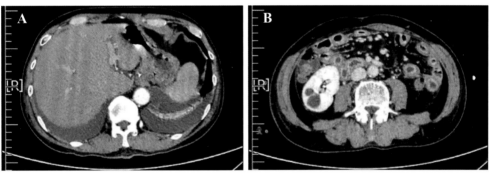

图 31-3　腹部 CT 增强：前片肠梗阻基本解除，腹腔散在少许渗出、积液。图 A：腹腔有积液；图 B：腹腔散在渗出

## 第一阶段治疗

予以禁食、抑酸护胃、生长抑素抑制肠液分泌、肠外营养、白蛋白、球蛋白等对症支持治疗，患者开始有排便，少量排气。患者持续高热，CRP 高达 150mg/L，先后予以头孢吡肟、亚胺培南、莫西沙星抗感染；血培养提示光滑念珠菌，加用氟康唑等抗感染治疗；仍每日夜间发热，热峰最高 40℃，后行血液下一代测序技术（next-generation sequencing，NGS）检测，检出弗氏柠檬酸杆菌复合物（G⁻，柠檬酸杆菌属，序列数 756，相对丰度 53.59%，覆盖度 0.81%）。

体检发现全身皮肤、巩膜无黄染，浅表淋巴结未及肿大。双肺呼吸音清，未及明显干湿啰音。心率 121 次 / 分钟，律齐，未及杂音及心包摩擦音。腹稍膨隆，全腹部压痛及反跳痛，肠鸣音弱，肝脾肋下未及。双下肢水肿（2 ＋）。NS（－）。

胃镜（见图 31-4）显示：食管溃疡，十二指肠降部颗粒样增生。

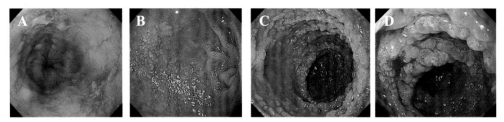

图 31-4　胃镜。图 A：食管溃疡形态不规则；图 B～D：十二指肠降部颗粒样增生

肠镜检查仅见肠道轻度炎症（见图 31-5）。

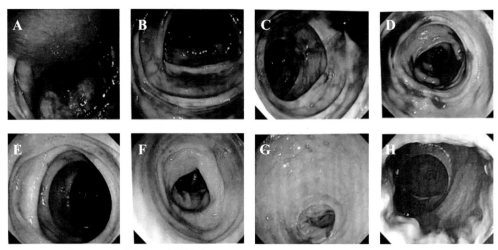

图 31-5　肠镜：可见黏膜充血，表浅溃疡

## 病理科意见

十二指肠降部黏膜活动性炎，隐窝结构变形，间质充血、水肿，淋巴细胞、浆细胞、嗜酸性粒细胞浸润（约 30 个 /HPF），见个别隐窝脓肿（见图 31-6）。未见上皮样肉芽肿，部分为 CD20、CD79α、Bcl-2 阳性的 B 细胞，部分为 CD138 阳性的浆细胞，散在少量 CD3、CD56 阳性的 T 细胞，其余 κ、λ、CD5、CD56（－），

CMV（－），EBER（－）。需要考虑感染性疾病。

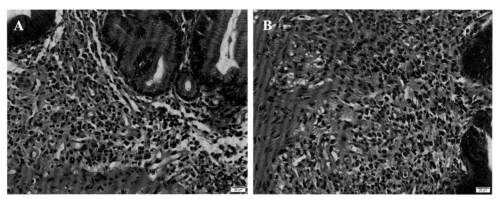

图 31-6　十二指肠降部黏膜病理（40×）。图 A：活动性炎嗜酸性粒细胞浸润（约 30 个 /HPF）；图 B：见个别隐窝脓肿

## 第二阶段治疗

　　患者腹痛较剧烈，每日夜间发热（体温 38.2～39.3℃），低蛋白血症，双下肢水肿明显。化验发现：C 反应蛋白 16.08mg/L；全血细胞分析：白细胞计数 12.65×10⁹/L（↑），嗜中性粒细胞百分比 68.3%，单核细胞百分比 8.6%，血红蛋白 116g/L，血小板计数 592×10⁹/L（↑）；D-二聚体 3.11mg/L（↑）；降钙素原 0.109ng/ mL；白蛋白＋血电解质：前白蛋白 96.7mg/L，白蛋白 28.2g/ L，钾 3.44mmol/L（↓），钠 140.00mmol/L，氯 106.40mmol/L。加用低分子量肝素抗凝治疗后，患者 D-二聚体水平持续下降，结合影像学及内镜，病毒感染仍需考虑。抽血液做二代测序，其后联合更昔洛韦经验性抗病毒治疗；辅以白蛋白、丙种球蛋白支持治疗后，使用甲泼尼龙琥珀酸钠 60mg 静滴，患者当晚腹痛症状明显改善。1 周后二代测序回报高度可疑致病病原为巨细胞病毒。患者于激素治疗后 9 天复查胃镜，见食管溃疡和十二指肠降部颗粒样隆起灶明显好转（见图 31-7）。

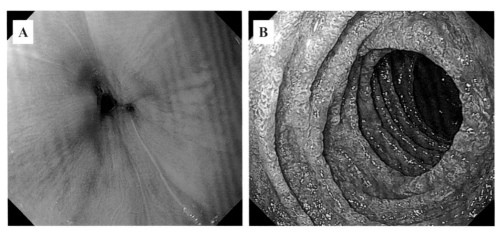

图 31-7　激素治疗后 9 天复查胃镜。图 A：食管溃疡基本消失；图 B：十二指肠降部颗粒样隆起灶较前好转

## 最终诊断

感染性肠炎，光滑念珠菌、弗氏柠檬酸杆菌、巨细胞病毒感染，继发性血管炎。

## 总　结

该患者为老年男性，急性起病，感染性肠炎需要考虑。感染继发血管炎：ANCA 阴性，但补体下降，根据肠道影像学检查考虑弥漫性小血管病变导致的肠黏膜缺血性改变。感染相关的血管炎机制复杂，具体机制尚不十分明确。主要考虑：针对微生物抗原的免疫复合物沉积于血管壁，导致血管损伤；抗原暴露导致细胞介导的超敏反应，激活巨噬细胞和淋巴细胞，引起血管壁增厚和管腔堵塞；微生物对内皮细胞的直接侵袭；感染细胞因子可募集中性粒细胞至小血管，从而导致血管炎。

## 参考文献

[1]　Foti C, Favoino E, Scarasciulli M, et al. Chronic-relapsing cutaneous leukocytoclastic vasculitis in a young patient with reduced EBV-specific T cell

response using enzyme-linked immunospot (ELISPOT) assay successfully treated with Valaciclovir[J]. ID Cases, 2021, 26: e01331.

[2] Keuchel M, Kurniawan N, Baltes P. Small bowel ulcers: when is it not inflammatory bowel disease?[J]. Curr Opin Gastroenterol, 2019, 35(3): 213-222.

上海交通大学医学院附属仁济医院

朱明明　沈　骏　冯　琦

赵子周　崔　喆　姜建巍

# Case 32

## 克罗恩病合并弥漫性大 B 细胞淋巴瘤病例多学科讨论

消化科病史汇报

患者，男性，57 岁，因"反复腹痛 6 年，腹胀伴消瘦半年余"于 2022 年 7 月至上海瑞金医院消化科就诊。

▶ **现病史**

患者于 6 年前出现中下腹痛，呈阵发性加重胀痛，无呕吐、血便、黑便。2016 年 9 月，患者曾于外院行 CT 检查提示小肠疝，遂行肠疝修补术，但术后腹痛无明显缓解。2016 年 10 月，患者辗转至我院检查后诊断为克罗恩病，长期予以硫唑嘌呤口服，患者自诉症状缓解。其间，患者定期复查内镜和影像学检查（详见"既往影像学检查追溯"）。

2021 年 12 月，患者再次自觉腹胀、消瘦加剧。复查小肠 CT 提示：空肠远段、空回交界、回肠中下段、回肠末段、横结肠克罗恩病伴重度狭窄。经多学科讨论后拟择期行手术治疗。为求进一步手术治疗，患者在加强肠内营养优化治疗后，于 2022 年 7 月入住我院。

▶ **既往史**

35 年前因胃溃疡行毕 II 式手术，否认高血压、糖尿病等慢性病史，否认肝炎、结核病史，否认家族遗传史。

▶ **入院查体**

体温 36.9℃，脉搏 80 次/分钟，呼吸 20 次/分钟，血压 121/70mmHg，体形消瘦，中度贫血貌，其余无殊。

## 实验室检查

血常规：白细胞计数 $2.34 \times 10^9/L$，中性粒细胞计数 $1.32 \times 10^9/L$，血红蛋白 73g/L。CRP 22mg/L。肝肾功能：ALB 32g/L，余未见异常。肿瘤指标：未见异常。

## 既往影像学检查追溯

2016 年 12 月，小肠磁共振（见图 32-1）：左侧中腹部、右下腹、盆腔小肠节段性肠壁增厚伴狭窄，小肠不全梗阻，克罗恩病伴肉芽组织增生可能。

2017 年 1 月，结肠镜检查（见图 32-2）：乙状结肠 - 横结肠黏膜白色瘢痕组织明显，假息肉形成，肝曲管腔狭窄，内镜无法通过，狭窄口可见黏膜假息肉形成，局部铺路石样改变，瘢痕组织明显，取活检组织 3 块；病理提示：黏膜炎。

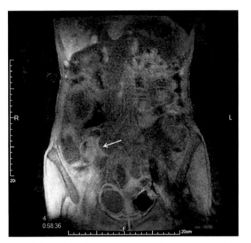

图 32-1　小肠磁共振（2016 年 12 月）：左侧中腹部、右下腹、盆腔小肠节段性肠壁增厚伴狭窄（箭头所示处），小肠不全梗阻

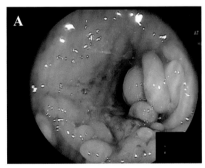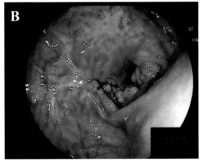

图 32-2　结肠镜（2017 年 1 月）：肝曲管腔狭窄，狭窄口可见黏膜假息肉形成，局部铺路石样改变，瘢痕组织明显。图 A、B 所示均为横结肠

2018 年 2 月，小肠磁共振（见图 32-3）：克罗恩病大部分缓解期改变伴肠腔狭窄，倾向混合型狭窄，累及回盲瓣，回盲瓣畸形。

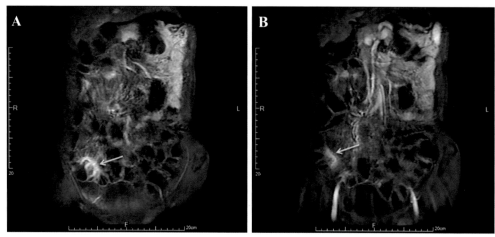

图 32-3　小肠磁共振（2018 年 2 月）：克罗恩病大部分缓解期改变伴肠腔狭窄（箭头所示处），倾向混合型狭窄

2018 年，结肠镜检查（见图 32-4）：降结肠、横结肠以及升结肠可见跳跃性溃疡愈合瘢痕及假息肉形成，横结肠近肝曲可见一处狭窄。但内镜尚可通过，活检 1 块，病理提示慢性炎。回盲瓣固定开放，进入回肠末段 10cm 可见炎性假息肉形成。

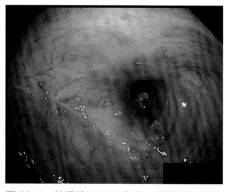

图 32-4　结肠镜（2018 年）：横结肠近肝曲可见一处狭窄

2019 年 2 月，结肠镜检查（见图 32-5）：所见结肠黏膜可见溃疡瘢痕形成，考虑黏膜愈合。

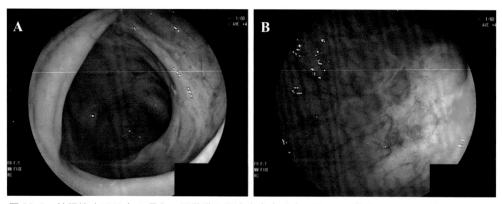

图 32-5　结肠镜（2019 年 2 月）：肠黏膜可见溃疡瘢痕形成。图 A：乙状结肠；图 B：横结肠

2020 年 1 月，小肠磁共振（见图 32-6）：克罗恩病缓解期改变伴肠腔狭窄（纤维性狭窄），肠道不全梗阻。

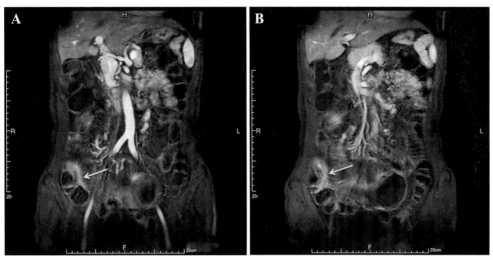

图 32-6　小肠磁共振（2020 年 1 月）：克罗恩病缓解期改变伴肠腔狭窄（纤维性狭窄）（箭头所示处），肠道不全梗阻。

2020 年 4 月，结肠镜检查（见图 32-7）：横结肠狭窄，周边黏膜明显充血水肿，表面覆白苔，左半结肠多发溃疡瘢痕。

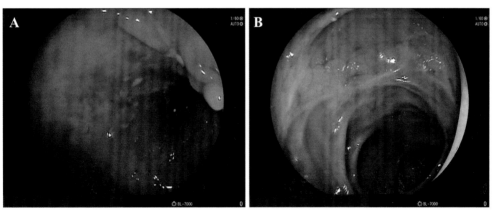

图 32-7　结肠镜（2020 年 4 月）。图 A：横结肠狭窄；图 B：左半结肠多发溃疡瘢痕

2021 年 12 月，肠道 CTE（见图 32-8）：空肠远段、空回交界、回肠中下段、回肠末段、横结肠克罗恩病伴重度狭窄（纤维增生型）、小肠不全梗阻形成，部分小肠、结肠黏膜息肉样增生，累及回盲瓣，回盲瓣畸形、狭窄；肝左叶囊肿；脾大。

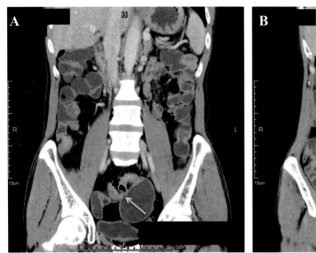
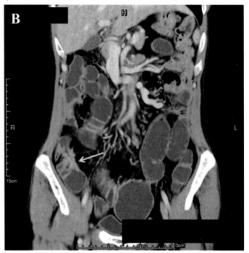

图 32-8　肠道 CTE（2021 年 12 月）：空肠远段、空回交界、回肠中下段、回肠末段、横结肠克罗恩病伴重度狭窄（箭头所示处）

## 外科意见

　　患者克罗恩病伴肠道狭窄明确，建议内镜和影像学复查后行手术治疗。

## 消化科术前评估

　　2022 年 7 月，电子肠镜（见图 32-9）：克罗恩病，横结肠狭窄，回盲瓣变形。

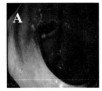
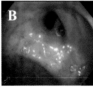
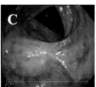
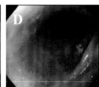
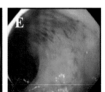

图 32-9　电子肠镜（2022 年 7 月）：克罗恩病结肠黏膜愈合，横结肠狭窄，回盲瓣狭窄内镜无法通过。
图 A：回盲瓣；图 B：横结肠；图 C：降结肠；图 D：乙状结肠；图 E：直肠

## 放射科术前评估

2022 年 8 月，增强CT（见图 32-10）：空肠远段、空回交界、回肠中下段、回肠末段、横结肠肠壁增厚、小肠不全梗阻形成，回肠末段肿瘤不排除。

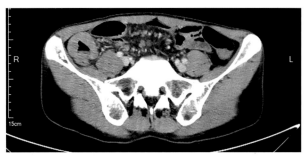

图 32-10　增强 CT（2022 年 8 月）：小肠不全梗阻，回肠末段增厚，肿瘤不排除

## 外科手术治疗

2022 年 7 月，手术经过：见距回盲部 50cm 范围的小肠呈炎性增粗水肿改变，炎性脂肪爬行至回肠末段；回肠距回盲部 5cm 处有套叠；回肠距回盲部 20cm 处有一肿瘤，呈不规则状，大小约为 8cm×5cm，质地坚硬，系膜见多发肿大淋巴结。实施腹腔镜下右半结肠部分切除、腹腔镜下小肠部分切除术、腹腔镜腹腔淋巴结清扫术。

术中诊断：回结肠克罗恩病伴小肠不全梗阻；回肠肿瘤。

## 病理科手术后报告

克罗恩病合并弥漫性大 B 细胞淋巴瘤（见图 32-11）。

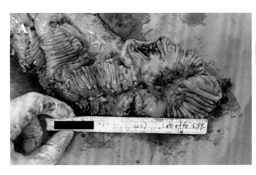

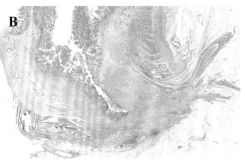

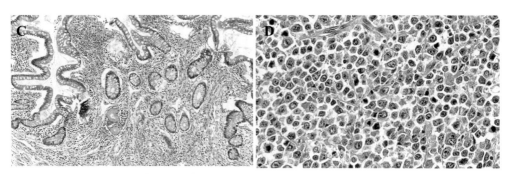

图 32-11　手术标本及病理（HE 染色）。图 A：术中切除标本；图 B（5×）：病灶处可见裂隙状溃疡、淋巴滤泡串珠；图 C（80×）：隐窝脓肿和幽门腺化生；图 D（400×）：弥漫性大 B 细胞淋巴瘤

## 最终诊断

克罗恩病合并弥漫性大 B 细胞淋巴瘤。

## 治疗及预后

给予患者 R-CHOP 方案治疗后，经复查提示淋巴瘤完全缓解。经肠内营养 6 个月后，启动乌司奴单抗治疗。

## 讨　论

淋巴瘤是起源于淋巴造血系统的恶性肿瘤，也是炎症性肠病相关性血液系统肿瘤中最常见且特殊的疾病。与普通人群相比，克罗恩病患者更易并发淋巴瘤，特别是非霍奇金淋巴瘤（non-Hodgkin's lymphomas，NHL）。在非霍奇金淋巴瘤中，炎症性肠病患者最具代表性的组织学亚型是弥漫性大 B 细胞淋巴瘤和滤泡性淋巴瘤。Wheat 等报道克罗恩病合并淋巴瘤的发病率为 0.8/10 万（95%CI：0.4/10 万~2.1/10 万）。

炎症性肠病合并淋巴瘤与新发淋巴瘤之间存在相似之处，常见类型均为非霍奇金淋巴瘤。在非霍奇金淋巴瘤中，以弥漫性大 B 细胞淋巴瘤和滤泡淋巴瘤最具代表性，并且两者预后相似。但与新发淋巴瘤有所不同的是，在炎症性肠病合并淋巴瘤的患者中，原发性肠淋巴瘤最为常见，而黏膜相关淋巴组织淋巴瘤极为罕见。

既往研究提示，炎症性肠病患者发生血液系统恶性肿瘤的危险因素有炎症性肠病发病年龄早、男性及年龄 > 65 岁等。对于炎症性肠病合并淋巴瘤患者，可能的发病机制主要有以下两个方面。

### ▶ 免疫抑制剂和生物制剂可能导致淋巴瘤的发生

有研究报道，炎症性肠病患者使用免疫抑制剂治疗使得淋巴瘤的发病率明显增高。Khan 等研究发现，持续接受硫唑嘌呤治疗的溃疡性结肠炎患者发生淋巴瘤的风险明显高于对照组，且风险随着硫唑嘌呤服用时间的增加而增高，若间断服用则患淋巴瘤的风险可降低。免疫抑制剂的应用可能使炎症性肠病患者免疫系统功能明显受抑，患者更易出现获得性感染（如 EBV 感染等），这使得潜伏的肿瘤细胞逃逸于免疫监控，出现克隆性增殖，导致淋巴瘤。此外，免疫抑制剂能干扰 DNA 的合成和修复，使得基因序列不稳定，发生基因突变或表观遗传学改变，从而诱发淋巴瘤。关于生物制剂与炎症性肠病患者淋巴瘤发生风险之间的关系，不同研究的结果并不一致。目前，对于抗肿瘤坏死因子单抗治疗是否是淋巴瘤发生的危险因素仍存在争议。有研究提示，乌司奴单抗和维得利珠单抗似乎与恶性肿瘤风险增加无关。然而，生物制剂是否增加炎症性肠病患者发生淋巴瘤的风险，还有待更多研究证实。

### ▶ 慢性炎症

炎症性肠病患者肠道长期慢性炎症和免疫激活状态会增加淋巴组织恶性转化的风险，当患者服用免疫抑制剂时，这种风险会更高。淋巴瘤合并炎症性肠病的患者多有长期病史，而淋巴瘤好发于胃肠道活动性炎症部位，这表明长期的炎症刺激可能是淋巴瘤发生的原因。

关于新发淋巴瘤和炎症性肠病患者的淋巴瘤［无论是否接受过 6- 巯嘌呤和（或）抗肿瘤坏死因子单抗治疗］是否是两个不同的实体，目前尚不清楚。在对炎症性肠病患者开始免疫治疗之前，应当尽可能详尽地筛查是否存在潜在的肿瘤或其高危因素。高危人群应尽可能避免长疗程的硫唑嘌呤、6- 巯嘌呤等药物治疗。对炎症性肠病合并新诊断或有高复发风险的肿瘤患者，一般情况下应停用免疫抑制治疗。

综上所述，炎症性肠病合并淋巴瘤在临床较罕见，其发病机制可能与炎症性肠病本身有关，也可能与治疗炎症性肠病的药物有关，仍需大量研究进一步明确。对炎症性肠病患者，应该根据病情及用药指征进行个体化治疗。只有对高危人群进行充分筛查及预防，选择合适的治疗药物，才能最大限度减少药物治疗的不良反应，充分发挥其疗效。

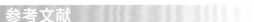

## 参考文献

[1] 谢焕, 曾东风, 陈东风, 等. 炎症性肠病相关血液系统损害的研究进展[J]. 中华炎性肠病杂志, 2021, 5(2): 4.

[2] Annese V, Beaugerie L, Egan L, et al. European evidence-based consensus: inflammatory bowel disease and malignancies[J]. J Crohns Colitis, 2015, 9(11): 945-965.

[3] Wheat CL, Clark-Snustad K, Devine B, et al. Worldwide incidence of colorectal cancer, leukemia, and lymphoma in inflammatory bowel disease: an updated systematic review and meta-analysis[J]. Gastroenterol Res Pract, 2016, 2016: 1632439.

[4] Muller M, Broseus J, Feugier P, et al. Characteristics of lymphoma in patients with inflammatory bowel disease: a systematic review[J]. J Crohns Colitis, 2021, 15(5): 827-839.

[5] Subramaniam K, D'Rozario J, Pavli P. Lymphoma and other lymphoproliferative disorders in inflammatory bowel disease: a review[J]. J Gastroenterol Hepatology, 2013, 28(1): 24-30.

[6] Khan N, Abbas AM, Lichtenstein GR, et al. Risk of lymphoma in patients with ulcerative colitis treated with thiopurines: a nationwide retrospective cohort study[J]. Gastroenterology, 2013, 145(5): 1007-1015.

[7] Shim HH, Chan PW, Chuah SW, et al. A review of vedolizumab and ustekinumab for the treatment of inflammatory bowel diseases[J]. JGH Open, 2018, 2(5): 223-234.

[8] Beaugerie L, Rahier JF, Kirchgesner J. Predicting, preventing, and managing treatment-related complications in patients with inflammatory bowel diseases[J]. Clin Gastroenterol Hepatol, 2020, 18(6): 1324-1335.

上海交通大学医学院附属瑞金医院
顾于蓓
陆军军医大学第二附属医院（新桥医院）
肖卫东

# Case 33

## 胃肠多发溃疡合并低血压、心律失常病例多学科讨论

患者，女性，55岁，因"腹泻便血4个月，间断呕吐2个月"于2023年7月收入病房。

▶ **现病史**

患者自2023年3月开始排黄色黏液便3~4次/日，间断便血，未诊治。从2023年5月开始，患者间断于餐后2小时呕吐未消化食物，无呕血、黑便，伴周身乏力及消瘦，仍有黏液便。于外院行胃镜检查，结果示胃黏膜凹凸不平，散在浅溃疡，部分黏膜附着暗红色血液，十二指肠球降交界处粗糙不平；胃镜病理：符合胃溃疡改变，十二指肠黏膜急慢性炎伴糜烂。肠镜检查示全大肠黏膜出血、水肿，血管纹理不清，散在糜烂、浅溃疡、脓苔及出血点，黏膜散在凹凸不平；肠镜病理示结肠黏膜急慢性炎伴糜烂。自行口服抑酸药，症状无改善。入院1周前，患者于进食油腻食物及冷饮后呕吐墨绿色胃内容物，排黑色稀便，间断全腹胀痛及绞痛。患者病来精神萎靡，近2个月卧床状态，无发热，间断心悸，近4个月体重下降约30kg。为进一步治疗入院。

患者既往体健，吸烟30余年，平均每天10支，戒烟20天，否认酗酒史。

▶ **入院查体**

患者体温36.5℃，脉搏90次/分钟，呼吸18次/分钟，血压78/58mmHg（去甲肾上腺素泵入中）。神清语明，慢性病容，贫血貌，重度营养不良，BMI 15.6kg/m²。双肺呼吸音粗，双肺下野呼吸音弱，未闻及干湿啰音。心音钝，心律齐。舟状腹，质韧，肝脾肋下未触及，全腹压痛，无明显反跳痛，移动性浊音阴性，肠鸣音约3次/分钟。双下肢无水肿。

### 实验室检查

血常规：白细胞计数 $2.89×10^9/L$，中性粒细胞计数 $2.5×10^9/L$，红细胞计数 $2.0×10^{12}/L$，血红蛋白 61g/L，MCV 89fL，血小板计数 $99×10^9/L$。

生化：ALB 26.5g/L，球蛋白 30.5g/L，Cr 43.8μmol/L，钾 3.49mmol/L，钠 132mmol/L，氯 93.7mmol/L，尿蛋白 0.62g/d。

肌钙蛋白 0.1078μg/L，心肌酶谱正常，BNP 1357.4pg/mL，CRP 19.2mg/L，补体 $C_3$ 0.591g/L，补体 $C_4$ 0.154g/L，IgG 15.30g/L，IgA 0.283g/L，IgM 0.117g/L。

甲状腺功能：$T_3$ 1.83pmol/L，$T_4$ 13.55pmol/L，TSH 0.7269mU/mL。PTH 63.67pg/mL。

EPO 419.87mU/mL，铁蛋白 287.3ng/mL，叶酸 2.37ng/mL，维生素 $B_{12}$ 584pg/mL。铁 4.9μmol/L，总铁结合力 25.30μmol/L。

CEA、CA19-9、凝血功能、ANA 系列、ANCA、ACTH 及 COR 节律、EBV、CMV、艰难梭菌、T-SPOT、便培养均正常。

### 既往检查追溯

胸部 CT（见图 33-1）：双肺可见多发实性小结节，较大者位于右肺中叶，直径约 4mm。双肺散在模糊斑片影及索条影。双侧胸腔背侧见液体密度影，邻近肺组织膨胀不良。

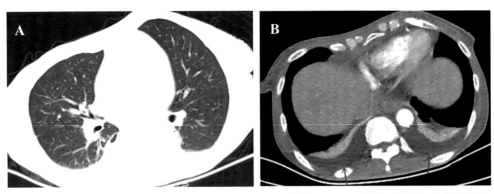

图 33-1 胸部 CT。图 A：双肺可见多发实性小结节（箭头所指）；图 B：双侧胸腔背侧见液体密度影，邻近肺组织膨胀不良（箭头所指）

腹部 CT（见图 33-2）：胃壁增厚，明显强化，液体密度影；横肠壁增厚，明显强化，液体密度影；升肠壁增厚，明显强化，液体密度影。

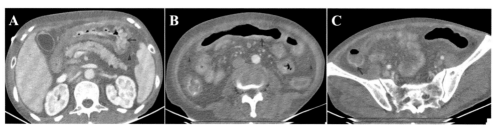

图 33-2　腹部 CT：腹盆腔内见大量液体密度影，胃肠道管壁水肿增厚，明显强化。图 A：胃壁增厚，明显强化（箭头所指），液体密度影（▲）；图 B：横肠壁增厚，明显强化（箭头所指），液体密度影（▲）；图 C：升肠壁增厚，明显强化（箭头所指），液体密度影（▲）

外院胃镜（见图 33-3）：胃底、胃体黏膜凹凸不平，散在浅溃疡、糜烂，以胃体小弯侧为重，部分黏膜可见暗红色血液附着，胃角、胃窦、幽门黏膜凹凸不平，散在浅溃疡糜烂，十二指肠球降交界处粗糙不平。

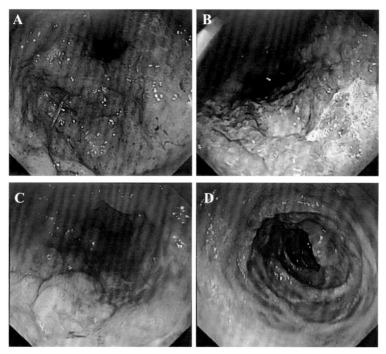

图 33-3　胃镜：黏膜凹凸不平，大面积散在溃疡糜烂。图 A：胃底；图 B：胃体，胃体小弯侧为重，部分黏膜可见暗红色血液附着；图 C：胃窦幽门；图 D：十二指肠球降交界处，黏膜粗糙不平

外院肠镜（见图 33-4）：回肠末段黏膜散在片状充血，全大肠黏膜出血、水肿，血管纹理不清，散在黏膜糜烂、浅溃疡、脓苔及出血点，黏膜散在凹凸不平。

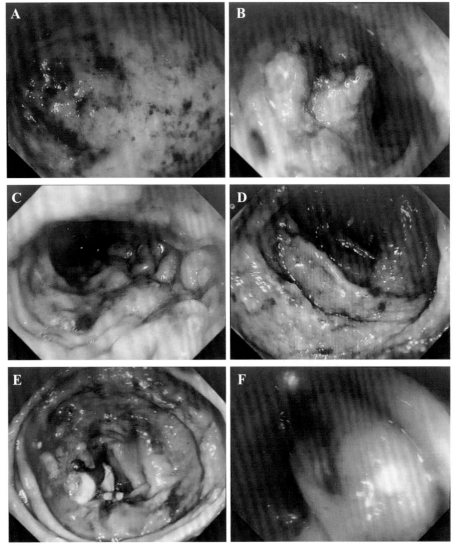

图33-4　肠镜：全肠黏膜出血、水肿，血管纹理不清，散在黏膜糜烂、浅溃疡、脓苔及出血点。图A：
直肠；图B、C：降结肠；图D：升结肠；图E：回盲部；图F：回肠末段，黏膜散在片状充血

### 入院辅助检查

　　进一步检查回报，血＋尿免疫固定电泳：伴有游离κ链的κ型IgG单克隆免疫球蛋白阳性。血κ型游离轻链22.5g/L，尿κ型游离轻链3.66g/L。血清蛋白电泳：$\alpha_1$ 4.1%，$\alpha_2$ 6.1%，β 7.4%，γ 38.1%，γ区-M蛋白13.8%，M蛋白7.7g/L。骨髓穿刺：浆细胞比例偏高3.2%，部分形态异常，胞浆量丰富，边缘不规则，

部分呈火焰色，可见双核及三核浆细胞（见图 33-5）。

免疫分型：1.06% 为异常表型单克隆浆细胞，表达 CD45dim、CD38、CD138、CD117、CD27、cKappa；不表达 CD56、cLam、CD19、CD81。

心脏超声：左右室心肌、心房壁、心脏瓣膜、心内膜、心包膜、腱索乳头肌均弥漫性增厚，呈细小颗粒样闪烁样回声增强；右室壁厚约 5.5mm，左室各壁向心运动略减低，泵血功能轻度减低；射血分数为 52%。符合心脏淀粉样变性。

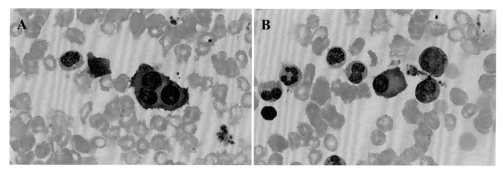

图 33-5　骨穿（瑞士吉姆萨染色，1000×）：浆细胞比例偏高 3.2%，部分形态异常，胞浆量丰富，边缘不规则，部分呈火焰色，可见双核及三核

### 放射科意见

阅 CT 片，见胃、十二指肠、小肠及结肠弥漫性管壁增厚并可见明显强化，无靶环征及双轨征，腹腔可见大量低密度影像表现。不支持炎症性肠病，但从影像学表现无特异性提示。

### 病理科意见

会诊外院病理切片可见淀粉样变性表现。进一步免疫组化显示：κ（轻链）阳性、λ（轻链）阴性（见图 33-6）。

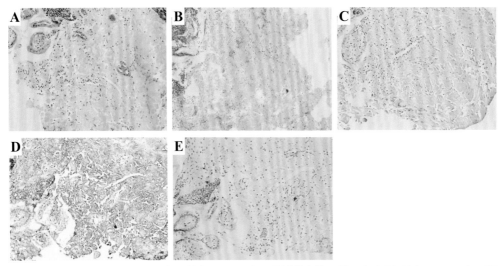

图 33-6　肠黏膜病理。图 A、B（HE 染色，400×）：淀粉样变性；图 C（刚果红染色，400×）：阴性；图 D（HE 染色，400×）：κ（轻链）免疫组化阳性；图 E（HE 染色，400×）：λ（轻链）免疫组化阴性

### 血液科意见

诊断系统性轻链型淀粉样变性。应用地塞米松（5mg/d，iv），减低瘤负荷治疗后，进行含蛋白酶体抑制剂方案治疗：硼替佐米/环磷酰胺/地塞米松（CyBorD）。

### 最终诊断

系统性轻链型淀粉样变性。

### 治疗及预后

入院后予以监护、禁食水、胃肠减压、抑制胃酸、营养心肌、补液、输注红细胞、营养支持等治疗。患者呕吐及腹泻缓解，仍有腹痛、腹胀，夜间明显。一般状态差，室上性心动过速间断发作。

## 讨　论

患者以腹痛、腹胀、呕吐等假性肠梗阻症状为首发表现，伴有明显消瘦。胃肠镜提示多发黏膜凹凸不平伴糜烂、浅溃疡、出血。心脏和肾脏多脏器受累：顽固性低血压及室上性心动过速，尿蛋白阳性。通过胃肠道弥漫性病变，可排除炎症性肠病和缺血性疾病。对于胃肠道管壁增厚、多脏器受累患者，我们需要与血管炎、浆细胞病相鉴别。该患者CT表现为胃肠道管壁增厚，但并非典型水肿改变，密度高于水肿，而无血管炎典型的靶环征和双轨征表现，且抗核抗体系列阴性、无皮肤紫癜、嗜酸性粒细胞正常，故除外血管炎相关疾病。经过免疫固定电泳、骨髓穿刺、心脏超声及病理会诊，明确诊断系统性轻链型淀粉样变性。

该病例有如下特点值得讨论。

首先，特异性的内镜及影像学表现为淀粉样物质沉积于胃肠道黏膜，内镜下呈现弥漫性黄白色结节样凹凸不平，黏膜质脆，散在糜烂、溃疡及出血点，蠕动减少，而CT上呈现密度均一增厚的胃肠道管壁且密度高于水肿，而无靶环征改变；沉积于心脏，超声表现为弥漫性增厚以及细小颗粒样闪烁样回声增强。

其次，特异性的临床表现有多器官受累。淀粉样物质沉积于胃肠道导致吸收能力下降，而呈现腹泻、消瘦等蛋白丢失性肠病相关表现；沉积于神经系统，呈现腹胀、腹痛等胃排空障碍和假性肠梗阻表现；沉积于心脏导致运动减低，呈现顽固性低血压。另外，反复心律失常也与淀粉样物质沉积于心脏相关。

再次，该患者的免疫球蛋白IgG轻度升高，而IgA和IgM明显降低，并没有呈现单峰的免疫球蛋白水平明显升高。患者长期腹泻，引起大量免疫球蛋白丢失，导致患者基线的免疫球蛋白水平降低，虽然与正常值比较，IgG仅仅轻度升高，但与其他免疫球蛋白的低水平相比，该患者为IgG单峰的免疫球蛋白水平升高。因此，对于腹泻患者的免疫球蛋白，我们需要比较三种免疫球蛋白的走势，而不能仅参照正常值。

最后，该患者的腹部CT提示盆腹腔大量积液，但超声未见低回声的液体改变。我们分析是淀粉样物质沉积于盆腹腔。淀粉样物质在CT上呈现密度较低、类似积液的特点，且CT检查时患者体位不动，无法判断流动性。但淀粉样物质在超声中呈现为回声高于液体且不流动，因而排除了腹腔积液。患者骨穿提示浆细胞比例增高，可见多形性、火焰状、双核及三核等瘤细胞改变。但浆细胞比例及免疫分型结果不足以诊断多发性骨髓瘤。然而，系统性轻链型淀粉样变性有继发于多发性骨髓瘤的可能，且后者可呈现灶状分布。因此，需要复查其他部位骨穿，最好是胸骨穿刺以进一步明确。刚果红染色是诊断淀粉样变性的特异染色方法，但因操作复杂，影响因素多，因此有假阴性可能。该患者虽刚果红染色阴性，但从 HE 染色支持淀粉样变性，且 κ（轻链）免疫组化阳性，最终通过病理明确诊断淀粉样变性。

系统性轻链型淀粉样变性年发病率为（6～10）/100 万，平均发病年龄为 65 岁，是由单克隆免疫球蛋白轻链错误折叠形成淀粉样蛋白，沉积于多个组织器官，造成组织结构破坏、功能障碍并进行性进展的疾病。部分患者以消化道症状为首发表现，因此对于腹痛、腹胀、腹泻、消瘦的患者，我们需要仔细鉴别，以免漏诊。

## 参考文献

[1] 中国系统性轻链型淀粉样变性协作组，国家肾脏疾病临床医学研究中心，国家血液系统疾病临床医学研究中心，等. 系统性轻链型淀粉样变性诊断和治疗指南（2021 年修订）[J]. 中华医学杂志，2021, 101(22): 1646-1656.

[2] Cowan AJ, Martha S, David CS, et al. Amyloidosis of the gastrointestinal tract: a 13-year, single-center, referral experience[J]. Haematologica, 2013, 98(1): 141-146.

中国医科大学附属盛京医院

周林妍　田　丰

# Case 34
## 乙状结肠膀胱瘘病例多学科讨论

患者，男性，35 岁，因"下腹痛 3 个月，尿道排气 1 天"入院。

▶ **现病史**

患者于 2022 年 5 月在饮酒后出现间断下腹疼痛，排尿时加重。2022 年 8 月，就诊于当地医院。当时，患者盆腔磁共振检查报告考虑乙状结肠病变，肿瘤可疑伴肠瘘，累及膀胱；结肠镜检查提示：进镜至距肛缘 25cm 开始肠黏膜肿胀明显，局部黏膜充血，至距肛缘 32cm 肠腔狭窄，肠镜无法通过；病理提示黏膜慢性炎症；诊断"乙状结肠癌"。患者在当地医院未行治疗，后于我院门诊就诊。实验室检查提示 WBC $13.2\times10^9$/L，ESR 26mm/h，粪钙卫蛋白 556μg/g，血清淀粉样蛋白 175mg/L，肿瘤标志物、结核、风湿病免疫抗体均为阴性。根据实验室检查结果和临床症状，门诊医生考虑"结肠克罗恩病"诊断，予以口服美沙拉秦（4g/d）治疗 1 个月后，患者门诊复查，粪钙卫蛋白水平下降至 55.5μg/g，WBC 和 ESR 分别上升至 $15.3\times10^9$/L 和 39mm/h。2023 年 1 月，患者出现尿道排气，为求进一步治疗入院。

▶ **体格检查**

体温 36.5℃，脉搏 80 次/分钟，呼吸 18 次/分钟，血压 120/80mmHg。左下腹轻压痛，无反跳痛或肌紧张。

尿细菌培养：大肠杆菌（＋）。

## 辅助检查

2022 年 8 月，盆腔磁共振（见图 34-1）提示：考虑乙状结肠病变肿瘤可疑伴肠瘘，累及膀胱；结肠镜（见图 34-2）：进镜至距肛缘 25cm 开始肠黏膜肿胀明显，局部黏膜充血，至距肛缘 32cm 肠腔狭窄，肠镜无法通过；全腹 CT 平扫（见图 34-3）：膀胱充盈不佳，腔内可见气体密度影，邻近乙状结肠壁增厚与膀胱壁分界不清，肠管周围可见气体密度影，提示"乙状结肠膀胱瘘"。

患者于入院后 10 天接受手术治疗。术中见乙状结肠中段与膀胱壁致密粘连，周围炎症、水肿明显，大小约为 4cm×5cm×5cm（见图 34-4）。行腹腔镜下乙状结肠切除、膀胱部分切除修补、降结肠 - 直肠吻合。

术后病理（见图 34-5）见多核巨细胞、慢性炎症细胞以及多脂质巨噬细胞（泡沫细胞）聚集、浸润，CD68 染色阳性，诊断为黄色肉芽肿性膀胱炎。

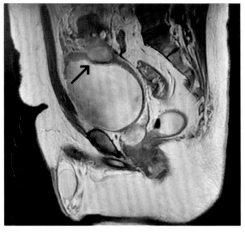

图 34-1　盆腔 MRI：乙状结肠肿瘤侵出肠壁浸润膀胱（黑色箭头）

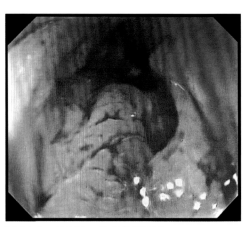

图 34-2　结肠镜：乙状结肠狭窄

## 病理科意见

本例患者手术切除乙状结肠及部分粘连膀胱壁，肠管长 18cm，直径 2.5cm，肠壁见一结节样区，大小约为 4cm×4cm×3cm，边界不清。显微镜下见局部肠壁全层急、慢性炎，以慢性炎为著，其中含大量组织细胞浸润，部分组织细胞吞噬脂质后呈泡沫细胞形态，偶见多核巨细胞；间质纤维化、小血管增生，肠壁浆膜与膀胱肌壁粘连（见图 34-6）。

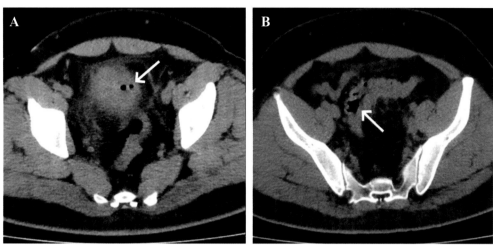

图 34-3　腹部 CT 扫描：乙状结肠壁内和膀胱内存在气体（白色箭头）

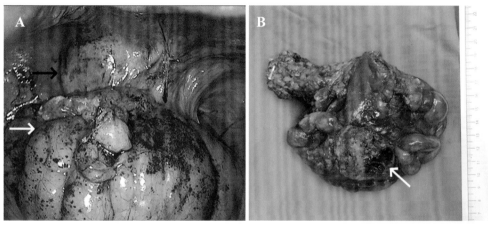

图 34-4　腹腔镜手术。图 A：腹腔镜下，乙状结肠中部（白色箭头）与膀胱顶部（黑色箭头）粘连，外周水肿明显；图 B：手术切除的乙状结肠和部分膀胱组织，包含膀胱和结肠之间的瘘管（白色箭头）

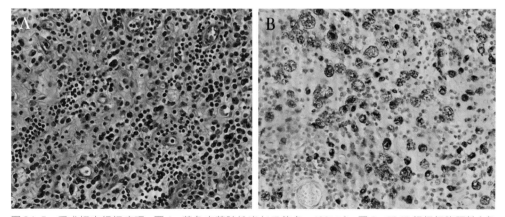

图 34-5　手术标本组织病理。图 A：黄色肉芽肿性炎（HE 染色，400×）。图 B：CD68 组织细胞阳性（免疫组化染色，400×）

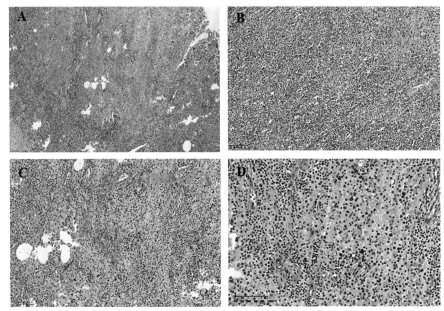

图 34-6　手术切除的乙状结肠及部分粘连膀胱壁术后病理（HE 染色）。图 A（40×）：病变区域显示密集慢性炎症细胞浸润伴纤维化；图 B（100×）：病灶内大量淋巴细胞、浆细胞浸润；图 C（100×）病灶内大量组织细胞浸润，小血管增生；图 D（200×）：病灶内大量组织细胞浸润，部分呈泡沫细胞样

　　黄色肉芽肿性病变可发生于人体多个器官，如阑尾、卵巢、结肠、肾脏、胰腺等，而在膀胱中却罕见。黄色肉芽肿性膀胱炎是膀胱罕见的一种慢性、良性病变，病理改变表现为弥漫型或局限型。典型病灶为橙黄色，显微镜下可见肌层有大量泡沫细胞（含脂质的巨噬细胞）、多核巨细胞、非特异性炎症细胞（淋巴细胞、浆细胞等）浸润。

　　本病临床表现和影像学表现均不典型，不易与膀胱恶性肿瘤区分，病理对诊断的价值巨大，但仍需临床医生与病理科医生共同协作。

### 影像科意见

　　黄色肉芽肿性膀胱炎呈浸润性生长，可侵犯周围器官和组织。超声可为本病的首选检查方法，其敏感性高，但缺乏特异性，特别是当较大的占位性病变中存在无回声区或囊状结构时，往往与腺性膀胱炎难以鉴别。

　　黄色肉芽肿性膀胱炎在磁共振中的形态表现与 CT 相似。黄色肉芽肿性膀胱炎在磁共振上 $T_1$ 加权图像呈中等信号，信号强度与脂肪相似，与周围界限清楚，内部信号不均，可见条索状液化或坏死信号；在 $T_2$ 加权图像上，内部组织信号升高，与尿液相似或稍低，与周围组织界限不清。

CT是发现本病的主要检查方法。本例黄色肉芽肿性膀胱炎CT平扫提示膀胱顶壁不规则增厚伴气体密度影，与乙状结肠肠壁分界不清。本例患者术前可行膀胱镜活组织检查以明确疾病来源。

## 外科意见

结肠膀胱瘘是结肠与膀胱之间的一种异常连接，常继发于憩室炎、结肠癌、克罗恩病、医源性损伤等。本例患者结肠膀胱瘘诊断明确，原发病则较难诊断。该患者年轻，且无肿瘤家族史和肿瘤标志物异常，结肠镜病理不支持肠癌诊断，因此对于肠道肿瘤诊断应慎重。同时，患者肠黏膜也未见典型克罗恩病表现，如透壁性溃疡、鹅卵石肠黏膜外观等。

结肠膀胱瘘的最常用的诊断辅助方法有腹部CT和膀胱镜检查。手术是结肠膀胱瘘的推荐治疗方法，标准外科手术包括肠切除一期吻合或临时造口，含（或不含）膀胱壁切除。

术后病理证实本例患者为罕见的黄色肉芽肿性膀胱炎导致的结肠膀胱瘘。患者首发症状是下腹痛、发热，然后出现气尿。其临床症状与疾病发展过程基本相符。患者无粪尿的原因可能是瘘管较小，致粪便无法通过。

黄色肉芽肿性膀胱炎的根治方法包括膀胱切除术和内镜下肿块切除，抗菌药物可能是有效的辅助治疗措施。

临床医生应提高对本病的认识，在出现类似特征的年轻人时应考虑黄色肉芽肿性膀胱炎的可能性。

## 最终诊断

乙状结肠膀胱瘘；黄色肉芽肿性膀胱炎。

## 治疗及预后

患者术后症状消失，出院后随访恢复良好。

## 总　结

黄色肉芽肿性膀胱炎是一种病因不明的良性膀胱疾病，由 Wassijes 于 1921 年首次报道，可能与细菌感染、免疫缺陷、脐带尿管残留、炎症性肠病或其他因素有关，其发病机制目前尚不明确。

黄色肉芽肿性膀胱炎的临床症状不典型，可以表现为下腹疼痛不适及膀胱刺激症状，或仅表现为镜下血尿。文献报道 39 例，包括 5 例青少年病例。所有报告病例的中位年龄为 43 岁（年龄范围为 4～76 岁），女性略多于男性（男性 17 例，女性 21 例，未知 1 例）。上述患者近一半的病变位于膀胱顶部。

黄色肉芽肿性膀胱炎发病率低，影像学检查无特异性，可能与泌尿系统感染、炎症性肠病、膀胱肿瘤并存。该病主要依靠病理组织学检查明确诊断，内科治疗无效，保守治疗罕有效果，根治性方法为手术切除。对于较小、单发的病灶，可以选择单纯病灶切除术；对于其他病例，膀胱部分切除术则是合适的治疗方法。

## 参考文献

[1] 郭建桥，高静娟，赵法亮，等 . 黄色肉芽肿性膀胱炎 1 例并文献复习 [J]. 临床泌尿外科杂志，2012(5): 344-346.

[2] Kawada K, Kobayashi T, Watanabe T, et al. Combined laparoscopic and cystoscopic surgery for colovesical fistula due to colonic diverticulitis[J]. Tech Coloproctol, 2019, 23(5): 503-504.

天津医科大学总医院

何安琪　刘　刚　宋文静

赵　新　曹晓沧

# Case 35

## 溃疡性结肠炎合并静脉血栓栓塞症病例多学科讨论

患者，女性，37岁，因"进食肉类食物后恶心，呕吐胃内容物，伴腹胀1周余"来院就诊。

▶ **现病史**

2013年12月，患者在无明显诱因下开始出现间断腹泻，为黏液血便，当地医院诊断"溃疡性结肠炎"，予以美沙拉秦治疗3个月后，复查肠镜提示病情好转，患者遂停药并未规律复查。此后7年，患者排黏液血便症状间断复发，对症服用美沙拉秦可明显缓解。2020年10月，患者于我院复查结肠镜时见结肠多处黏膜充血水肿，散在糜烂、片状浅溃疡，底覆薄白苔，血管纹理不清晰。

2021年3月，患者再次出现黏液血便，于我院消化内科就诊，调整治疗方案为美沙拉秦联合泼尼松治疗。期间患者出现关节疼痛，因无法耐受，于2021年12月自行停药，改为中药治疗，仍间断排黏液血便，2～3次/日，每次量50～100mL，曾接受输血治疗。

2023年3月，患者在无明显诱因下出现腹痛、腹胀，外院行相关检查提示门静脉血栓形成；转至我院，给予积极抗凝、美沙拉秦及对症支持治疗，症状好转出院后规律应用磺达肝葵钠抗凝治疗，复查相关指标提示门静脉血栓情况稳定。

2023年6月，患者进食肉类食物后开始出现恶心，呕吐胃内容物，伴腹胀，为明确诊断，至我院就诊。

## 实验室检查

血常规：白细胞计数 $1.69 \times 10^9$/L。

粪常规：红细胞 9～12/HP，白细胞 >30/HP，脓球 ++/HP，隐血试验阳性，粪便钙卫蛋白阳性。

肝功九项+肾功四项+血同型半胱氨酸+电解质四项：球蛋白 40.10g/L，白球比 1.05%，尿素 9.63mmol/L，肌酐 35.10μmol/L，同型半胱氨酸 15.70μmol/L，钠 126.60mmol/L，氯 83.20mmol/L。

炎症指标二项：降钙素原 0.12ng/mL，白细胞介素-6 7.71pg/mL。

病原指标：一般细菌涂片检查偶见革兰阴性杆菌。EBV核酸定量检测 $8.88 \times 10^3$U/mL。粪便艰难梭菌、CMV核酸定量检测、抗心磷脂抗体测定未见明显异常。

## 消化科进一步检查

2020 年 10 月，患者于我院复查结肠镜（见图 35-1），镜下可见结肠多处黏膜充血、水肿，散在糜烂、片状浅溃疡，底覆薄白苔，血管纹理不清晰。

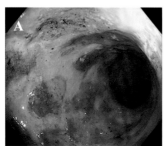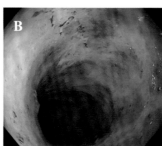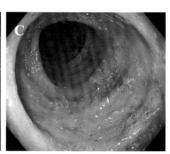

图 35-1　结肠镜（2020 年 10 月）：可见黏膜充血、水肿，散在糜烂及浅溃疡，血管纹理不清晰。图 A：乙状结肠；图 B：直肠；图 C：降结肠

2023 年 6 月 21 日，胃镜检查（见图 35-2）可见食管中段溃疡性病变，慢性萎缩性胃炎伴糜烂，食管、胃底静脉曲张。

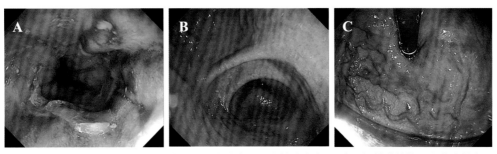

图 35-2 胃镜（2023 年 6 月 21 日）：可见食管中段溃疡性病变（图 A），慢性萎缩性胃炎伴糜烂（图 B），食管、胃底静脉曲张（图 A 和图 C）

2023 年 6 月 21 日，结肠镜检查（见图 35-3）提示溃疡性结肠炎（全结肠，重度，活动期）伴肠腔狭窄。2023 年 6 月 27 日，小肠镜检查（见图 35-4）可见空肠黏膜弥漫性充血、水肿、糜烂、溃疡形成，伴活动性出血，予以美沙拉秦纳肛（后改为灌肠液灌肠）、补液及肠外营养支持等治疗，症状改善不明显。

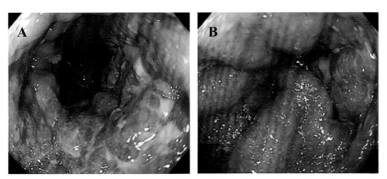

图 35-3 结肠镜（2023 年 6 月 21 日）：可见全结肠黏膜充血、水肿、糜烂，黏膜呈丘状隆起，覆脓苔（图 A），伴肠腔狭窄（图 B），提示溃疡性结肠炎（全结肠，重度，活动期）

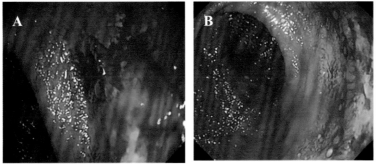

图 35-4 小肠镜（2023 年 6 月 27 日）：可见空肠黏膜弥漫性充血、水肿、糜烂、溃疡形成，伴活动性出血

## 影像科意见

2023年6月21日，上腹部增强CT显示：门静脉海绵样变性，门静脉侧支循环形成，脾静脉未见明确显示；门静脉主干、门静脉左右支、肠系膜上静脉血栓形成较前未见明显变化；肝内异常强化影较前范围增大，考虑灌注不均，建议随诊；肝右后叶上段异常强化影较前未见明显变化，考虑肝血管瘤；肝内胆管稍扩张较前略减轻；所见第3组小肠以近肠管扩张积液，请结合临床；十二指肠水平部改变，十二指肠淤积可能；新增双肺多发高密度影，考虑感染性病变，请结合临床；右肾小囊肿；盆腔少量积液。

2023年7月2日，腹部平片（见图35-5）提示不全性肠梗阻。

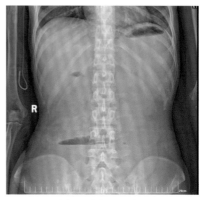

图35-5　腹部平片（2023年7月2日）：可见中下腹气液平面，提示小肠梗阻

嘱患者禁食、禁饮，调整治疗方案为英夫利昔单抗转化治疗，患者仍间断便血，恶心、呕吐逐渐加重，每次800～1000mL，为黄绿色胃肠液，查体可见腹部饱满，可闻及气过水声，约4次/分钟。

2023年7月15日，本院腹部增强CT可见新增消化道置管，胃腔扩张积液程度较前减轻，双肺多发高密度影较前基本吸收，新增左肺下叶条索灶，余所见大致同前。

2023年7月16日，消化道造影（见图35-6）可见约第3组小肠局部管腔狭窄、近段肠管明显扩张，考虑小肠不全性肠梗阻，遂置入胃管行胃肠减压术。

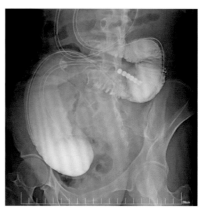

图35-6　消化道造影（2023年7月16日）：约第3组小肠局部管腔狭窄，造影剂通过受阻，近段肠管明显扩张，考虑不全性肠梗阻

## 外科意见

胃肠减压后，患者小肠梗阻症状仍持续无法解除，于是经家属同意后于 2023 年 7 月 25 日在我院消化外科行肠粘连松解术+小肠部分切除术+小肠造瘘术，术中可见一段小肠狭窄，长约 10cm，肠内容物不能通过，该段小肠质硬，表面光滑，未见明显结节（见图 35-7）。

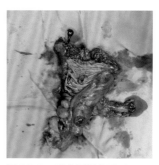

图 35-7　手术切除标本（2023年 7 月 25 日）：大体可见一段约 10cm 小肠狭窄，肠内容物不能通过，该段小肠质硬，表面光滑，未见明显结节

## 病理科意见

2023 年 7 月，我院手术切除标本显示：黏膜慢性炎伴肉芽组织形成，肌层及浆膜层淋巴细胞、浆细胞、嗜酸性粒细胞浸润，可见色素沉积，灶状坏死，外膜层可见多核巨细胞反应，符合肠梗阻改变。淋巴结 2 枚反应性增生（见图35-8）。

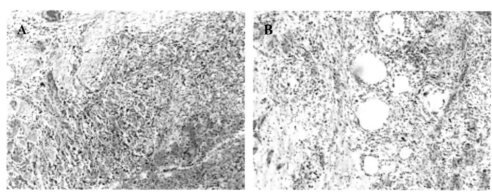

图 35-8　术后病理（HE 染色，20×）。图 A：可见炎症细胞浸润，肉芽组织增生及灶状坏死，肌层及浆膜层色素沉积；B：可见多核巨细胞反应，淋巴结反应性增生

## 最终诊断

溃疡性结肠炎（全结肠，重度，活动期）；十二指肠淤积；门静脉血栓形成，肠系膜上静脉血栓形成，脾静脉血栓形成。

## 治疗及预后

术后，患者出现腹胀。2023 年 8 月 16 日腹平片及上消化道造影（见图 35-9）示十二指肠淤积，下腹部肠管内气液平范围较前略增大，请结合临床。

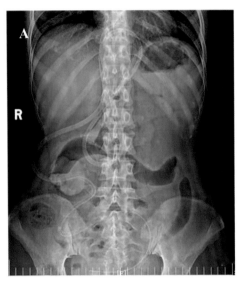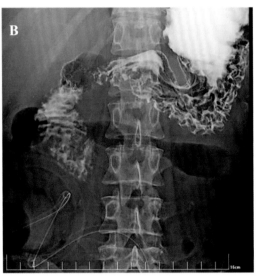

图 35-9　影像学检查（2023 年 8 月 16 日）：腹平片（图 A）及消化道造影（图 B）均提示十二指肠淤积，下腹部肠管内气液平范围较前略增大

复查电子结肠镜提示溃疡性结肠炎（全结肠，重度，活动期）。于是减少胃液回输，继续英夫利昔单抗及抗凝治疗，同时进行抗感染、营养支持等对症治疗后，患者症状好转，无恶心呕吐、腹痛腹胀。出院后，嘱患者继续经远端小肠造口营养管行肠内营养，规律使用英夫利昔单抗同时加强抗凝治疗，定期复查。

## 总　　结

该患者为女性，37 岁，诊断溃疡性结肠炎（全结肠，重度，活动期），以反复黏液血便为主要临床表现，近期反复出现呕吐、腹胀等肠梗阻症状。多次腹部增强CT提示门静脉及肠系膜上静脉血栓形成，小肠不全性肠梗阻，予以保守治疗后症状持续不缓解，于是行外科手术解除肠道梗阻。术后，患者仍间断出现恶心、呕吐及腹泻等十二指肠淤积症状，予以胃肠减压等对症治疗可缓解，考虑是由门脉系统血栓形成导致的缺血性肠病。静脉血栓，尤其深静脉血栓形成（deep venous thrombosis，DVT）脱落后可造成致命的肺血栓栓塞（pulmonary thromboembolism，PTE），两者合称为静脉血栓栓塞症（venous thromboembolism，VTE）。很多研究表明溃疡性结肠炎会增加静脉血栓栓塞症的风险，尤其在疾病的暴发期，也有观点认为静脉血栓栓塞症是溃疡性结肠炎的肠外表现之一，但目前仍存在争议。静脉血栓栓塞事件的发病率和死亡率很高，并且与溃疡性结肠炎患者的不良结局相关。

根据 Virchow 三定律，静脉血栓形成有三个必要条件，即血流动力学改变、血管内皮损伤及血液成分改变。溃疡性结肠炎主要通过改变血液中凝血相关分子增加静脉血栓栓塞症的发生风险。一方面，慢性系统性炎症是溃疡性结肠炎的重要特征。越来越多的研究表明，炎症与静脉血栓栓塞症的发生密切相关，免疫系统的激活会诱导免疫性血栓形成，即激活的免疫细胞（如中性粒细胞和单核细胞）与血小板和凝血因子级联反应相互作用，最终导致血栓形成。另外，活动期溃疡性结肠炎凝血因子（如凝血因子Ⅴ、Ⅶ、Ⅷ、Ⅹ）、血管性血友病因子、纤维蛋白原、纤维蛋白和凝血酶形成产物均升高，血小板数目增加且活性增强，同时蛋白 S 和抗凝血酶水平较低，从而使血液呈高凝状态。另一方面，溃疡性结肠炎的治疗用药也会对机体凝血状态造成影响，但目前除激素类用药外，其他药物对静脉血栓栓塞症发生风险的研究非常少且结果并不一致。研究表明，氨基水杨酸盐（如美沙拉秦和柳氮磺吡啶）、免疫抑制剂（如硫唑嘌呤、环磷酰胺）、抗 TNF-α 药物可通过控制全身炎症和疾病活动来帮助抑制血栓形成，从而降低静脉血栓栓塞症的发生风险。而过量使用皮质类固醇会增加溃疡性结肠炎患者静脉血栓栓塞症的发生风险，这可能与促凝血因子生成增加和纤维蛋白溶解能力受损有关。近年来，小分子抑制剂也越来越多地用于治疗溃疡性结肠炎。其中，托法替尼是一种 JAK 1 和 3 抑制剂，适用于中重度溃疡性结肠炎患者。美国食品药品监督管理局（FDA）最近的安全性数据表明，托法替尼 2 次/天、10mg/次的剂量可能会增加静脉血栓栓塞症的发生风险，建议患者应尽可能将单次剂量降低至 5mg。因此，对于存在血栓形成其他危险因素的溃疡性结肠炎患者，如高龄、妊娠、遗传、疾病活动、疾病部位广泛、接受住院治疗或手术等，使用相关药物时应特别小心，需定期复查凝血功能。与一般人群类似，溃疡性结肠炎患者发生血栓栓塞事件多见下肢深静脉血栓及肺血栓栓塞，其他部位少见。因此，本例患者出现广泛门脉系统血栓可能存在其他易栓因素，比如基因多态性导致的先天性易栓状态，可以进一步通过基因检测予以明确。

目前，大部分指南对于溃疡性结肠炎伴静脉血栓栓塞症患者的治疗没有特殊推荐，当需要干预时，仍然遵循普通人群静脉血栓栓塞症的治疗策略。初始抗凝治疗可选用低分子量肝素、普通肝素、Ⅹa因子抑制剂或直接凝血酶抑制剂等。一般抗凝治疗需持续至少3个月，有时需延长到12个月。对于住院且无活动性出血或出血不严重，或既往有静脉血栓栓塞症病史的中、重度溃疡性结肠炎患者，可预防性使用抗凝药，但在其他情况下不建议。同时，积极的危险因素管理也会使这类患者明显获益，应该贯穿治疗的全过程。

## 参考文献

[1] Cheng K, Faye AS. Venous thromboembolism in inflammatory bowel disease[J]. World J Gastroenterol, 2020, 26(12): 1231-1241.

[2] Lv X, Gao X, Liu J, et al. Immune-mediated inflammatory diseases and risk of venous thromboembolism: a Mendelian randomization study[J]. Front Immunol, 2022, 13: 1042751.

[3] 王增武. 2019ACC/AHA心血管疾病一级预防指南解读[J]. 中国循环杂志, 2019, 34(z1): 82-85.

空军军医大学西京医院

陈　迪　李瑞霞　李世森　赵宏亮

陈　玲　李增山　梁　洁

# Case 36

## 反复肠梗阻10余年病例多学科讨论

患者，女性，39岁，因"腹胀、腹痛伴大便次数增多10余年"入院。

▶ **现病史**

2012年，患者因腹胀伴大便次数增多就诊，外院多次肠镜结果提示：回肠末段多发0.1~0.4cm长条形溃疡，活检病理提示：（回肠末段）黏膜慢性炎，不除外克罗恩病，予"柳氮磺吡啶"治疗。期间症状反复，未予以重视。2017年，患者腹胀加重，外院诊断"肠梗阻"，予以禁食、胃肠减压后症状缓解。

2021年11月，患者腹胀再发，伴腹痛，完善全腹CT考虑肠梗阻、可疑肠扭转，普外科急诊行腹腔镜下腹腔粘连松解术，术中见中段小肠肠管与后腹膜粘连成角，形成内疝，术后症状好转。2021年12月，患者腹胀再发，复查腹盆腔CT示：腹盆腔内小肠梗阻较前缓解。肠镜仅提示回肠末段一长条状溃疡。活检病理示：重度黏膜慢性活动性炎，未见肉芽肿结构。经口小肠镜示（见图36-1）：小肠黏膜广泛充血水肿，绒毛短缩、缺失，未见糜烂、溃疡、肿物。小肠镜多部位病理活检示：活检组织部分绒毛短缩，腺体稀疏，黏膜固有层及肌层见大量淋巴细胞聚集，符合重度黏膜慢性炎伴局部糜烂。进一步完善乳糜泻抗体六项（－）。补充小肠活检组织免疫组化结果示（见图36-2）：黏膜固有层可见大量淋巴细胞浸润，以T淋巴细胞浸润为主；CD3（T细胞弥漫＋）、CD20（B细胞灶状＋）、CD5（T细胞弥漫＋）、PAX-5（B细胞灶状＋）、CyclinD1（个别＋）、IgM（个别＋）、CD21（FDC＋）、CD23（－）、CD10（－）、BCL-2（弥漫＋）、BCL-6（个别＋）、Ki-67（＋，10%）、CD56（灶状＋），不除外消化道惰性T淋巴细胞增生性疾病。完善T细胞抗原受体TCRβ、TCRγ基因重排克隆性检测（＋）。

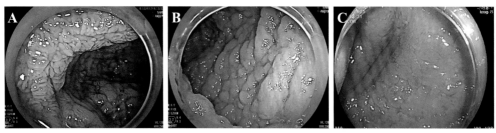

图 36-1　经口肠镜。图 A：回肠末段长条形溃疡；图 B、C：小肠黏膜肿胀，绒毛短缩

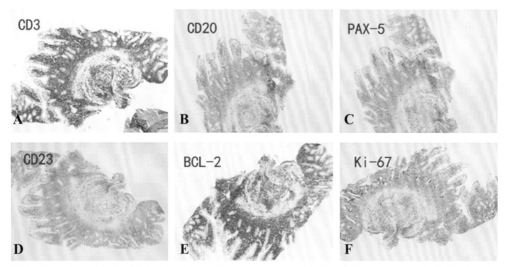

图 36-2　小肠活检组织部分免疫组化结果。图 A：CD3，T 细胞弥漫（＋）；图 B：CD20，B 细胞灶状（＋）；图 C：PAX-5，B 细胞灶状（＋）；图 D：CD23（－）；图 E：BCL-2 弥漫（＋）；图 F：Ki-67（＋，10%）

## 病理科意见

　　消化道惰性 T 淋巴细胞增生性疾病为消化道罕见疾病，容易漏诊、误诊。患者多次外院病理结果提示黏膜慢性活动性炎症，也证实消化道惰性 T 淋巴细胞增生性疾病诊断的困难性。结合患者小肠活检组织免疫组化结果及 T 细胞抗原受体 TCRβ、TCRγ 基因重排克隆性检测（＋），诊断消化道惰性 T 淋巴细胞增生性疾病明确。

## 影像科意见

2021 年 11 月，腹部 CT（见图 36-3A 和 B）提示：腹部肠管普遍扩张伴积气、积液，考虑肠梗阻。2021 年 12 月腹部 CT（见图 36-3C）示：术后腹部肠管积气、积液较前明显好转。

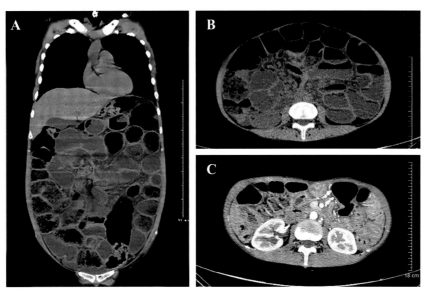

图 36-3　腹部 CT。图 A（2021 年 11 月）：冠状位肠梗阻明显（红色箭头所指）；图 B：横断位显示中腹部肠系膜漩涡状改变（红色箭头所指）；图 C（2021 年 12 月）：肠梗阻缓解

## 外科意见

结合急诊手术术中所见，患者 2021 年 11 月肠梗阻考虑由中段小肠与后腹膜粘连成角并形成内疝所致，机械性肠梗阻、肠扭转诊断明确，但消化道惰性 T 淋巴细胞增生性疾病更多见的是麻痹性肠梗阻。

## 后续随访

患者仍在血液内科门诊随访，暂未接受任何放化疗，仍有腹胀症状。

## 总　结

　　该患者为中青年女性，慢性病程，以反复腹胀、肠梗阻为主要表现，结合患者临床表现及回肠末段溃疡形态，诊断克罗恩病可能性小。结合小肠镜镜下小肠绒毛短缩、缺失，病理活检部分绒毛短缩、腺体稀疏表现，不能排除乳糜泻可能，但完善乳糜泻抗体六项（－），因此诊断乳糜泻的可能性较小。追加免疫组化结果示：CD3（T细胞弥漫＋）、CD5（T细胞弥漫＋）、CD56（灶状＋）、Ki-67（＋，10%），且T细胞抗原受体TCRβ、TCRγ基因重排克隆性检测（＋），最终考虑诊断消化道惰性T淋巴细胞增生性疾病。该疾病缺乏特异临床及内镜下表现，常被漏诊或误诊为炎症性肠病或其他胃肠道淋巴瘤，其正确的诊断主要依靠病理检查。

## 参考文献

[1]　Perry AM, Warnke RA, Hu Q, et al. Indolent T-cell lymphoproliferative disease of the gastrointestinal tract[J]. Blood, 2013, 122(22): 3599-3606.

[2]　Sanguedolce F, Zanelli M, Zizzo M, et al. Indolent T-cell lymphoproliferative disorders of the gastrointestinal tract (iTLPD-GI): a review[J]. Cancers (Basel), 2021, 13(11): 2790.

南方医科大学珠江医院

王新颖　庄小端

**感谢以下基金项目对本书内容出版的支持（按拼音字母排序）：**

◇ 爱在延长炎症性肠病基金会青峰科研资助项目（CCCF-QF-2023B46-27）

◇ 广慈临床技术启航计划（GCQH-2023-08）

◇ 国家自然科学基金（82270565）

◇ 国家自然科学基金面上项目（82370588）

◇ 国家自然科学基金青年科学基金项目（82203697）

◇ 国家自然科学基金重大研究计划集成项目（92259302）

◇ 教育部青年长江学者科技人才专项（2018）

◇ 辽宁省科技厅项目（2021JH2/10300050）

◇ 陕西省重点产业创新项目（2023-ZDLSF-44）

◇ 上海交通大学医学院附属仁济医院临床科研创新培育基金（RJPY-LX-004）

◇ 上海市宝山区科学技术委员会科技创新专项资金项目（2023-E-13）

◇ 上海市宝山区医学重点学（专）科及特色品牌建设项目（BSZK-2023-Z06）

◇ 上海市卫生健康委员会卫生行业临床研究专项面上项目（202040110）

◇ 肿瘤生物学国家重点实验室项目（CBSKL2022ZZ34）